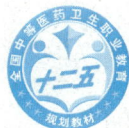

全国中等医药卫生职业教育"十二五"规划教材

疾 病 概 要

（供药剂专业用）

主　编　程文海（广东省江门中医药学校）
副主编　潘宝键（北京卫生职业学院）
　　　　孙治安（安阳职业技术学院）
　　　　区伟雄（广东省新兴中药学校）
编　委　（以姓氏笔画为序）
　　　　申飘扬（广东省江门中医药学校）
　　　　付丽娟（黑龙江省医院）
　　　　严业超（广东省茂名卫生学校）
　　　　何燕文（广东省湛江中医学校）
　　　　张　霞（哈尔滨市卫生学校）
　　　　陈　莉（南阳医学高等专科学校）

中国中医药出版社
·北京·

图书在版编目(CIP)数据

疾病概要/程文海主编 . —北京：中国中医药出版社，2013.8（2023.8 重印）

全国中等医药卫生职业教育"十二五"规划教材

ISBN 978 -7 -5132 -1494 -0

Ⅰ . ①疾…　Ⅱ . ①程…　Ⅲ. ①疾病 -诊疗 -中等专业学校 -教材　Ⅳ. ①R4

中国版本图书馆 CIP 数据核字（2013）第 129131 号

中 国 中 医 药 出 版 社 出 版

北京经济技术开发区科创十三街31号院二区8号楼

邮政编码　100176

传真　010-64405721

山东华立印务有限公司印刷

各地新华书店经销

*

开本 787 ×1092　1/16　印张 14　彩插 0.25　字数 316 千字

2013 年 8 月第 1 版　2023 年 8 月第 9 次印刷

书　号　ISBN 978 -7 -5132 -1494 -0

*

定价　40.00 元

网址　www.cptcm.com

全国中等医药卫生职业教育"十二五"规划教材
专家指导委员会

前　言

"全国中等医药卫生职业教育'十二五'规划教材"由中国职业技术教育学会教材工作委员会中等医药卫生职业教育教材建设研究会组织，全国120余所高等和中等医药卫生院校及相关医院、医药企业联合编写，中国中医药出版社出版。主要供全国中等医药卫生职业学校护理、助产、药剂、医学检验技术、口腔修复工艺专业使用。

《国家中长期教育改革和发展规划纲要（2010－2020年）》中明确提出，要大力发展职业教育，并将职业教育纳入经济社会发展和产业发展规划，使之成为推动经济发展、促进就业、改善民生、解决"三农"问题的重要途径。中等职业教育旨在满足社会对高素质劳动者和技能型人才的需求，其教材是教学的依据，在人才培养上具有举足轻重的作用。为了更好地适应我国医药卫生体制改革，适应中等医药卫生职业教育的教学发展和需求，体现国家对中等职业教育的最新教学要求，突出中等医药卫生职业教育的特色，中国职业技术教育学会教材工作委员会中等医药卫生职业教育教材建设研究会精心组织并完成了系列教材的建设工作。

本系列教材采用了"政府指导、学会主办、院校联办、出版社协办"的建设机制。2011年，在教育部宏观指导下，成立了中国职业技术教育学会教材工作委员会中等医药卫生职业教育教材建设研究会，将办公室设在中国中医药出版社，于同年即开展了系列规划教材的规划、组织工作。通过广泛调研、全国范围内主编遴选，历时近2年的时间，经过主编会议、全体编委会议、定稿会议，在700多位编者的共同努力下，完成了5个专业61本规划教材的编写工作。

本系列教材具有以下特点：

1. 以学生为中心，强调以就业为导向、以能力为本位、以岗位需求为标准的原则，按照技能型、服务型高素质劳动者的培养目标进行编写，体现"工学结合"的人才培养模式。

2. 教材内容充分体现中等医药卫生职业教育的特色，以教育部新的教学指导意见为纲领，注重针对性、适用性以及实用性，贴近学生、贴近岗位、贴近社会，符合中职教学实际。

3. 强化质量意识、精品意识，从教材内容结构、知识点、规范化、标准化、编写技巧、语言文字等方面加以改革，具备"精品教材"特质。

4. 教材内容与教学大纲一致，教材内容涵盖资格考试全部内容及所有考试要求的知识点，注重满足学生获得"双证书"及相关工作岗位需求，以利于学生就业，突出中等医药卫生职业教育的要求。

5. 创新教材呈现形式，图文并茂，版式设计新颖、活泼，符合中职学生认知规律及特点，以利于增强学习兴趣。

6. 配有相应的教学大纲，指导教与学，相关内容可在中国中医药出版社网站

（www. cptcm. com）上进行下载。本系列教材在编写过程中得到了教育部、中国职业技术教育学会教材工作委员会有关领导以及各院校的大力支持和高度关注，我们衷心希望本系列规划教材能在相关课程的教学中发挥积极的作用，通过教学实践的检验不断改进和完善。敬请各教学单位、教学人员以及广大学生多提宝贵意见，以便再版时予以修正，使教材质量不断提升。

中等医药卫生职业教育教材建设研究会

中国中医药出版社

2013 年 7 月

编写说明

《疾病概要》是教育部中国职业技术教育学会教材工作委员会中等医药卫生职业教育教材建设研究会组织编写的"全国中等医药卫生职业教育'十二五'规划教材"，由广东省江门中医药学校、北京卫生职业学院、河南安阳职业技术学院、广东省新兴中药学校、哈尔滨市卫生学校、河南南阳医学高等专科学校、黑龙江省医院、广东省湛江中医学校、广东省茂名卫生学校的骨干教师共同编写完成的。本教材主要供药学及相关医学专业教学使用。

本教材是按照"以学生为中心，以就业为导向，以能力为本位，以岗位需求为标准"的原则，以培养技能型、高素质的劳动者为目标，体现"工学结合"人才培养模式；以贴近学生、贴近岗位、贴近社会、易学、易教为编写理念；重视临床实践技能的培养；教材内容编写避免过深、过杂的思路编写的。

本教材的特点：①通过典型临床病例导入，激发学生的学习兴趣，培养学生分析和解决问题的能力。②通过知识链接、课堂互动等栏目，引导学生积极思考，活跃课堂气氛，拓宽学生的知识面。③通过同步训练，检查学生对重要知识点的掌握程度。④通过彩色图片，提高教材的品质和内容的表现力，增强了直观性，利于学生的理解和学习。

本教材由学校、医院的行业专家或具有丰富的教学及临床经验的"双师"型教师编写。具体分工如下：程文海编写第一章绪论、第十三章皮肤疾病、第十四章性传播疾病，张霞编写第二章诊断学基础知识、第九章风湿性疾病，潘宝键编写第三章呼吸系统疾病，孙治安编写第四章循环系统疾病、第七章血液与造血系统疾病，申飘扬、严业超编写第五章消化系统疾病，区伟雄编写第六章第一节至第三节，何燕文编写第六章第四节至第六节，陈莉编写第八章营养、代谢障碍与内分泌系统疾病、第十章神经系统疾病，付丽娟编写第十一章中毒性疾病、第十二章传染性疾病。

在本教材的编写过程中，得到了广东省江门中医药学校和各编写单位的大力支持和帮助，在此表示感谢。本教材由于编写时间较为仓促并限于水平，疏漏与错误之处在所难免，敬请同行和读者提出宝贵意见，以便今后修订完善。

《疾病概要》编委会

2013 年 6 月

目　录

第一章 绪 论

知识要点

掌握健康与疾病的概念；掌握学习本课程的目的、要求、方法；熟悉"疾病概要"的主要内容。

一、健康与疾病的概念

健康是指一个人在身体、精神和社会等方面都处于良好的状态。传统的健康观是"无病即健康"，现代的健康观是整体健康。世界卫生组织提出"健康不仅是躯体没有疾病，还要具备心理健康、社会适应良好和有道德"。因此，现代人的健康内容包括躯体健康、心理健康、心灵健康、社会健康、智力健康、道德健康、环境健康等。

疾病是机体在一定病因的损害性作用下，因自稳调节紊乱而发生的异常生命活动过程。多数疾病是机体对病因所引起的损害而发生的一系列抗损害反应。自稳调节紊乱、损害和抗损害反应，表现为疾病过程中各种复杂的功能、代谢和形态结构的异常变化，而这些变化又可使机体各器官系统之间以及机体与外界环境之间的协调关系发生障碍，从而引起各种症状、体征和行为异常，特别是对环境适应能力和劳动能力的减弱甚至丧失。

健康与疾病是相对的，在不同时期、不同地域、不同年龄、不同群体，其评价标准也不同。随着社会的进一步发展，健康的内涵将不断延伸。

二、"疾病概要"的主要内容

"疾病概要"是一门阐述疾病的概念、病因与发病机制、临床表现、辅助检查、治疗原则与药物治疗要点的课程，是中等职业教育相关专业学习和了解临床医学知识的一门重要课程。其主要内容涉及诊断学、临床医学等学科。

课堂互动

医学是社会科学还是自然科学？

诊断学是运用医学基本理论、基本知识和基本技能对疾病进行诊断的一门学科，是临床各专业学科（内科学、外科学、妇产科学、儿科学、五官科学等）的重要基础。诊断学的内容包括问诊、体格检查、辅助检查等。

临床医学是认识和防治疾病、促进人体健康的学科，它涵盖了内科、外科、妇产科、儿科、传染科、皮肤性病科等学科的内容。各学科之间虽然独立分科，但彼此之间又密切联系，各科疾病又涉及呼吸、循环、消化、泌尿、造血、内分泌系统及代谢、营养、风湿等常见疾病以及理化因素所致的疾病。各疾病按照概念、病因与发病机制、临床表现、辅助检查、治疗原则与药物治疗要点的顺序进行描述。

知识链接

内科与外科的区别

内科与外科的范畴是相对的，外科一般以需要手术或手法为主要治疗方法的疾病为对象，而内科一般以应用药物为主要治疗方法的疾病为对象。

三、学习"疾病概要"的目的、要求、方法

1. 目的 "疾病概要"是中等卫生职业学校药学等专业的一门专业基础课程。通过本课程的学习，要求同学们能对临床常见疾病有概要性的认识，能更好地理解各类临床药物的作用机制、适应证、禁忌证及不良反应，为从事相关专业的工作打下良好的基础。

2. 要求 通过本课程的学习，要求同学们对临床常见疾病的概念、病因与发病机制、辅助检查等有一个概要的认识，能掌握临床各科常见病、多发病的临床表现、治疗原则与药物治疗要点。作为药品经营与管理和药学等专业的学生，还要掌握常见药物的应用机制、不良反应及注意事项。要培养认真负责的态度，学会尊重患者，除了关心疾病本身的诊断和治疗外，还应考虑诊疗过程给患者带来的躯体、心理、经济和权力等方面的影响，树立"以人为本"的服务理念。

3. 方法 ①首先应注意每章的知识要点，它阐述了该章的重点及难点，按照每章的知识要点要求，通过每章后面附有的自测题进行检测，看是否掌握了所学内容，检查学习效果；②通过病例分析，加深对疾病的临床表现、治疗等知识的掌握和运用；③学习中应注意通过知识链接等模块，来拓宽自己的知识面；④课堂上应积极加入互动教学，可通过课堂互动模块运用所学的知识分析问题、解决问题，增强临床思维能力。

同步训练

简答题

1. 简要说出疾病与健康的概念。
2. 怎样学好"疾病概要"？

第二章　诊断学基础知识

知识要点

　　掌握问诊的内容、体格检查的基本方法和主要内容、常用实验室检查的参考值及临床意义；熟悉常见症状、心电图检查；了解问诊的方法与技巧、X 线检查、超声检查及磁共振成像检查。

第一节　问　诊

　　问诊是医生向患者或有关人员询问而获取病史资料的过程，又称为病史采集。通过问诊可了解患者患病的全过程、既往史、个人生活史、家庭成员健康状况等情况，掌握病情，为进一步检查和诊断提供线索及证据。病史的完整性和准确性对疾病的诊断和治疗非常重要，是诊断最基本的手段。

一、问诊的内容、方法与技巧

（一）内容

1. 一般项目　包括姓名、性别、年龄、籍贯、民族、婚姻、工作单位、职业、住址、入院日期、记录日期、病史陈述者及可靠程度等。

2. 主诉　指患者感受最痛苦、最明显的症状或体征，也是本次就诊的主要原因。主诉记载应简明扼要，如"咽痛、高热 2 天"，通过主诉可初步反映病情的轻重与缓急。

3. 现病史　指疾病的发生、发展、演变和诊治的经过。

（1）起病的情况　指发病的时间、起病缓急、发病时的环境、起病的原因或诱因。

（2）主要症状特点　包括主要症状的部位、性质、持续时间、程度、缓解或加剧的因素。

（3）病情的发展与演变　指主要症状加重、减轻或出现新的症状。

（4）伴随症状　应详细询问各种伴随症状出现的时间、特征及演变情况，并了解伴随症状与主要症状之间的关系。

（5）诊断经过　本次就诊前曾在何时、何处做过哪些检查，其结果如何；曾用过什么药物，其剂量、用法及疗效如何。

（6）**一般情况**　发病后的精神和体力状态、饮食、大小便、睡眠及体重等情况。

4. 既往史　指患者既往的健康状况和曾经患过的疾病，尤其是与本次发病有关的疾病。还应了解预防接种情况，有无传染病接触史、药物过敏史、外伤及手术史。

5. 个人史　指患者的生活经历，包括出生地、曾到过的地区（特别是传染病、地方病流行区）和居住的时间、职业、工作条件、生活与饮食习惯、嗜好、有无不洁性交及性病史。

6. 婚姻史　未婚或已婚、结婚年龄、配偶健康状况、夫妻关系等。

7. 月经生育史　女性患者应咨询其月经初潮年龄、月经周期、行经日数、经血的量和色泽、有无痛经与白带、末次月经与闭经日期，以及妊娠与生育次数和年龄，人工或自然流产的次数，有无死产、产褥感染及计划生育等情况。

8. 家族史　询问患者的父母、兄弟、姐妹及子女的健康状况，有无遗传疾病。

（二）方法与技巧

1. 首先要有高度的责任感和同情心，态度要和蔼友善，语言要通俗易懂，避免用医学术语。

2. 问诊一般从主诉开始，逐渐深入，有目的、有顺序地进行询问，避免暗示性提问。应直接询问患者本人，如遇幼儿或神志不清者可询问患者家属或由知情者代述。

3. 提问要注意系统性、目的性和必要性，避免重复提问。

4. 对危重、晚期患者应扼要询问，进行必要的体格检查后，立即进行抢救，待病情稳定后再详细询问病史。

5. 及时核实患者陈述中的不确切或有质疑的情况，提高病史的真实性。

二、常见症状

症状是指患者主观上感受到不适或痛苦的异常感觉。

（一）发热

各种原因引起体温调节中枢的功能障碍导致的体温高于37℃，称为发热。

1. 病因　发热最多见的原因是细菌、病毒、支原体等病原体引起的感染，此外还有无菌性坏死物质的吸收、抗原－抗体反应、内分泌代谢障碍等。

2. 临床表现

（1）**发热的分度**　体温在37.3℃～38℃为低热；体温在38.1℃～39℃为中等度热；体温在39.1℃～41℃为高热；体温在41℃以上为超高热。

（2）**热型及临床意义**　①稽留热：体温持续在39℃～40℃，一日波动范围<1℃，持续数日；见于肺炎球菌性肺炎、伤寒等。②弛张热：体温高于39℃，一日内体温波动范围>2℃，最低时仍高于正常水平；见于败血症、风湿热、重症肺结核、化脓性炎症等。③间歇热：高热期与无热期交替出现，体温波动幅度可达数摄氏度，无热期持续一日，反复发作；见于疟疾、急性肾盂肾炎等。④不规则热：发热无一定规律，见于结核病、支气管肺炎等。

（二）咳嗽与咳痰

咳嗽是一种保护性反射动作，呼吸道内的分泌物或进入气道的异物可借咳嗽反射排出体外。咳痰是通过咳嗽将呼吸道或肺部的分泌物排出口腔外的动作。

1. 病因　最常见的是呼吸道疾病（炎症、刺激性气体、异物、出血等）、胸膜疾病、心血管疾病等。

2. 临床表现

（1）**咳嗽的性质**　咳嗽无痰或少痰为干咳，见于急性咽喉炎、急性支气管炎初期、胸膜炎、肺结核等；咳嗽伴有痰液为湿咳，见于慢性支气管炎、肺炎、支气管扩张等。

（2）**咳嗽的时间与节律**　清晨起床体位改变时咳嗽加剧，伴脓痰，常见于支气管扩张、肺脓肿；夜间平卧时出现剧烈咳嗽，常见于左心衰竭、肺结核等。

（3）**咳嗽的音色**　咳嗽声音嘶哑，见于声带或喉部病变；咳嗽呈金属音调，见于纵隔肿瘤、支气管癌等。

（4）**痰的性状和量**　浆液或黏液性痰见于急性呼吸道炎症；粉红色泡沫样痰见于肺水肿；痰量多时可达数百毫升，见于支气管扩张或肺部脓肿；脓痰有恶臭味者提示有厌氧菌感染。

（三）咯血

咯血是指喉及喉以下呼吸道任何部位的出血，经口排出者。

课堂互动

经口出血就是咯血吗？

1. 病因　支气管肺部疾病（结核、支气管扩张、肿瘤等）、心血管疾病以及血液系统疾病、某些急性传染病等。

2. 临床表现　除原发疾病的临床表现外，还有其他临床特点：

（1）**年龄**　青壮年咯血多见于肺结核、支气管扩张、风湿性心脏病二尖瓣狭窄等；40 岁以上有长期、大量吸烟史者，应高度警惕肺癌。

（2）**咯血量**　少者痰中带血；每日咳血量 <100ml 为小量，100 ~ 500ml 为中等量，>500ml 为大量。

（3）**伴随症状**　可伴有咳嗽、出冷汗、脉速、呼吸急促、面色苍白或恐惧感。

（四）呼吸困难

呼吸困难是指患者主观感觉空气不足或呼吸费力，客观表现为呼吸频率、深度和节律的异常，严重者鼻翼扇动、端坐呼吸、发绀。

1. 病因　常见有呼吸系统疾病，包括气道阻塞、肺疾病、胸廓疾病、神经肌肉疾病；心血管系统疾病，如左心功能不全等。

2. 临床表现

(1) 肺源性呼吸困难　①吸气性呼吸困难：吸气费力，重者出现"三凹征"，即胸骨上窝、锁骨上窝、肋间隙在吸气时明显凹陷。②呼气性呼吸困难：呼气费力，呼气时间延长，常伴有哮鸣音。③混合性呼吸困难：吸气与呼气均费力，呼吸频率加快，呼吸变浅。

(2) 心源性呼吸困难　劳动时加重，休息时减轻；平卧时加重，坐位时减轻。夜间阵发性呼吸困难是急性左心功能不全的表现。

（五）心悸

心悸是一种自觉心脏跳动的不适感或心慌感。

1. 病因　①心脏搏动增强：病理性有心室肥大、甲状腺功能亢进、贫血、发热等；②心律失常：见于心动过速、心动过缓及心律不规则等；③心脏神经官能症。

2. 临床表现　患者自觉心跳或心慌，常于紧张、焦虑及注意力集中时发生。

（六）恶心与呕吐

恶心为上腹部不适、紧迫欲吐的感觉，并伴有迷走神经兴奋的症状，如出汗、流涎等，常为呕吐的前奏。呕吐是胃或部分小肠的内容物经食管、口腔而排出体外的现象。

1. 病因　①胃、肠源性呕吐：胃及十二指肠疾病、肠道疾病；②反射性呕吐：肝、胆、胰等疾病，腹膜及肠系膜疾病；③中枢性呕吐：颅内压升高及药物或毒素直接刺激呕吐中枢；④神经性呕吐：胃神经官能症、癔症等；⑤前庭障碍性呕吐：迷路炎、晕动病等。

2. 临床表现

(1) 呕吐的时间、诱发因素　与进食密切相关者多为胃肠病变所致；晨起呕吐隔夜食物，其量较多者提示幽门梗阻；妊娠呕吐多于清晨发生；乘车、船发生呕吐者常提示晕动病；精神受刺激后呕吐多见于神经官能症。

(2) 呕吐物的性状　有大量黏液且混有食物见于胃炎；呈咖啡色见于胃及十二指肠溃疡、肝硬化并发食管或胃底静脉曲张破裂、胃癌和出血性胃炎等；有酸臭味见于幽门梗阻。

(3) 呕吐的特点　反射性呕吐常有恶心先兆，开始较重，但呕吐后即感舒适；中枢性呕吐呈喷射状。

（七）呕血与便血

呕血是指上消化道（包括食管、胃、十二指肠、肝、胆、胰）疾病或全身疾病所致的急性上消化道出血，胃内积血 >250ml 可出现呕血，血液经口腔呕出。便血是指血液经肛门排出。

1. 病因　①上消化道疾病，如消化性溃疡、食管静脉曲张破裂、胃癌等；②胆道、胰腺疾病，如胆管癌、胰腺脓肿等；③全身性疾病，如白血病、特发性血小板减少性紫癜等；④下消化道疾病，如肠伤寒、结肠息肉、痔疮等。

2. 临床表现

（1）呕血的颜色　其颜色视出血量的多少和在胃内停留时间的长短而定，可以是鲜红、暗红、咖啡样棕褐色。

（2）便血的颜色　可呈黑色、暗红或鲜红。上消化道出血量 >60ml，在肠道中停留时间长，多为柏油样便。下消化道出血停留时间短，多为鲜红色，24 小时出血量 < 5ml，无肉眼可见的粪便颜色改变，需经隐血试验才能确定。

> **知识链接**
>
> **柏油样便**
>
> 　　上消化道出血时血红蛋白在肠道内与硫化物起作用形成硫化亚铁，使大便呈黑色，更由于附有黏液而发亮，类似柏油，故称为柏油样便。空、回肠，小肠出血，如果在肠道停留时间长，也可表现为黑便。

（3）失血性休克　若出血量大（ >30% 血容量）可致失血性休克，其轻重程度与出血量多少、出血速度等有关。

（八）水肿

水肿是指人体组织间隙有过多的液体积聚而使组织肿胀。

1. 病因

（1）全身性水肿　①心源性水肿，见于右心衰竭等；②肾源性水肿，见于肾炎和肾病等；③肝源性水肿，见于失代偿期肝硬化等；④营养不良性水肿，见于慢性消耗性疾病、重度烧伤等；⑤黏液性水肿，见于甲状腺功能低下等。

（2）局部性水肿　局部炎症、肢体静脉血栓形成、上或下腔静脉阻塞综合征、丝虫病、过敏等。

2. 临床表现　不同病因引起的水肿其临床表现有各自的特点：①心源性水肿：水肿先出现于身体下垂部位，常伴有颈静脉怒张、肝脏肿大，严重者出现全身水肿；②肾源性水肿：水肿从眼睑、颜面部开始，迅速遍及全身，常伴有高血压、贫血、少尿、无尿等；③肝源性水肿：水肿先出现于踝部，逐渐向上蔓延，形成顽固性腹水，蔓延全身，常伴有消瘦、体重减轻等；④黏液性水肿：为非凹陷性水肿，好发于下肢胫骨前区，也可出现在眼眶周围。

（九）疼痛

疼痛是一种不愉快的感觉和情绪上的感受，伴有现有的或潜在的组织损伤。临床上常见的有头痛、胸痛、腹痛等。

1. 病因

（1）**头痛**　①颅脑病变，如颅内感染、脑血管病变、占位性病变；②颅外病变，如颅骨疾病、颈椎病等；③全身性疾病的伴随症状，如急性感染、心血管疾病、中毒、尿毒症等；④其他，如精神紧张、过度劳累等。

（2）**胸痛**　①胸壁疾病，如肋间神经痛、肋骨骨折等；②呼吸系统疾病，如胸膜炎、气胸、肺炎球菌肺炎等；③心血管疾病，如心绞痛、急性心肌梗死等；④其他，如纵隔炎、膈下脓肿等。

（3）**腹痛**　①消化道疾病，如消化性溃疡、胃炎、胃癌；②小肠及结肠疾病，如肠梗阻、阑尾炎、肠炎、痢疾；③胆道和胰腺疾病，如胆囊炎、胆结石、胰腺炎、胰头癌；④急慢性肝炎、肝癌；⑤腹膜炎，如胃肠穿孔、脾破裂；⑥泌尿、生殖系统疾病，如肾炎、输尿管结石、宫外孕、输卵管炎、卵巢囊肿蒂扭转；⑦胸部脏器疾病引起的腹痛，如肺炎球菌肺炎、急性下壁心肌梗死。

2. 临床表现

（1）**头痛**　头痛伴剧烈呕吐，提示颅内压升高；剧烈阵痛，多为深部的胀痛、撕裂样痛，伴有呕吐、抽搐、意识障碍，甚至有生命体征的改变，多系颅内病变引起的头痛；呈现与脉搏一致的搏动性痛或胀痛，低头、用力、咳嗽等均可使头痛加重，多为偏头痛、高血压病等。

（2）**胸痛**　心绞痛疼痛部位在胸骨体上、中段之后，呈紧缩感或压迫感，休息或含服硝酸甘油后可缓解；胸膜炎时疼痛呈尖锐痛或撕裂痛，呼吸时加重，屏气时消失；带状疱疹常沿肋间神经呈带状分布，表现为灼痛、刺痛阵发性发作；自发性气胸可在屏气或剧烈咳嗽时或之后突然发生剧烈胸痛。

（3）**腹痛**　腹痛的部位、性质、程度与原发病密切相关。如消化性溃疡常有慢性、周期性、节律性疼痛，呈隐痛、灼痛；急性胰腺炎往往在暴饮暴食之后，中上腹部持续性疼痛、阵发性加重；泌尿系结石为阵发性绞痛，伴有血尿。

（十）黄疸

黄疸是血清中胆红素升高（$>34.2\mu mol/L$）使巩膜、黏膜和皮肤黄染的现象。

1. 病因　①溶血性黄疸，如溶血性贫血、蚕豆病等；②肝细胞性黄疸，如肝炎、肝硬化、肝癌等；③胆汁淤积性黄疸，如原发性胆汁性肝硬化、胆道结石等。

2. 临床表现

（1）**溶血性黄疸**　黄疸为轻度，呈浅柠檬色。急性溶血时可有发热、寒战、腰痛、贫血、脾大等。

（2）**肝细胞性黄疸**　皮肤、黏膜呈浅黄至深黄不等，伴有乏力、倦怠、食欲不振，严重者有出血倾向。

（3）**胆汁淤积性黄疸**　皮肤呈暗黄色，伴有皮肤瘙痒、尿色深、粪便颜色变淡或呈白陶土色。

（十一）意识障碍

意识障碍是指人对周围环境及自身状态的识别和察觉能力出现障碍。

1. 病因 ①脑部疾病，如脑血管病、颅脑外伤和颅内占位性病变与感染等；②重症感染性疾病，如各种败血症、中毒性菌痢等；③内分泌与代谢性疾病，如低血糖昏迷、甲状腺危象等；④心血管疾病，如阿－斯综合征、严重休克等。

2. 临床表现

（1）嗜睡 是最轻的意识障碍。患者处于病理性睡眠状态，可被唤醒，并能正确回答问题和做出各种反应，但反应迟钝，停止刺激又再入睡。

（2）意识模糊 是较嗜睡为深的一种意识障碍。患者能维持简单的精神活动，但思维和语言不连贯，对时间、地点、人物的定向能力发生障碍，可出现错觉、幻觉、谵妄等。

（3）昏睡 是接近于人事不省的意识状态。患者处于病理性熟睡状态，不易被唤醒，虽在强烈刺激下可被唤醒，但很快又再入睡；醒时答话含糊或答非所问。

（4）昏迷 是最严重的意识障碍。患者意识活动丧失，对外界各种刺激或自身内部的需要不能感知，任何刺激均不能被唤醒。按其程度分为：①浅昏迷：意识部分丧失，无自主运动，对声、光刺激无反应，各种生理反射（吞咽、咳嗽、角膜反射、瞳孔对光反射等）存在，体温、脉搏、呼吸多无明显改变；②深昏迷：意识全部丧失，对各种刺激均无反应，深、浅反射消失，可有呼吸不规则、血压下降、大小便失禁，机体仅能维持呼吸及循环最基本的功能活动。

第二节 体格检查

体格检查是指医生运用感官和借助一些简单的工具（如体温表、血压计、压舌板、听诊器、叩诊锤等）来检查患者身体状况的方法。

一、体格检查的基本方法

1. 视诊 视诊是用视觉来观察患者全身或局部情况的检查方法。全身视诊可观察到患者全身的一般状态，如意识状态、发育、营养、面容、表情、体位姿势及步态等。局部视诊是对患者身体的某一局部进行细致和深入的观察，如呼吸运动、心尖搏动的位置、腹部的外形等。

2. 触诊 触诊是通过用手接触患者被检查部位的感觉来判断疾病情况的一种检查方法，适用于全身各部位，尤以腹部触诊最为重要。一般用手部感觉敏感的指腹和掌面进行触诊，常用的有浅部触诊法和深部触诊法。

3. 叩诊 叩诊是用手指叩击患者体表某一部位，使之产生音响，借助震动和音响的特点来判断脏器状况的检查方法。

（1）叩诊方法

①直接叩诊法　用并拢手指的掌面直接轻轻拍击被检查部位的体表，借助拍击的音响和手指下的震动感来判断病变。常用于检查胸、腹部面积较广泛的病变，如大量胸腔积液、肺实变及腹水等。

②间接叩诊法　是临床最常用的叩诊法。将左手中指第二指节紧贴于被叩诊部位，以右手中指的指端垂直叩击左手中指第二指节背面。

（2）叩诊音　被叩击的组织和脏器的密度、弹性、含气量以及与体表的距离不同，叩击时可产生不同的音响，临床上分为清音、浊音、实音、鼓音和过清音（表2-1）。

表2-1　各种叩诊音的特点及临床意义

叩诊音	性　质	正常出现部位	临床意义
清音	音调低、音响较强、振动持续时间较长	正常肺部	
浊音	音调高、音响较弱、振动持续时间较短	被肺组织覆盖的实质脏器（肺与心脏、肝脏重叠部位）	肺炎、胸膜增厚
实音	音调更高、音响更弱、振动持续时间更短	心脏、肝脏表面（不被肺组织覆盖）	大量胸腔积液、肺实变
鼓音	音调低、音响强、振动持续时间长	胃及含空气较多的空腔器官	肺内巨大空洞、气胸、气腹
过清音	介于清音与鼓音之间，音调较清音低、音响较清音强	生理情况不出现	肺气肿

4. 听诊　听诊是借助于听诊器在患者体表听取其机体各部发出的声音，是诊断疾病的一项基本技能和重要手段，在诊断心、肺疾病中尤为重要。

5. 嗅诊　嗅诊是通过嗅觉感知患者发出的异常气味来判断其与疾病之间关系的方法，如大蒜味见于有机磷农药中毒、氨味见于尿毒症等。

二、体格检查的主要内容

（一）一般状态检查

1. 生命体征　是评价生命活动存在与否及质量的重要指标，包括体温、脉搏、呼吸、血压。

（1）体温　正常体温腋测法为36℃～37℃，口测法为36.3℃～37.2℃，肛测法为36.5℃～37.7℃。体温的变化对临床疾病的诊断及病情估计有重要意义。

（2）呼吸　正常人呼吸节律均匀，浅深适宜，16～20次/分。观察呼吸时要注意其频率、节律和深度的变化。详见本章体格检查中的肺和胸膜检查。

（3）脉搏　正常时搏动均匀，间隔时间相等，成人安静时为60～100次/分。几种常见的异常脉搏：①脉搏增快：指脉搏 >100 次/分，见于发热、贫血等；②脉搏减慢：指脉搏 <60 次/分，见于颅内压升高、房室传导阻滞等；③不整脉：指脉搏节律不规则，间隔时间长短不一，见于各种心律失常；④脉搏短绌：指在单位时间内脉率小于心率，见于心房颤动；⑤交替脉：指脉搏节律正常而强弱交替出现，见于左心功能不全；⑥水冲脉：指脉搏骤起骤落，急促而有力，见于主动脉关闭不全、甲状腺功能亢进等症。

（4）**血压** 正常成人收缩压为 90～139mmHg，舒张压为 60～89mmHg。血压 >140/90mmHg 为高血压，见于原发性高血压、肾脏疾病等。血压 <90/60mmHg 为低血压，见于休克、心肌梗死、心功能不全等。

2. 发育状况 发育正常的成人指标是：①胸围约等于身高的一半；②双上肢展开后的长度等于身高；③坐高等于下肢的长度。发育不正常一般与营养及内分泌障碍有关，如维生素 D 缺乏所致的佝偻病、呆小症、垂体性侏儒症等。

3. 营养状况 根据皮肤、毛发、皮下脂肪、肌肉的发育情况综合判断，可用营养状态良好、中等、不良来描述。

4. 意识状态 正常人意识清晰。凡影响大脑功能活动的疾病会引起不同程度的意识改变。具体内容详见本章第一节常见症状中的意识障碍。

5. 面容与表情 健康人面色红润、表情自然。常见典型面容如下：

（1）急性病容 面色潮红，烦躁不安，鼻翼扇动，表情痛苦，口唇疱疹。见于急性发热性疾病，如肺炎球菌肺炎。

（2）慢性病容 面容憔悴，面色晦暗，眼窝凹陷，目光暗淡。多见于消耗性疾病，如恶性肿瘤、肝硬化等。

（3）贫血面容 面色苍白，唇舌色淡，表情疲惫。见于各种原因所致的贫血。

（4）甲状腺功能亢进面容 面容惊愕，眼裂增宽，眼球突出，目光炯炯，兴奋不宁。

（5）二尖瓣面容 面色晦暗，两颊紫红，口唇发绀。见于风湿性心瓣膜病二尖瓣狭窄。

6. 体位 是指身体所处的状态，不同的疾病及意识状态会使患者主动或被动地采取不同的体位。

（1）自动体位 身体活动自如，不受限制。见于正常人、轻症患者或疾病早期患者。

（2）被动体位 自己不能调整或变换身体的位置。见于极度衰弱、意识丧失的患者。

（3）强迫体位 患者为减轻痛苦而被迫采取的体位。常见的有：①强迫仰卧位：见于急性腹膜炎等；②强迫侧卧位：见于一侧胸膜炎、胸腔积液等；③强迫坐位（端坐呼吸）：见于左心衰竭等。

（二）皮肤与黏膜检查

1. 颜色 ①苍白：见于贫血、休克、主动脉瓣关闭不全等；②发红：见于发热、肺炎球菌肺炎、肺结核；③发绀：为缺氧的一种表现，主要由血液中还原血红蛋白的含量 >50g/L 所致，见于心、肺功能不全等；④黄染：皮肤呈黄色，见于溶血性、肝细胞性、胆汁淤积性黄疸。

2. 皮疹 多为全身疾病的表现之一，是临床诊断某些疾病的重要依据。主要有斑疹、丘疹、斑丘疹、荨麻疹、玫瑰疹等，常见于皮肤病、传染病、过敏反应等。

3. 出血点 直径 <2mm 为淤点；直径在 3～5mm 之间为紫癜；直径 >5mm 为淤斑；片状出血伴局部皮肤显著隆起者为血肿。见于出血性疾病、严重感染等。

4. 蜘蛛痣 是由皮肤小动脉末端分支扩张形成的血管痣，因形状如蜘蛛而得名。常出现于面、颈、手、前胸及肩部等处，见于慢性肝炎、肝硬化等。

（三）淋巴结检查

正常情况下，淋巴结很小，直径为 0.2～0.5cm，质地柔软，表面光滑，无压痛，与毗邻组织无粘连，不易触及。一般检查顺序为：耳前、耳后、乳突、枕骨下区、颈后三角、颈前三角、锁骨上窝、腋窝、滑车上、腹股沟及腘窝。触及淋巴结时，应注意其部位、大小、数目、硬度、压痛、表面光滑度、活动度、局部皮肤有无红肿或瘘管等。局限性淋巴结肿大见于非特异性淋巴结炎、淋巴结结核、恶性肿瘤淋巴结转移；全身淋巴结肿大见于白血病、淋巴瘤等。

（四）头部检查

1. 头颅 头颅的大小异常或畸形为一些疾病的典型体征，如大脑发育不全的小儿头颅较小；脑积水小儿呈巨颅；方形头多见于小儿佝偻病、先天性梅毒。

2. 眼 注意检查眼有无水肿、睑内翻、上睑下垂、眼睑闭合障碍；眼球有无突出、下陷，眼球运动有无异常；巩膜有无黄染；角膜有无混浊、白斑、云翳、软化、溃疡、新生血管；瞳孔两侧是否对称、大小有无变化、对光和调节反射是否正常等。

正常瞳孔呈圆形，双侧等大，直径为 3～4mm。瞳孔缩小见于有机磷农药中毒、吗啡等药物反应；瞳孔扩大见于外伤、阿托品药物影响等；双侧瞳孔扩大并伴有对光反射消失为濒临死亡状态；瞳孔大小不等且变化不定，提示颅脑疾病。

3. 耳 注意外耳道有无红肿、溢液、流脓，乳突有无压痛，听力有无障碍。

4. 鼻 注意皮肤颜色和外形有无变化，有无鼻翼扇动，有无鼻出血及鼻腔分泌物有无异常变化。检查鼻窦有无压痛。

5. 口 应注意口唇的颜色，有无口唇疱疹和口角糜烂；检查口腔黏膜有无色素沉着、溃疡、出血及麻疹黏膜斑；注意牙齿有无龋齿、残根、义齿；注意舌的颜色、运动及舌苔情况；注意咽和扁桃体有无充血、溃疡、分泌物或伪膜；注意有无腮腺肿大等。

（五）颈部检查

1. 外形与运动 正常颈部左右对称，活动自如。如头不能抬起，见于严重消耗性疾病的晚期、重症肌无力等；斜颈见于先天性颈肌挛缩等。

2. 颈部血管

（1）颈动脉搏动　正常人颈部动脉的搏动只在剧烈活动后心搏出量增加时可见，在安静状态下出现颈动脉搏动，多见于主动脉瓣关闭不全、高血压、甲状腺功能亢进及严重贫血等。

（2）颈静脉怒张　正常人坐位时颈静脉不显露，卧位时充盈的水平仅限于锁骨上缘至下颌角距离的下 1/3 内。若卧位时充盈度超过正常水平，或立位与坐位时可见明显静脉充盈，称为颈静脉怒张，见于右心功能不全、心包积液等。

3. 甲状腺　正常甲状腺一般看不到，女性青春期甲状腺可略增大。触诊甲状腺的方法：用右手拇指与示指触甲状腺处，嘱患者做吞咽动作，随吞咽运动而上下移动者为甲状腺。应注意其大小、形态、质地，表面是否光滑，有无结节、压痛及震颤。

📘 课堂互动

甲状腺肿大分为三度，你会区分吗？

4. 气管　正常气管位于颈前正中部。一侧胸腔积液、积气、纵隔肿瘤时，将气管推向健侧；一侧肺不张、胸膜增厚及粘连时，气管被拉向患侧。

（六）胸廓

正常人胸廓两侧大致对称，呈椭圆形。腹上角呈直角。成年人胸廓前后径小于左右径，其比例约为 1:1.5。异常胸廓形状有：

1. 扁平胸　胸廓扁平而狭长，前后径不及左右径的一半，肋间隙变窄，腹上角呈锐角。见于慢性消耗性疾病、肺结核等。

2. 桶状胸　胸廓前后径增大，左右径几乎相等，呈圆桶状，肋间隙增宽，腹上角呈钝角。见于严重肺气肿等。

3. 佝偻病胸　胸廓前后径增大、左右径缩小，胸骨下端前凸。若胸骨剑突处显著内陷，称漏斗胸。

4. 胸廓一侧或局部变形　局部凹陷，见于严重的胸粘连、肺不张等；胸廓一侧膨隆，见于大量胸腔积液、气胸等。

（七）肺和胸膜检查

1. 视诊

（1）呼吸运动　正常女性以胸式呼吸为主，男性和儿童以腹式呼吸为主。肺炎、严重肺结核、胸膜炎等肺或胸膜疾病时，可使胸式呼吸减弱、腹式呼吸增强；而腹膜炎、阑尾炎、大量腹水及妊娠后期等情况下，腹式呼吸减弱，胸式呼吸增强。上呼吸道部分阻塞时可出现"三凹征"。下呼吸道阻塞时呼气用力，引起肋间隙膨隆、呼气时间延长，称呼气性呼吸困难，常见于支气管哮喘、阻塞性肺气肿。

（2）呼吸频率、节律和深度的变化　①正常成人呼吸频率为 16～20 次/分。成年人

若呼吸 >24 次/分，为呼吸加快，见于发热、甲状腺功能亢进、严重贫血及心力衰竭等；若呼吸 <12 次/分，为呼吸减慢，见于麻醉剂或镇静剂过量、颅内压升高等。②正常人呼吸节律整齐。当脑炎、颅内高压时可出现潮式呼吸，呼吸由浅慢逐渐变为深快，再由深快转为浅慢，而后暂停呼吸，又开始上述的周期性呼吸；间停呼吸，有规律地呼吸几次后，突然停止一段时间，又开始呼吸。③正常人呼吸深浅适宜。当严重代谢性酸中毒和尿毒症酸中毒时，出现深大呼吸。

2. 触诊

（1）**胸廓扩张度** 即呼吸时的胸廓动度，于胸廓前下部检查较易获得。若一侧胸廓扩张受限，见于大量胸腔积液、气胸、肺不张。

（2）**语音震颤** 让被检查者发出声音，医生在其胸壁上可以用手触及共鸣的震动，称为语音震颤。语音震颤增强主要见于肺组织实变、靠近胸壁大的肺空洞；语音震颤减弱或消失主要见于肺气肿、阻塞性肺不张、胸腔积液、气胸、胸膜增厚等。

（3）**胸膜摩擦感** 用手掌轻贴胸壁，嘱被检查者反复做深呼吸，呼吸时脏层和壁层胸膜相互摩擦，此时若有皮革相互摩擦样的感觉，即为胸膜摩擦感。见于急性胸膜炎。

3. 叩诊

（1）**正常叩诊音** 正常肺部叩诊音为清音，肺组织覆盖心脏、肝脏部位的叩诊音为浊音，而左腋前线下方因有胃泡的存在叩诊音为鼓音。

（2）**病理性叩诊音** 正常肺部清音区范围内出现浊音、实音、过清音、鼓音时则为病理性叩诊音。病理性浊音或实音见于肺炎、肺不张、胸腔积液等；病理性鼓音见于气胸、肺内较大空洞等；过清音见于肺气肿。

4. 听诊

（1）**正常呼吸音** 有肺泡呼吸音、支气管呼吸音及支气管肺泡呼吸音（表2-2）。

表2-2 正常呼吸音

	肺泡呼吸音	支气管呼吸音	支气管肺泡呼吸音
性质	声音柔和，吸气时发出类似"夫"音	声音粗糙，呼气时发出类似"哈"音	介于二者之间
特点	声音清晰，音调较低，吸气>呼气	声音响，音调高，呼气>吸气	声音响，音调高，吸气=呼气
正常分布部位	除支气管呼吸音及支气管肺泡呼吸音以外的正常肺组织	胸骨上窝，胸骨柄，第6、7颈椎及第1、2胸椎附近	胸骨角附近，肩胛间区第3、4胸椎水平

（2）**病理性呼吸音**

①病理性肺泡呼吸音 肺泡呼吸音减弱或消失见于慢性支气管炎、肺气肿、胸腔积液、气胸等；肺泡呼吸音增强见于高热、贫血、酸中毒等；呼气延长见于支气管哮喘、慢性阻塞性肺气肿等；呼吸音粗糙多见于支气管炎、肺炎早期。

②病理性支气管呼吸音 正常情况下在肺泡呼吸音的区域出现支气管呼吸音则属病理现象，见于肺组织实变、肺内大空洞、压迫性肺不张等。

（3）啰音 是呼吸音以外的附加音，按其性质及发生原理可分为干啰音、湿啰音及捻发音（表2-3）。

表2-3 干、湿性啰音的区别

	干性啰音	湿性啰音
发生机制	气流通过狭窄的气道时发生湍流所产生的声音	气流通过呼吸道内的分泌物时引起水泡破裂所产生的声音
特点	持续时间长，性质易变，部位易变换	断续而短暂，性质不变且部位较恒定
时相	以呼气时明显	以吸气时或吸气终末期明显
分类	哨笛音、鼾音	大、中、小水泡音
临床意义	慢性支气管炎、支气管哮喘、心源性哮喘、肺癌	支气管肺炎、肺淤血、急性肺水肿

（4）胸膜摩擦音 正常时无，当胸膜面由于炎症变粗糙时即可出现。呼吸两相均可听到，一般在吸气末、呼气初较为明显，屏气时即消失，见于干性胸膜炎、尿毒症等。

（八）心脏检查

1. 视诊 应注意心前区有无隆起与凹陷；注意心尖搏动的位置、强度与范围的改变。正常成人心尖搏动在第5肋间，左锁骨中线内侧0.5～1.0cm处，搏动范围直径为2.0～2.5cm。在病理情况下，左心室增大时心尖搏动向左下方移位；右心室增大时心尖搏动向左移位；一侧气胸或大量胸腔积液时心尖搏动移向健侧；阻塞性肺不张时心尖搏动移向患侧。剧烈运动、发热、甲状腺功能亢进时，心尖搏动常增强；心肌炎、重度心力衰竭时，心尖搏动减弱；心包积液、胸腔积液、肺气肿时，心尖搏动常减弱，甚至消失。

2. 触诊

（1）心前区搏动 触诊法的主要内容是检查心尖搏动和心前区异常搏动、震颤及心包摩擦感。心尖搏动冲击手指的时间标志着心室收缩期的开始。触诊时若手指被强有力的心尖搏动抬起，称抬举性搏动，是左室肥厚的可靠体征。

（2）震颤 又称猫喘，是指触诊时手掌在心前区触知的一种细小震动感，为心血管器质性病变的特征性体征之一。

（3）心包摩擦感 心包炎症时，可在心前区或胸骨左缘第4肋间触及收缩期和舒张期双相的粗糙摩擦感。

3. 叩诊

（1）正常心界（相对浊音界） 正常成人心脏相对浊音界至前正中线的平均距离见表2-4。

表2-4　正常心脏相对浊音界

右界（cm）	肋间	左界（cm）
2～3	Ⅱ	2～3
2～3	Ⅲ	3.5～4.5
3～4	Ⅳ	5～6
	Ⅴ	7～9

正常成人左锁骨中线与前正中线的距离为8～10cm。

（2）心浊音界的改变及临床意义　①左心室增大时，心浊音界向左、向下扩大，心腰部加深，心界似靴形，常见于主动脉瓣关闭不全、高血压性心脏病。②右心室增大时，心浊音界向左右两侧增大，但向左增大较为显著，见于慢性肺源性心脏病、单纯二尖瓣狭窄等。③左心房增大或合并肺动脉段扩大时，心腰部饱满或膨出，心界呈梨形，称二尖瓣型心，常见于二尖瓣狭窄。④心包积液时，心界向两侧增大，且随体位改变而改变。卧位时心部浊音界增宽，为特征性体征，而坐位时心浊音界可呈三角烧瓶形。

4. 听诊

（1）心脏瓣膜听诊区　①二尖瓣区：位于左侧第5肋间锁骨中线稍内侧；②肺动脉瓣区：位于胸骨左缘第2肋间；③主动脉瓣区：位于胸骨右缘第2肋间；④主动脉瓣第二听诊区：位于胸骨左缘第3、4肋间；⑤三尖瓣区：位于胸骨体下端左缘。听诊顺序通常按瓣膜病变好发部位的顺序进行，即二尖瓣区、肺动脉瓣区、主动脉瓣区、主动脉瓣第二听诊区和三尖瓣区（图2-1）。

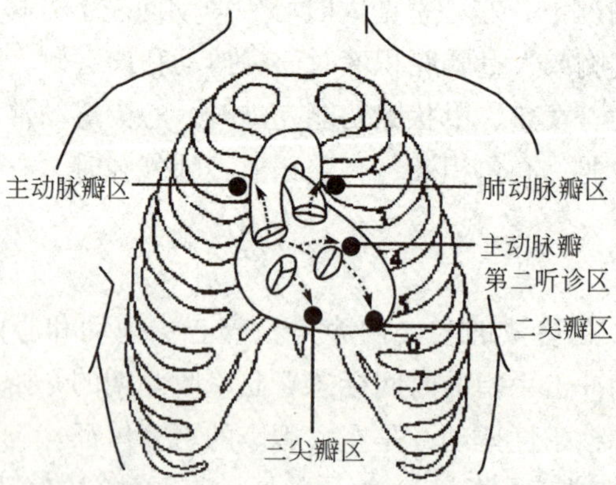

图2-1　心脏瓣膜听诊区简图

（2）心率　正常成人心率为60～100次/分。成人心率＞100次/分，称为心动过速，见于剧烈运动、情绪激动、贫血、发热、心肌炎及使用阿托品药物等；心率＜60次/分，称为心动过缓，见于运动员、颅内压升高、阻塞性黄疸等。

（3）心律　正常人心律是规则的，常见的异常有：①期前收缩：又称过早搏动。

在原规则的心律中突然提前出现一次心脏搏动，其后有一段较长的代偿间歇。若期前收缩有规律地出现，如每一次窦性搏动后出现一次过早搏动，称为二联律；若每两次窦性搏动后出现一次过早搏动，称为三联律。②心房颤动：心律绝对不规则，第一心音强弱不等，心率大于脉率，见于二尖瓣狭窄、冠心病和甲状腺功能亢进等。

（4）**心音** 心音共有4个，通常能听到第一心音和第二心音。在部分儿童和青少年有时可听到第三心音，音调低而弱，呼气末期较清楚。第四心音多属病理情况。

（5）**心音异常**

1）心音强度改变 ①第一心音改变：增强见于高热、二尖瓣狭窄等；减弱见于心肌炎、心功能不全等。②第二心音改变：主动脉瓣区第二心音增强，见于高血压、主动脉粥样硬化等；主动脉瓣区第二心音减弱，见于主动脉瓣狭窄或关闭不全等；肺动脉瓣区第二心音增强，见于二尖瓣狭窄、肺源性心脏病等；肺动脉瓣区第二心音减弱，见于肺动脉瓣狭窄或关闭不全等。

2）心音性质改变 心肌严重病变时，第一心音失去原有的低钝音调而与第二心音的性质相似。心率加快，舒张期与收缩期的时限几乎相等时，听诊时可听到类似钟摆的"滴答"声，称为钟摆律，见于重症心肌炎、急性心肌梗死等。

3）三音律 在原有两个心音之外出现一个额外的声音，形成三音律。严重心肌损害、心力衰竭时舒张期的额外心音出现在第二心音之后，且心率加快，与原有第一、二心音共同组成韵律，犹如奔跑的马蹄声，称为舒张早期奔马律。

（6）**心脏杂音** 是在正常心音与额外心音之外出现的一种持续时间较长、不同强度、不同频率的异常声音，对某些心脏病的诊断有重要意义。

杂音的特性与听诊要点：①最响部位：杂音在某瓣膜听诊区最响则提示该瓣膜有病变。②出现的时期：有收缩期杂音、舒张期杂音和连续性杂音。舒张期和连续性杂音均为病理性器质性杂音，而收缩期杂音则有功能性和器质性两种可能。③性质：杂音包括粗糙的吹风样、隆隆样、叹气样、机器样、乐音样杂音。一般功能性杂音较柔和，器质性杂音较粗糙。④传导方向：常沿着产生杂音的血流方向传导。⑤强度：收缩期杂音强度分为6级，一般认为3/6级或以上杂音多为器质性病变。

（7）**心包摩擦音** 指脏层与壁层心包由于生物性或理化因素致纤维蛋白沉积而粗糙，以致在心脏搏动时产生摩擦而出现的声音。收缩期和舒张期均可听到，在胸骨左缘第3～4肋间最响，屏气时其摩擦音仍然存在。见于心包炎、风湿性病变、尿毒症等。

（九）腹部检查

1. 视诊

（1）**腹部外形** 正常人腹部平坦对称。弥漫性全腹膨隆见于腹水、胃肠胀气等；局部膨隆见于肿块或肿大的脏器等；腹部凹陷见于恶病质、严重脱水等。

（2）**腹壁静脉** 正常人一般不显露。腹壁静脉曲张见于门静脉高压致循环障碍或上、下腔静脉回流受阻而有侧支循环形成时，腹壁静脉迂曲变粗。

（3）**胃肠型及蠕动波** 正常人腹部一般看不到胃肠蠕动波。幽门梗阻时上腹部可见胃型或胃蠕动波；肠梗阻可见肠型或肠蠕动波。

（4）**腹壁其他情况**　注意有无皮疹、色素、腹纹、瘢痕、疝；上腹部搏动病理情况见于腹主动脉瘤、右室肥大等。

2. 触诊　是腹部检查的主要方法。患者取仰卧位，两腿屈曲使腹壁肌肉放松，医生站在患者右侧，检查顺序应结合问诊，一般自左下腹开始逆时针方向检查，原则是先触未诉疼痛的部位，逐渐移向病痛部位。

（1）**腹壁紧张度**　正常人腹壁柔软无抵抗。腹腔内有急性炎症，刺激腹膜引起反射性腹肌痉挛使腹壁变硬，称腹肌紧张。胃肠道穿孔或实质脏器破裂所致的急性弥漫性腹膜炎，全腹壁常强直，硬如木板，称板状腹。

（2）**压痛及反跳痛**　正常腹部触摸时不引起疼痛，重压时仅有压迫感。压痛的部位往往是病变的部位。全腹压痛见于弥漫性腹膜炎；右髂前上棘与脐连线中外 1/3 交界处（麦氏点）压痛见于阑尾炎。在检查压痛时，逐渐用力压迫局部后突然将手抬起，此时患者感觉腹痛加剧，称为反跳痛，提示炎症波及腹膜壁层。临床上把腹肌紧张、压痛及反跳痛统称为腹膜刺激征，是急性腹膜炎的可靠体征。

（3）**腹部包块**　若触及异常包块时，应注意其位置、大小、形态、质地、压痛、搏动、移动度及与腹壁的关系等。如肿块与邻近组织粘连、压痛明显、不易推动，可能是炎症性包块；肿块边界清楚、表面光滑、质地不坚、压痛不明显、活动度较大，可能是良性肿块；肿块边界模糊、表面不平、质地坚硬、移动度差，应高度怀疑恶性肿瘤。

（4）**肝脏**　正常成人的肝脏一般在肋缘下触不到，但腹壁松弛或体瘦人深吸气时在右肋缘下可触及肝脏约 1cm 以内、剑突下 3cm 以内，质地柔软，边缘较薄，表面光滑，无压痛。触到肝脏应注意检查其大小、质地、表面形态和边缘，以及有无压痛、搏动等。

（5）**胆囊**　正常人胆囊不能触及。当胆囊肿大时，可在右肋下、腹直肌外缘触到。急性胆囊炎胆囊肿大不明显时，可做胆囊触痛检查，其方法为：将左手掌平放在患者的右肋下，拇指用力按压在右肋下胆囊点处，嘱患者缓慢深吸气，在深吸气时患者因疼痛而突然屏气，则称为 Murphy 征阳性。

（6）**脾脏**　正常人脾脏不能触及。脾大分为三度，即深吸气时脾脏在肋下 <3cm 者为轻度肿大；自肋下 3cm 至脐水平线为中度肿大；超过脐水平以下者为高度肿大。脾大见于血吸虫病、肝硬化、白血病等。

（7）**肾脏**　正常人的肾脏不能触及，但腹壁松弛、内脏下垂的人在深吸气时可能触到右肾下极。肾脏用双手触诊法。肾脏肿大见于肾盂积水、肾肿瘤等。肾脏和尿路有炎症或其他疾病时可在一些部位出现压痛点。

3. 叩诊

（1）**腹部叩诊音**　正常腹部叩诊除肝、脾区呈浊音或实音外均为鼓音。胃肠高度胀气、人工气腹和胃肠穿孔时，腹部呈高度鼓音。巨脾、腹腔内肿瘤或大量腹水时，病变部可出现浊音或实音，鼓音范围缩小。

（2）**肝脏叩诊**　沿右侧锁骨中线自上而下叩诊，由清音转为浊音时，即为肝上界，又称为肝脏相对浊音界，相当于右锁骨中线上第 5 肋间。肝浊音界扩大见于肝脓肿、肝癌等；肝浊音界缩小见于暴发性肝炎、肝硬化等。

（3）移动性浊音　患者取仰卧位，自脐部向一侧腰部叩诊，当鼓音变为浊音时，让患者转向对侧，而医生的左手中指不离开腹壁，此时浊音如变为鼓音，则为移动性浊音阳性。当腹腔内游离液体在 1000ml 以上时，即可叩出移动性浊音，此为诊断腹水的重要方法之一。

4. 听诊

（1）肠鸣音　正常情况下，肠鸣音为 4 ~ 5 次/分。肠鸣音 >10 次/分，称肠鸣音亢进，见于急性肠炎、机械肠梗阻等；若 3 ~ 5 分钟以上才听到 1 次或听不到肠鸣音，称肠鸣音减弱或消失，见于急性腹膜炎、肠麻痹等。

（2）振水音　正常人在饮入多量的液体后可出现振水音。若在空腹或饭后 6 ~ 8 小时以上仍有振水音，多见于幽门梗阻或胃扩张。

（十）外生殖器、肛门和直肠检查

1. 外生殖器检查

（1）男性外生殖器　观察其发育情况，注意有无包茎、包皮过长，尿道口有无压痛、黏液或脓液，阴囊有无水肿，睾丸有否缺如等。

（2）女性外生殖器　一般不做常规检查，如病情需要应由妇科医生检查。

2. 肛门检查　观察肛门周围皮肤有无红肿、血性及脓性分泌物、瘘管、外痔及肛裂等。

3. 直肠检查　医生右手戴橡皮手套或指套，食指涂以润滑剂，缓慢插入直肠内进行检查，注意肛门括约肌紧张度，有无息肉、肿块及触痛等。检查完毕后观察指套上有无脓液、血液等，必要时取其涂片镜检。男性经直肠前壁可触及前列腺，应注意其大小、形状、硬度、压痛、表面及中央沟是否存在等。

（十一）脊柱和四肢检查

1. 脊柱检查

（1）弯曲度　正常人有 4 个生理弯曲，检查时应注意有无脊椎后凸、脊椎前凸和脊椎侧弯等病理性变形。佝偻病、胸椎结核、强直性脊柱炎、脊柱退行性病变等可出现生理曲度改变。

（2）活动度　正常脊柱活动自如。检查时嘱患者做前屈、后伸、侧弯和旋转等动作以观察脊柱活动情况。脊柱活动受限的原因见于脊柱相应节段软组织受损、脊椎增生性关节炎、结核或肿瘤浸润、外伤、骨折或关节脱位等。

（3）压痛及叩击痛　棘突压痛部位固定者，多为脊柱的器质性病变。脊柱病损部位可产生叩击痛。叩击痛的常见病因为脊柱结核、脊椎骨折、椎间盘突出等。

2. 四肢检查

（1）形态异常　匙状甲（反甲）见于缺铁性贫血、高原疾病等。杵状指（趾）见于慢性肺脓肿、支气管扩张等。爪形手见于尺神经损伤、进行性肌萎缩等。

（2）运动功能异常　注意关节有无红、肿、热、痛及功能障碍。

（十二）神经反射检查

1. 生理反射　为正常人应该具有的反射，病理情况下可以改变，分为两种：

（1）浅反射　①角膜反射：刺激眼角膜引起的眼睑反应，深昏迷者消失；②腹壁反射：轻划腹壁时肌肉收缩的反应，昏迷、胸髓或椎体束病变者消失；③提睾反射：轻划大腿内上侧皮肤，睾丸上提，睾丸积水、精索静脉曲张病变者减弱或消失。

（2）深反射　①肱二头肌反射：叩击置于患者肱二头肌腱上的检查者手指，引起屈肘动作。②肱三头肌反射：叩击鹰嘴上方的肱三头肌腱，引起前臂伸展。③膝反射：叩击髌骨下方股四头肌腱，引起小腿伸展。④跟腱反射：叩击跟腱，引起腓肠肌收缩，足向跖面屈曲。深反射减弱或消失，见于末梢神经炎、神经根炎等；深反射亢进见于锥体束的病变，如急性脑血管病、急性脊髓炎休克期过后等。

2. 病理反射　指锥体束病损时，大脑失去对脑干和脊髓的抑制作用而出现的异常反射，主要包括巴宾斯基（Babinski）征、查多克（Chaddock）征、奥本海姆（Oppenheim）征、戈登（Gordon）征。其中巴宾斯基征最典型，即轻划足底外侧及小趾跟部引起足踇趾背伸，而其余各趾呈扇形展开的反应。它是锥体束受损的体征，多见于脑出血、脑肿瘤等脑部病变（图2-2）。

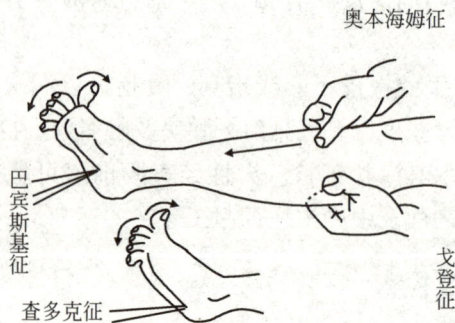

图2-2　病理反射

3. 脑膜刺激征　为脑膜受激惹的表现，多见于脑膜炎、蛛网膜下腔出血、脑脊液压力升高等。包括三项内容：

（1）颈强直　患者采取去枕仰卧位，两下肢伸直，医生以右手置于其前胸，左手置于枕后，托起头部，使下颌向胸骨柄方向做被动屈颈。颈肌抵抗力增强或下颌不能贴近前胸者为阳性。

（2）凯尔尼格（Kernig）征　将患者一侧下肢的髋关节和膝关节屈曲呈直角，再用左手置于膝部固定，用右手抬起小腿（正常可达135°以上）。伸膝有抵抗感且伴疼痛及屈肌痉挛，不到135°即有疼痛者为阳性。

（3）布鲁津斯基（Brudzinski）征　嘱患者取仰卧位，两下肢伸直，医生以右手置于其前胸，左手置于枕后，托起头部，使头部前屈。两侧髋关节和膝关节同时反射性屈曲者为阳性。

第三节 实验室检查

一、常用实验室检查

（一）常用血液检查

1. 红细胞计数和血红蛋白测定

（1）参考值 见表2-5。

表2-5 红细胞计数和血红蛋白参考值

项目	成年男性	成年女性	新生儿
红细胞计数（$\times 10^{12}$/L）	4.0~5.5	3.5~5.0	6.0~7.0
血红蛋白（g/L）	120~160	110~150	170~200

（2）临床意义 ①减少：见于各种贫血，如缺铁性贫血、再生障碍性贫血、溶血性贫血等。②增多：见于脱水、大面积烧伤、肺源性心脏病、某些先天性心脏病等。

2. 白细胞计数与白细胞分类计数

（1）参考值 白细胞计数成人为（4.0~10.0）$\times 10^9$/L；新生儿为（15.0~20.0）$\times 10^9$/L。白细胞分类计数参考值见表2-6。

表2-6 白细胞分类计数参考值

细胞类型	小数	绝对值（$\times 10^9$/L）
中性杆状核粒细胞（Nst）	0.01~0.05	0.04~0.5
中性分叶核粒细胞（Nsg）	0.5~0.7	2~7
嗜酸性粒细胞（E）	0.005~0.05	0.05~0.5
嗜碱性粒细胞（B）	0~0.01	0~0.1
淋巴细胞（L）	0.2~0.4	0.8~4
单核细胞（M）	0.03~0.08	0.12~0.8

（2）临床意义 白细胞计数>10×10^9/L为白细胞增多，<4×10^9/L为白细胞减少。由于外周血中白细胞的组成以中性粒细胞为主，故白细胞的增多或减少通常与中性粒细胞的增多或减少有着密切的关系和相同意义。

①中性粒细胞 病理性增多见于急性感染、急性失血、急性中毒、严重的组织损伤、恶性肿瘤等；减少常见于某些革兰阴性杆菌感染、病毒感染、应用氯霉素或抗肿瘤药物、某些血液病及放射线损害等。中性粒细胞的核象变化：周围血中性粒细胞杆状核

增多，其值 >0.06，甚或出现杆状核以前更幼稚阶段的粒细胞，称核左移，常见于急性化脓性感染、急性中毒等。

②嗜酸性粒细胞　增多见于过敏性疾病、某些传染病、寄生虫病、血液病等。

③嗜碱性粒细胞　增多见于慢性粒细胞白血病、慢性溶血。

④淋巴细胞　增多见于病毒或细菌感染（如病毒性肝炎、百日咳、结核病）、急性和慢性淋巴细胞白血病。

⑤单核细胞　增多见于某些感染（疟疾、结核、感染性心内膜炎、急性感染恢复期）、结缔组织病、单核细胞白血病等。

3. 血小板计数

（1）参考值　正常成人血小板计数为（100~300）×10⁹/L。

（1）参考值　正常成人血小板计数为 $(100 \sim 300) \times 10^9/L$。

（2）临床意义　病理性减少见于造血功能障碍、血小板破坏增加、血小板消耗过多等疾病。

4. 出血时间测定

（1）参考值　Duke 法为 1~3 分钟；Ivy 法为 2~6 分钟，超过 7 分钟为异常。

（2）临床意义　出血时间延长见于原发性或继发性血小板减少性紫癜、遗传性出血性毛细血管扩张症等。

5. 凝血时间测定

（1）参考值　玻片法为 2~4 分钟；试管法为 6~12 分钟。临床多采用试管法。

（2）临床意义　凝血时间延长见于血友病、严重肝损伤、胆汁淤积性黄疸、应用抗凝药物治疗、纤维蛋白溶解亢进和弥散性血管内凝血等。

（二）常用尿液检查

1. 一般性状检查

（1）尿量　正常成人尿量为 1000~2000ml/24h。异常情况有：①少尿和无尿：尿量 <400ml/24h 时称为少尿，<100ml/24h 时称为无尿，见于心力衰竭、休克、急性肾小球肾炎、急性肾衰竭等；②多尿：尿量 >2500ml/24h 时称为多尿，见于尿崩症、糖尿病等。

（2）外观　正常人尿液是无色澄清或淡黄色的液体。病理情况有：①血尿：多见于肾或泌尿系结石、肾结核、外伤、肾肿瘤、急性肾炎等；②浓茶样或酱油色尿：常见于阵发性睡眠性血红蛋白尿等；③深黄色尿：为胆红素尿，见于肝细胞性、胆汁淤积性黄疸。

（3）气味　气味来自尿内的挥发性酸和酯类。烂苹果味见于糖尿病酮症酸中毒，蒜臭味见于有机磷农药中毒。

（4）酸碱反应　正常尿液呈弱酸性（pH6.5）。临床意义：①病理性酸性尿见于酸中毒、发热、痛风、糖尿病、服用氯化铵药物等；②病理性碱性尿见于碱中毒、膀胱炎、肾小管性酸中毒等。

（5）比重　正常人一天尿比重波动在 1.010~1.025 之间，尿比重降低见于慢性肾小球肾炎、尿崩症等，尿比重升高见于脱水、糖尿病等。

2. 化学检查

（1）尿蛋白　正常人尿蛋白为 0~80mg/24h；正常尿液蛋白定性为阴性，阳性多提示肾小球肾炎、全身性疾病。

（2）尿糖　正常尿液糖定性为阴性。阳性多见于糖尿病、继发性糖尿病、甲状腺功能亢进、肾性糖尿。

（3）酮体　正常尿液酮体定性为阴性。阳性多见于糖尿病酮症酸中毒等。

3. 显微镜检查

（1）红细胞　正常尿液沉渣镜检红细胞数为 0~3 个/HP。若平均 >3 个/高倍视野，则称为镜下血尿；若尿中红细胞数较多，尿液外观呈淡红色甚至颜色更深，则称肉眼血尿。见于急性肾炎、肾盂肾炎、肾结石、肾结核、肾肿瘤等。

（2）白细胞　正常尿液沉渣镜检白细胞计数为 0~5 个/HP。如白细胞计数 >5 个/HP，则称镜下白细胞尿。多见于泌尿系统感染，如肾盂肾炎、膀胱炎等。

（3）上皮细胞　正常尿液中可见少量移行上皮细胞、扁平上皮细胞。上皮细胞明显增多时，表示该部位的组织有病理改变。

（4）管型　正常人尿液无管型或偶尔出现透明管型，出现大量管型提示肾脏实质性损害。①红细胞管型：见于急进性肾炎、急性肾炎、慢性肾炎急性发作等；②白细胞管型：主要见于肾盂肾炎；③上皮细胞管型：见于急性肾小管坏死等；④颗粒管型：见于慢性肾炎、肾动脉硬化等；⑤蜡样管型：见于慢性肾炎晚期、肾衰竭等。

（三）常用粪便检查

1. 一般性状检查

（1）量　正常人每天排便 1 次，量为 100~300g，粪便为黄褐色。

（2）颜色与形状　正常粪便为成形软便。鲜血便见于直肠息肉、痔疮、肛裂、直肠癌出血等；柏油样便见于上消化道出血，如消化性溃疡等；白陶土样便见于胆道梗阻；米泔样便见于霍乱、副霍乱；水样便见于腹泻，如急性胃肠炎；脓血便见于细菌性痢疾、溃疡性结肠炎等。

2. 显微镜检查

（1）细胞　正常粪便中偶见白细胞，无红细胞。肠炎、急性细菌性痢疾可见大量白细胞，肠道下段炎症及出血可见红细胞，大肠癌患者有时可找到癌细胞。

（2）寄生虫　正常粪便无寄生虫及虫卵。人体感染不同寄生虫，粪便中可出现相应虫卵和虫体，常见有蛔虫卵、钩虫卵、血吸虫卵及阿米巴滋养体等。

3. 隐血试验（OBT）　正常粪便 OBT 阴性。当消化道疾病引起出血时，如消化道溃疡、胃肠道肿瘤等，粪便 OBT 呈阳性或强阳性。

（四）常用肝、肾功能检查

1. 常用肝功能检查

（1）参考值　正常成人血清总蛋白（TP）为 60～80g/L，血清白蛋白（A）为 40～55g/L，血清球蛋白（G）为 20～30g/L，A/G 为（1.5～2.5）：1；血清总胆红素（STB）为 3.4～17.1μmol/L，结合胆红素（CB）为 0～6.8μmol/L；丙氨酸氨基转移酶（ALT）为 0～40U/L，天门冬氨酸氨基转移酶（AST）为 0～40U/L。

（2）临床意义

①反映肝脏储备功能的化验主要有血清白蛋白测定。其下降提示肝脏合成蛋白的能力减弱。总蛋白下降、白蛋白减少、球蛋白增加、A/G 比值倒置，见于慢性和重型肝炎、肝硬化、肝癌等。

②反映肝脏排泄功能的化验主要有血清总胆红素、血清结合胆红素和非结合胆红素。其升高见于急性黄疸性肝炎、慢性活动性肝炎、肝硬化、肝坏死、肝癌等；胆汁淤积时血清总胆红素和结合胆红素升高；溶血性疾病时血清总胆红素和非结合胆红素升高。

③反映肝细胞损伤的化验主要有血清丙氨酸氨基转移酶和天门冬氨酸氨基转移酶。其升高的程度与肝细胞受损的程度相一致。

2. 常用肾功能检查

（1）内生肌酐清除率测定　①参考值：80～120ml/min。②临床意义：判断肾小球损害的敏感指标；评价肾功能损害程度；指导治疗。

（2）血清尿素氮和肌酐测定　①参考值：血清尿素氮（BUN）为 3.2～7.1mmol/L；肌酐（Cr）男性为 53～106μmol/L、女性为 44～97μmol/L。②临床意义：二者升高见于各种肾实质性病变，如急慢性肾衰竭、肾小球肾炎等；肾前性或肾实质性少尿，如失血、心力衰竭、脱水等。

（3）浓缩-稀释实验　①参考值：尿量为 1000～2000ml/24h，昼尿量与夜尿量之比为 3：1～4：1，夜间尿量 <750ml，夜尿最高比重 >1.020，最高比重与最低比重之差 >0.009。②临床意义：若多尿、夜尿增多、最高尿比重 <1.018 或尿比重固定在 1.010 左右，提示肾小管浓缩功能差。

（五）常用血液生化检查

1. 血糖测定

（1）参考值　空腹血糖为 3.9～6.1mmol/L。

（2）临床意义　升高见于糖尿病、内分泌疾病、应激性高血糖等；降低见于胰岛素过多、肾上腺皮质功能减退症、严重肝病等。

2. 血脂测定

（1）血清总胆固醇测定（CHO）　①参考值：≤5.17mmol/L。②临床意义：升高见于甲状腺功能减退、冠状动脉粥样硬化、糖尿病、高胆固醇血症等；降低见于严重肝脏疾病、甲状腺功能亢进等。

（2）甘油三酯测定（TG）　①参考值：0.56～1.7mmol/L。②临床意义：升高见于冠状动脉粥样硬化性心脏病、原发性高脂血症、肥胖症、糖尿病等。

（3）血清高密度脂蛋白和血清低密度脂蛋白测定　①参考值：血清高密度脂蛋白（HDL）为0.94～2.0mmol/L；血清低密度脂蛋白（LDL）为2.07～3.12mmol/L。②临床意义：HDL降低、LDL升高与冠心病的发生有关。

3. 血清电解质测定

（1）参考值　血清钾为3.5～5.3mmol/L；血清钠为135～145mmol/L；血清氯化物为95～105mmol/L。

（2）临床意义　①血钾升高见于少尿、无尿、肾上腺皮质功能减退、补钾过多等；②血钾降低见于营养不良、呕吐、腹泻等；③血钠升高见于肾上腺皮质功能亢进症、原发性醛固酮增多症等；④血钠降低见于严重的呕吐、大量出汗、长期腹泻、肾上腺皮质功能减退症等。

4. 血清淀粉酶测定

（1）参考值　40～180苏氏（Somogyi）单位。

（2）临床意义　升高主要用来诊断急性胰腺炎，亦可见于胰腺癌、胰腺炎、流行性腮腺炎等。

（六）浆膜腔穿刺液检查

人体的胸腔、腹腔及心包腔均称为浆膜腔。在病理情况下，浆膜腔内液体增多，称浆膜腔积液。按病因及其性质可分为漏出液和渗出液两种。

（七）脑脊液检查

1. 一般性状检查

（1）颜色　正常脑脊液为无色水样液体。红色（血性）见于蛛网膜下腔出血或脑室出血，淡黄色多见于结核性脑膜炎，乳白色见于化脓性脑膜炎。

（2）透明度　正常脑脊液清晰透明。毛玻璃样混浊见于结核性脑膜炎，乳白色混浊见于化脓性脑膜炎等。

（3）压力　正常侧卧位脑脊液的压力为90～180mmH$_2$O。颅内压升高见于脑肿瘤、脑膜炎等。

（4）凝固现象　正常脑脊液放置后不凝固。静置1～2小时出现凝固见于化脓性脑膜炎，静置12～24小时表面形成纤细的薄膜见于结核性脑膜炎。

2. 化学检查

（1）蛋白定量　①参考值：0.20～0.45g/L。②临床意义：升高见于中枢神经系统炎症，如化脓性脑脊髓膜炎；其他如脑肿瘤、脑出血、蛛网膜下腔出血及梗阻等也可致其升高。

（2）葡萄糖测定　①参考值：2.5～4.5mmol/L。②临床意义：化脓性脑膜炎时脑脊液中葡萄糖含量可显著减少或缺如。

（3）氯化物测定　①参考值：120～130mmol/L。②临床意义：降低见于细菌性脑膜炎，尤以结核性脑膜炎为甚。

3. 显微镜检查

（1）细胞计数及分类　正常脑脊液中无红细胞，仅有少量白细胞，成人为（0～8）×10^6/L，主要为淋巴细胞。化脓性脑膜炎细胞升高显著，以中性粒细胞为主；以红细胞升高为主见于蛛网膜下腔出血等。

（2）病原体检查　正常脑脊液无病原体。中枢神经系统感染时可发现脑膜炎双球菌、结核杆菌等。

二、常用影像学检查

（一）心电图检查

心电图是心肌电位变化的体表记录。主要临床用途：①诊断心律失常并可反映其治疗效果；②反映心肌受损、供血和坏死现象；③观察某些药物在应用过程中对心肌的影响；④反映某些电解质紊乱对心肌的影响。

正常心脏电活动起源于窦房结，沿心脏特殊传导系统下传，先后引起心房和心室的顺序兴奋，此时在心电图上可呈现一系列相应波形（图2-3，图2-4）。

1. 常规心电图导联　是引导心脏电流至心电图机的连接电路，有12种连接方式，构成12个导联。其中肢体导联6个，是从人体额面探查心电活动的导联；心前区导联6个，是从人体水平面探查心脏电活动的导联。

2. 心电图各波及间期正常范围　心脏的每次搏动在心电图上均显示一组波群，由P波、QRS波、T波三组波，P-R与Q-T两个间期及ST段组成。一般P-QRS-T波群在心电图纸上规律出现。在标准定标下，心电图纸上横向每小格代表0.04秒，纵向每小格代表0.1mV。

（1）心率　一般指心室率，用60秒除以R-R间隔的时间来计算；正常为60～100次/分。

（2）电轴　正常为0～90°，此时Ⅰ与Ⅲ导联均以正向波为最大。

（3）P波　代表心房除极时的电位变化。正常规律出现，呈钝圆形，在Ⅰ、Ⅱ、aVF、V$_3$～V$_6$导联直立，aVR导联倒置，波宽（时间）≤0.11秒，波高（电压）<0.25mV。

（4）P-R间期　代表窦房结的激动从心房传到心室的时间。正常应在0.12～0.20秒之间。

（5）QRS波　代表心室除极时的电位变化。正常在P波后固定出现，常由两相或三相波组成，波宽0.06～0.10秒。

（6）ST段　代表心室复极时的电位变化。一般上移V$_1$～V$_2$≤0.2mV，V$_3$～V$_4$≤0.3mV，其余各导联应≤0.1mV；下移各导联应<0.05mV。

（7）T波　代表心室复极时的电位变化。一般在QRS波后出现，与QRS波中最大的波形方向一致，波高应大于同导联 R 波的 1/10。

（8）Q-T 间期　指从 QRS 波开始到 T 波结束的整个心脏电活动时间，也代表心室除极和复极的总时间。正常为 0.32～0.44 秒，随心率快慢而略有变化。

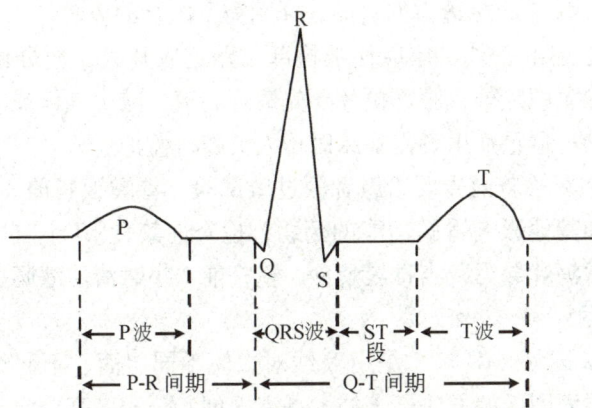

图 2-3　心电图各波段示意图

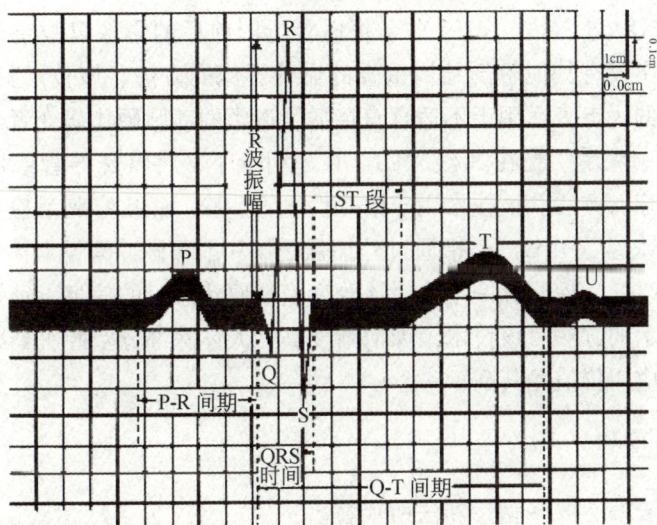

图 2-4　心电图各波段的测量

课堂互动

心电图正常就可以排除冠心病吗？

（二）X 线检查

通过激发组织的荧光作用或穿透人体后使胶片感光的摄影作用，观察体内组织器官的影像特征以判断疾病。

1. 常用 X 线检查方法　包括常规检查（透视、摄片）、特殊检查（体层摄影、间接摄影）、造影检查等。

2. X 线检查前的准备

（1）透视　向患者说明检查目的，消除顾虑；除去厚衣裤及金属发夹、纽扣、饰物、膏药、敷料等影响 X 线穿透力的物品；介绍需要配合的姿势。

（2）摄影　除上述准备外，还应使被检部位贴近胶片处，充分暴露投照部位并嘱患者摄片时屏气；除急腹症外，腹部摄片要先清理肠道，减少气体或粪便的影响；创伤者摄片要尽量少搬动；危重症患者需临床医护人员随行监护。

（3）造影　碘造影检查前先要给患者做过敏试验。胃肠钡餐前 3 天禁服含铋、镁、钙等重金属的食物和其他影响胃肠功能的药物，检查前禁食 10 小时以上；做钡气双重造影者前日晚应服番泻叶导泻，当日晨禁食，检查前 2 小时清洁灌肠。

3. 新技术的应用

（1）计算机体层摄影（CT）　是用 X 线对人体不同层面、不同组织进行扫描后再经计算机处理重组层面图像的方法。该技术具有无创、分辨率高、定位准确、迅速安全等优点，颅脑占位性病变应用最广。

（2）数字减影血管造影（DSA）　将血管造影前后的影像以数字形式储存并经计算机处理后显示出没有其他解剖结构重叠的血管影像的方法。该技术具有简单、安全、造影剂需要量少的优点，适用于不适合直接插管造影的动脉硬化病变者。

（3）介入放射技术　指在 X 线、CT、B 超引导下，将特殊导管或器械插入病变部位进行诊断和治疗的方法。该技术用于治疗性血管造影、经皮穿刺活检或减压治疗等。

（4）磁共振成像（MRI）　指通过外加强磁场和射频脉冲激发人体内某些原子核产生相位和能量的改变，探测脉冲停止后该改变恢复原状态时的信息，经计算机处理后进行多方位图像显示的方法。该技术图像清晰度高，人体除部分空腔脏器外均能应用，在神经系统检查中应用价值尤其高。

（三）超声检查

1. A 型诊断法　已被 B 型诊断法所代替。

2. B 型诊断法　又称辉度调制型诊断法。B 型诊断法图像直观、形象，可清晰显示脏器的外形、内部结构及血管分布情况，可广泛应用于消化系统、生殖系统、泌尿系统、心血管系统等疾病的诊断，是临床上最常用的一种超声诊断法。

3. M 型诊断法　又称 M 型超声心动图。是用锯齿波慢扫描的方法使各回声光点从左到右连续移动，获得声束上各反射点运动的轨迹图，可观察心脏不同时相运动的规律。该方法主要用于心血管疾病的诊断。

4. D 型诊断法　又称超声多普勒诊断法或多普勒超声心动图，不仅能清楚地显示心脏大血管的形态结构，而且能直观形象地显示血流的方向、速度、分流范围、有无反流及异常分流等，对心血管疾病的诊断具有重要的临床价值。

同步训练

一、选择题

1. 浊音可在以下哪个部位叩出（　　）
   A. 正常肺部 　　　　　　 B. 胃泡区 　　　　　　 C. 心、肝被肺覆盖部分
   D. 心、肝 　　　　　　　 E. 阻塞性肺气肿

2. 理想血压是（　　）
   A. <120/80mmHg 　　　　 B. <140/90mmHg 　　　　 C. <130/85mmHg
   D. <90/60mmHg 　　　　　 E. （130～139）/（85～89）mmHg

3. 夜班巡视时，医生发现傍晚平车入院的患者正坐在床沿上，下肢下垂，两手扶持床边，其体位是（　　）
   A. 自主体位 　　　　　　 B. 被动体位 　　　　　　 C. 强迫坐位
   D. 辗转体位 　　　　　　 E. 角弓反张

4. 成人正常脉率为（　　）
   A. 60～100 次/分 　　　　 B. 60～90 次/分 　　　　 C. 90～100 次/分
   D. 60～80 次/分 　　　　　 E. 80～100 次/分

5. 李先生因急性脑出血入院两天，连续睡眠 18 小时，期间呼之能醒，可进行简单对话，答后很快又入睡，此时患者处于（　　）
   A. 昏迷状态 　　　　　　 B. 昏睡状态 　　　　　　 C. 意识模糊状态
   D. 嗜睡状态 　　　　　　 E. 清醒状态

6. 李某，男，44 岁，车祸后 1 小时入院。其呼吸由浅慢逐渐加深加快，又由深快逐渐变为浅慢，继之暂停 30 秒再度出现前述状态，该患者的呼吸是（　　）
   A. 鼾声呼吸 　　　　　　 B. 毕奥呼吸 　　　　　　 C. 呼吸困难
   D. 间停呼吸 　　　　　　 E. 潮式呼吸

7. 皮肤出血点的特征是（　　）
   A. 稍高出皮面 　　　　　 B. 直径 3～5mm 　　　　 C. 压之不褪色
   D. 表面光亮 　　　　　　 E. 周围有辐射小血管网

8. 发绀是由于（　　）
   A. 毛细血管扩张充血 　　 B. 红细胞量增多 　　　　 C. 红细胞量减少
   D. 血液中还原血红蛋白增多 E. 毛细血管血流加速

9. 正常瞳孔直径为（　　）
   A. 3～4mm 　　　　　　　 B. 0.5～1mm 　　　　　　 C. 1.5～2mm
   D. 4.5～6mm 　　　　　　 E. 6.5～7mm

10. 肺部闻及呼气延长的哨笛音称为（　　）
    A. 鼾音 　　　　　　　　 B. 大水泡音 　　　　　　 C. 小水泡音
    D. 哮鸣音 　　　　　　　 E. 肺泡呼吸音

11. 刘某，男，提重物时突感左胸刺痛，查体左胸叩诊鼓音，气管移向右侧。考虑为（　　）
    A. 胸腔积液 　　　　　　 B. 气胸 　　　　　　　　 C. 肺气肿
    D. 肺炎 　　　　　　　　 E. 胸膜增厚

12. 正常成人心尖搏动位于（　　）

　　A. 第5肋间、左锁骨中线内侧 0.5 ~ 1.0cm

　　B. 第4肋间、左锁骨中线内侧 0.5 ~ 1.0cm

　　C. 第5肋间、左锁骨中线内侧 2.0 ~ 2.5cm

　　D. 第5肋间、左锁骨中线外侧 0.5 ~ 1.0cm

　　E. 第6肋间、左锁骨中线内侧 0.5 ~ 1.0cm

13. 心脏听诊，先从哪里开始（　　）

　　A. 心尖区　　　　　　B. 肺动脉瓣听诊区　　　C. 主动脉瓣听诊区

　　D. 主动脉瓣第二听诊区　　E. 三尖瓣听诊区

14. 体检某患者，心率94次/分，吸气时心率加快，呼气时心率减慢，心尖部有舒张期杂音，心底部第二心音亢进，反映有病理变化的特征是（　　）

　　A. 心率　　　　　　　B. 心律　　　　　　　C. 呼吸

　　D. 杂音　　　　　　　E. 第二心音

15. 可叩出移动性浊音，表明腹腔内游离液体至少在（　　）

　　A. 600ml　　　　　　B. 800ml　　　　　　C. 1000ml

　　D. 1200ml　　　　　　E. 1500ml

16. 匙状甲常见于（　　）

　　A. 慢性肺脓肿　　　　　B. 支气管肺癌　　　　　C. 支气管扩张

　　D. 肝硬化　　　　　　　E. 缺铁性贫血

参考答案

1. C　2. A　3. C　4. A　5. D　6. E　7. C　8. D　9. A　10. D　11. B　12. A　13. A

14. D　15. C　16. E

二、简答题

1. 简述问诊的内容。

2. 简述发热的分度、热型及临床意义。

3. 简述体格检查的基本方法。

4. 何为脑膜刺激征？简述常见体征的检查方法和临床意义。

5. 简述白细胞计数与分类计数的正常参考值及临床意义。

第三章　呼吸系统疾病

知识要点

　　掌握上呼吸道感染、肺炎、支气管哮喘、肺结核、原发性支气管肺癌的临床表现、治疗原则及药物治疗要点；熟悉咽炎、慢性鼻炎的临床表现、治疗原则及药物治疗要点；了解上呼吸道感染、肺炎、支气管哮喘、肺结核、原发性支气管肺癌、咽炎和慢性鼻炎的辅助检查及病因与发病机制。

　　呼吸系统疾病包括发生于上呼吸道的鼻、咽、喉等部位的感染如鼻炎、咽炎，发生于下呼吸道的支气管哮喘、肺炎、肺结核、肺癌等疾病。呼吸系统疾病的主要临床表现有咳嗽、咳痰、咯血、气急（促）、喘鸣和胸痛等。呼吸系统疾病是常见病、多发病，据 2006 年全国部分城市及农村前 10 位主要疾病死亡原因的统计，呼吸系统疾病（不包括肺癌）在城市的死亡病因中占第 4 位、在农村占第 3 位。由于大气污染、吸烟、工业发展导致的理化因子和生物因子吸入以及人口年龄老化等因素，近年来呼吸系统疾病如肺癌、支气管哮喘的发病率明显升高。

第一节　急性上呼吸道感染

病例

　　病例 3-1　某患者，男性，16 岁，学生。主诉：发热、头痛 1 天。患者昨晚开始出现打喷嚏、流鼻涕、咳嗽、头痛，自测体温为 38.3℃。查体：体温 38.5℃，脉搏 90 次/分，呼吸 18 次/分，血压 120/80mmHg。浅表淋巴结无肿大，心肺（－），腹部（－）。实验室检查：Hb（血红蛋白）132g/L，WBC（白细胞）5.5×10^9/L，N（中性粒细胞）0.7，L（淋巴细胞）0.3。

　　问题：1. 诊断及诊断依据是什么？

　　　　　2. 进一步确诊应首选何种检查？

　　　　　3. 该病的治疗原则及药物治疗要点是什么？

急性上呼吸道感染简称急性上感，为外鼻孔至环状软骨下缘包括鼻腔、咽或喉部急性炎症的概称。其主要病原体是病毒,少数是细菌。通常病情较轻、病程短,可自愈,预后良好,但有时可发生严重并发症。

【病因与发病机制】

急性上感有70%~80%由病毒引起,包括鼻病毒、冠状病毒、腺病毒、流感和副流感病毒以及呼吸道合胞病毒、埃可病毒和柯萨奇病毒等。另有20%~30%的上感为细菌引起,可单纯发生或继发于病毒感染之后。接触病原体后是否发病,取决于传播途径和人群易感性。淋雨、受凉、气候突变、过度劳累等可降低呼吸道局部防御功能,使原存的病毒或细菌迅速繁殖,或者直接接触含有病原体的患者喷嚏飞沫、空气以及污染的手和用具诱发本病。老幼体弱、免疫功能低下或有慢性呼吸道疾病如鼻窦炎、扁桃体炎者更易发病。

知识链接

上感与流感的区别

上感是由多种致病微生物引起的一种常见呼吸道疾病。流感属于传染病的范畴,由流感病毒引起,其主要特点是有极强的传染性。流感病毒存在于患者的呼吸道中,在患者咳嗽、打喷嚏时经飞沫传染给别人。流感可通过接种流感疫苗预防。

【临床表现】

临床表现有以下类型:

1. 普通感冒 由病毒感染引起,可致急性鼻炎或上呼吸道卡他症状。起病较急,主要表现为打喷嚏、鼻塞、流清水样鼻涕,也可表现为咳嗽、咽干、咽痛。严重者有发热、轻度畏寒和头痛等。体检可见鼻腔黏膜充血、水肿、有分泌物,咽部可为轻度充血。一般5~7天痊愈。

2. 急性病毒性咽炎和喉炎 由鼻病毒、腺病毒、流感病毒、副流感病毒以及肠病毒、呼吸道合胞病毒等引起。咽炎表现为咽痒和灼热感,亦可有咽痛、咳嗽。急性喉炎表现为声音嘶哑、讲话困难,可有发热、咽痛或咳嗽,咳嗽时咽喉疼痛加重。体检可见喉部充血、水肿,局部淋巴结轻度肿大和触痛。

3. 急性疱疹性咽峡炎 多由柯萨奇病毒A引起,表现为明显咽痛、发热,病程约为1周。查体可见咽部充血,软腭、腭垂、咽及扁桃体表面有灰白色疱疹及浅表溃疡,周围伴红晕。

4. 急性咽结膜炎 主要由腺病毒、柯萨奇病毒等引起,表现为发热、咽痛、畏光、流泪、咽及结膜明显充血。病程4~6天,多发于夏季,常由游泳传播,儿童多见。

5. 急性咽-扁桃体炎 病原体多为溶血性链球菌,其次为流感嗜血杆菌、肺炎链球菌、葡萄球菌等。起病急，咽痛明显，伴发热、畏寒，体温可达 39℃ 以上。查体可发现咽部明显充血，扁桃体肿大、充血，表面有黄色脓性分泌物。

知识链接

上感的并发症

上感为自限性疾病，但少数患者可并发急性鼻窦炎、中耳炎、气管－支气管炎，还可继发溶血性链球菌引起的风湿热、肾小球肾炎等，少数患者还可并发病毒性心肌炎。

【辅助检查】

1. 血液检查 因多为病毒性感染，白细胞计数常正常或偏低，淋巴细胞比例可升高。细菌感染者可有白细胞与中性粒细胞增多和核左移现象。

2. 病原学检查 一般无需明确病原学检查，需要时可用免疫荧光法、酶联免疫吸附法、血清学诊断或病毒分离鉴定等方法确定病毒的类型。细菌培养可判断细菌类型，并做药物敏感试验以指导临床用药。

课堂互动

辅助检查对上感的药物治疗有何指导意义？

【治疗原则与药物治疗要点】

由于目前尚无特效抗病毒药物，上感的治疗原则以对症处理为主，注意休息，多饮水，防治继发细菌感染。

1. 对症治疗 对有发热、畏寒、头痛、咳嗽、全身酸痛者，可给予解热镇痛类及止咳等药物对症治疗，如对乙酰氨基酚、阿司匹林等多种制剂。

2. 抗菌药物治疗 病毒性感染一般不使用抗菌药物。如有白细胞计数升高等细菌感染证据，可根据当地流行病史和经验用药，可选口服青霉素、第一代头孢菌素、大环内酯类或喹诺酮类等。

3. 抗病毒药物治疗 如无发热，免疫功能正常，发病超过 2 天一般无需应用抗病毒药物。对于免疫缺陷患者，可早期常规使用。利巴韦林和奥司他韦有较广的抗病毒谱，对流感病毒、副流感病毒和呼吸道合胞病毒等有较强的抑制作用，可缩短病程。

4. 中药治疗 具有清热解毒和抗病毒作用的中药一般均可选用，如感冒冲剂、感冒清等各种中成药，有助于改善症状，缩短病程。

第二节　肺炎链球菌肺炎

病例

病例 3 - 2　某患者，男性，30 岁，教师。主诉：发热、咳嗽 2 天。患者前天开始出现发热、咳嗽、咳痰深红色、胸痛，自测体温为 39.3℃。查体：体温 39.5℃，脉搏 100 次/分，呼吸 20 次/分，血压 130/85mmHg。浅表淋巴结无肿大，心（-），肺部有湿啰音，腹部（-）。实验室检查：Hb 132g/L，WBC 16×10^9/L，N 0.88，L 0.12。

问题：1. 诊断及诊断依据是什么？

2. 进一步确诊应首选何种检查？

3. 该病的治疗原则及药物治疗要点是什么？

肺炎是指终末气道、肺泡和肺间质的炎症，可由病原微生物、理化因素、免疫损伤、过敏及药物所致。

肺炎可按解剖、病因或患病环境加以分类。按解剖分类可分为大叶性肺炎、小叶性肺炎和间质性肺炎。按病因分类可分为细菌性肺炎、非典型病原体所致肺炎、病毒性肺炎、真菌性肺炎、其他病原体所致肺炎和理化因素所致肺炎。按患病环境分类可分为社区获得性肺炎和医院获得性肺炎。细菌性肺炎是最常见的肺炎，肺炎链球菌肺炎占社区获得性肺炎的一半以上。

肺炎链球菌肺炎是由肺炎链球菌引起的肺炎，常急骤起病，以高热、寒战、咳嗽、咯血痰及胸痛为特征，X 线胸片呈肺段或肺叶急性炎性实变。近年来因抗菌药物的广泛使用，使本病的起病方式、症状及 X 线改变常不典型。

【病因与发病机制】

肺炎链球菌为革兰染色阳性球菌。机体免疫功能正常时，肺炎链球菌是寄居在口腔及鼻咽部的一种正常菌群；机体免疫功能受损时，有毒力的肺炎链球菌入侵人体而致病。肺炎链球菌除引起肺炎外，少数可发生菌血症或感染性休克，老年人及婴幼儿的病情尤为严重。

本病以冬季与初春多见，与呼吸道病毒感染有一定关系。青壮年、老年和婴幼儿均可患病，男性更多见。多数患者有上呼吸道感染、受寒、淋雨、过劳等诱因，充血性心力衰竭、慢性病患者以及免疫功能下降者更易受肺炎链球菌侵袭。肺炎链球菌不产生毒素，不引起原发性组织坏死或形成空洞，其致病力是其荚膜对组织的侵袭。

知识链接

肺炎链球菌肺炎病理

肺炎病理改变分为充血期、红肝变期、灰肝变期及消散期。老年人及体质低下者可致严重败血症或毒血症，甚至发生感染性休克。有些患者可并发脓胸及脑膜炎、心包炎、心内膜炎、关节炎和中耳炎等肺外感染。

【临床表现】

1. 症状 发病前常有受寒、淋雨、疲劳、醉酒、病毒感染等，多有上呼吸道感染的前驱症状。

典型病例起病多急骤，有高热、寒战、全身肌肉酸痛，体温常在数小时内升至 39℃～40℃，常呈稽留热，可有患侧胸部疼痛，痰少可带血或呈铁锈色，食欲减退，偶有恶心、呕吐、腹痛或腹泻，易被误诊为急腹症。

2. 体征 患者多呈急性热病容，口角及鼻周可有单纯疱疹；病变广泛时可出现发绀。有败血症者，可出现皮肤、黏膜出血点，巩膜黄染。

早期肺部异常体征少，听诊可有呼吸音减低及胸膜摩擦音。肺实变时叩诊呈浊音、触觉语颤增强并可闻及支气管呼吸音。消散期可闻及湿啰音。重症感染时可伴休克、急性呼吸窘迫综合征及神经精神症状。

本病自然病程大致为 1～2 周，发病 5～10 天，体温可自行骤降或逐渐消退；使用有效的抗菌药物后可使体温在 1～3 天内恢复正常，患者的其他症状与体征亦随之逐渐消失。

【辅助检查】

1. 血液检查 血白细胞计数为（10～20）×10^9/L，中性粒细胞多在 0.8 以上，并有核左移，细胞内可见中毒颗粒。年老体弱、免疫功能低下者的白细胞计数可不升高，但中性粒细胞仍升高。

2. 病原学检查 痰涂片发现典型的革兰染色阳性、带荚膜的双球菌或链球菌，可初步作出病原学诊断。痰培养 24～48 小时可以确定病原体。聚合酶链反应（PCR）检测及荧光标记抗体检测可提高病原学诊断率。

细菌培养可判断细菌类型并做药物敏感试验以指导临床用药。

3. X 线检查 早期仅见肺纹理增粗，或受累的肺段、肺叶稍模糊。随着病情进展，肺泡内充满炎性渗出物，表现为大片炎症浸润阴影或实变影，并可见支气管充气征。在消散期，X 线显示炎性浸润逐渐吸收。多数病例在起病 3～4 周后完全消散。老年患者肺炎病灶消散较慢，容易出现吸收不完全而成为机化性肺炎。见图 3-1。

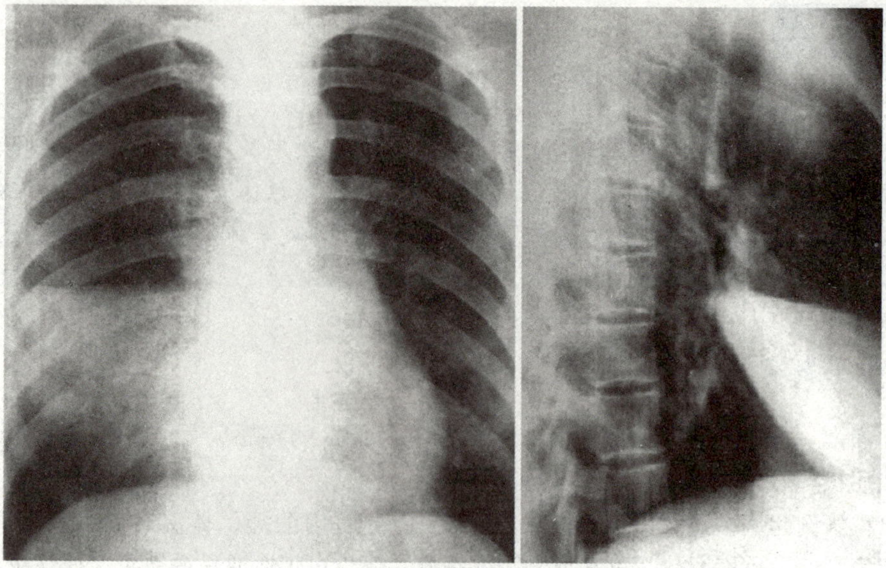

图 3-1　肺炎 X 线影像表现

■ 课堂互动

　　请根据临床表现和辅助检查说出本病的主要诊断依据？并说出诊断对治疗有何指导意义？

【治疗原则与药物治疗要点】

　　根据细菌培养及药物敏感试验选用有效抗生素，注意耐药性，加强支持疗法，预防并发症。

　　1. 抗菌药物治疗　首选青霉素 G，用药途径及剂量视病情轻重及有无并发症而定：对于成年轻症患者，可用 240 万 U/d，分 3 次肌肉注射，或用普鲁卡因青霉素每 12 小时肌肉注射 60 万 U。病情稍重者，宜用青霉素 G 240 万 ~480 万 U/d，分次静脉滴注，每 6~8 小时 1 次；重症及并发脑膜炎者，可增至 1000 万 ~3000 万 U/d，分 4 次静脉滴注。

　　对青霉素过敏者或耐青霉素或多重耐药菌株感染者，可用呼吸氟喹诺酮类、头孢噻肟或头孢曲松等药物，多重耐药菌株感染者还可用万古霉素、替考拉宁等。

　　2. 支持疗法　卧床休息，鼓励饮水，注意补充蛋白质、热量及维生素。密切监测病情变化，注意防止休克。剧烈胸痛者，可酌用少量镇痛药，如可卡因 15mg。确有失水者可输液。中等或重症患者（动脉血氧分压 <60mmHg 或有发绀）应给氧。烦躁不安、谵妄、失眠者酌用地西泮 5mg 或水合氯醛 1~1.5g。

　　3. 并发症的处理　经抗菌药物治疗后，患者高热多在 24 小时内消退。若体温持续不降者，应考虑肺炎链球菌的肺外感染，如脓胸、心包炎或关节炎等，并积极采取相应的治疗措施。

4. 预防　避免受寒、淋雨、过劳、醉酒、上呼吸道感染，注意营养与体育锻炼，提高机体抵抗力，对易感人群接种肺炎球菌疫苗。

第三节　支气管哮喘

病例

病例3-3　某患者，男性，22岁，学生。主诉：气喘反复发作4年。患者此次发病从前3个月开始，常无诱因出现鼻咽部发痒、打喷嚏、流清水样鼻涕。4年来每次犯病伴胸闷、气短，重时气急、大汗、不能平卧，用氨茶碱、泼尼松治疗有效。3天前感冒后再次发作。既往史：有青霉素过敏史，常起荨麻疹。查体：体温37.5℃，脉搏100次/分，呼吸28次/分，血压110/75mmHg。端坐体位，双肺有弥漫性哮鸣音，右肺底有湿啰音。实验室检查：血红蛋白132g/L，白细胞计数13×10^9/L，嗜酸性粒细胞0.08，中性粒细胞0.75。尘螨皮内试验：（+++）。

问题：1. 诊断及诊断依据是什么？
　　　2. 治疗原则及药物治疗要点是什么？

支气管哮喘是由多种细胞（如嗜酸性粒细胞、肥大细胞、T淋巴细胞、中性粒细胞、气道上皮细胞等）参与的气道慢性炎症性疾病。这种慢性炎症可导致气道反应性增强，引起广泛多变的可逆性气流受限，并引起反复发作的喘息、气急、胸闷或咳嗽等症状，常在夜间和（或）清晨发作、加剧，多数患者可自行缓解或经治疗缓解。支气管哮喘如诊治不及时，长期反复发作和感染可并发慢性阻塞性肺疾病、肺气肿、支气管扩张和肺源性心脏病。

课堂互动

哮喘长期发作可引起肺部哪些并发症？

【病因与发病机制】

1. 病因　哮喘患者的个体过敏体质及外界环境的影响是发病的危险因素。哮喘与多基因遗传有关，同时受遗传因素和环境因素的双重影响。

环境因素中主要包括某些激发因素，如尘螨、花粉、真菌、动物毛屑、二氧化硫、氨气等各种特异和非特异性吸入物；感染，如细菌、病毒、原虫、寄生虫等；食物，如鱼、虾、蟹、蛋类、牛奶等；药物，如普萘洛尔（心得安）、阿司匹林等；气候变化、运动、妊娠等都可能是哮喘的诱发因素。

2. 发病机制　哮喘的发病机制尚未完全阐明，一般认为与免疫-炎症反应、神经机制和气道高反应性及其相互作用有关。

(1) **免疫学机制**　体液免疫和细胞免疫均参与哮喘的发病过程,各种变应原进入人体后,激活 T 淋巴细胞,使 B 淋巴细胞转化成浆细胞,产生特异性 IgE,并结合在肥大细胞和嗜碱性粒细胞等细胞表面,当同一变应原再次进入人体时,可与特异性 IgE 结合,使这些细胞合成并释放各种活性介质,导致支气管平滑肌收缩、黏液分泌增加、血管通透性增加和炎症细胞浸润,临床可出现呼吸困难等一系列症状。根据变应原吸入后哮喘发生的时间,可分为速发型哮喘反应、迟发型哮喘反应和双相型哮喘反应。

(2) **神经机制**　神经因素是哮喘发病的重要环节。支气管哮喘与 β - 肾上腺素受体功能低下和迷走神经张力亢进有关。

(3) **气道高反应性**　表现为气道对各种刺激因子出现过强或过早的收缩反应,是哮喘发生发展的一个重要因素。气道炎症是导致气道高反应性的重要机制之一,长期吸烟、接触臭氧、病毒性上呼吸道感染、慢性阻塞性肺疾病等均可诱发气道高反应性。

哮喘发作时支气管变化见图 3 - 2。

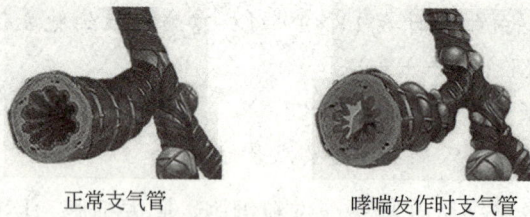

正常支气管　　　　　哮喘发作时支气管

图 3 - 2　哮喘发作时支气管变化

【临床表现】

1. 症状　典型表现为发作性伴有哮鸣音的呼气性呼吸困难或发作性胸闷和咳嗽。严重者被迫采取坐位或呈端坐呼吸,可干咳或咳大量白色泡沫痰,甚至出现发绀等,有时咳嗽为唯一的症状。

哮喘症状可在数分钟内发作,经数小时至数天,用支气管舒张药或自行缓解。某些患者在缓解数小时后可再次发作。夜间及凌晨发作和加重常是哮喘的特征之一。有些青少年患者可表现为运动时出现胸闷、咳嗽和呼吸困难。

2. 体征　发作时胸部呈过度充气状态,有广泛的哮鸣音,呼气音延长。但在轻度哮喘或严重哮喘发作时,哮鸣音可不出现。心率加快、奇脉、胸腹反常运动和发绀常出现在严重哮喘患者中。非发作期体检可无异常。

知识链接

哮喘的并发症

哮喘发作时可并发气胸、纵隔气肿、肺不张;长期反复发作和感染可并发慢性支气管炎、肺气肿、支气管扩张、间质性肺炎、肺纤维化和肺源性心脏病。

【辅助检查】

1. 痰液检查　痰涂片在显微镜下可见较多嗜酸性粒细胞。

2. 呼吸功能检查

（1）通气功能检查　在哮喘发作时呈阻塞性通气功能障碍，第 1 秒钟用力呼气容积（FEV_1）及最大呼气流量（PEF）均减少。

（2）支气管激发试验　用以测定气道反应性。可对气道反应性升高的程度作出定量判断。

（3）支气管舒张试验　用以测定气道可逆性。有效的支气管舒张药可使发作时的气道痉挛得到改善，肺功能指标好转。常用的吸入型支气管舒张剂有沙丁胺醇、特布他林及异丙托溴铵等。

（4）最大呼气流量及其变异率　测定 PEF 可反映气道通气功能的变化。哮喘发作时 PEF 下降。

3. 动脉血气分析　哮喘发作时由于气道阻塞，通气/血流比值失衡，可致肺泡－动脉血氧分压差增大；严重发作时可有缺氧，动脉血氧分压（PaO_2）降低，由于过度通气可使二氧化碳分压（$PaCO_2$）下降，pH 上升，表现为呼吸性碱中毒。重症哮喘时，可有呼吸性酸中毒或代谢性酸中毒的血气表现。

4. 胸部 X 线检查　早期在哮喘发作时可见两肺透亮度增加，呈过度通气状态；在缓解期多无明显异常。

5. 特异性变应原的检测　哮喘患者大多伴有过敏体质，对很多变应原和刺激物敏感。测定变应原有助于对患者的病因诊断和脱离与致敏因素的接触。

知识链接

环境控制

外源性变应及其他致喘原是诱发哮喘的重要因素。所以，查明并尽量避免接触环境中的致喘原极为重要。如果患者能做到这一点，不用任何药物也可使哮喘不发作。

【治疗原则与药物治疗要点】

哮喘目前无特效治疗方法，长期规范化治疗可使哮喘症状得到控制，减少复发。

1. 脱离变应原　部分患者能找到引起哮喘发作的变应原或其他非特异性刺激因素，立即使患者脱离与变应原的接触是防治哮喘最有效的方法。

2. 药物治疗　治疗哮喘的药物主要分为两类：

（1）缓解哮喘发作　此类药物主要作用为舒张支气管，故也称支气管舒张药。

①β_2肾上腺素受体激动剂（简称 β_2 激动剂）　常用的短效 β_2 受体激动剂有沙丁胺醇、特布他林和非诺特罗，作用时间为 4～6 小时。长效 β_2 受体激动剂有福莫特罗、沙

美特罗及丙卡特罗，作用时间为 10~12 小时。

②抗胆碱药　吸入抗胆碱药如异丙托溴胺，为胆碱能受体（M 受体）拮抗剂，可以阻断节后迷走神经通路，降低迷走神经兴奋性而起舒张支气管的作用，并有减少痰液分泌的作用。与 β₂ 受体激动剂联合吸入有协同作用，尤其适用于夜间哮喘及多痰的患者。可用定量吸入剂（MDI），每日 3 次，每次 25~75μg 或用 100~150μg/ml 的溶液持续雾化吸入。

③茶碱类　茶碱类药物除能抑制磷酸二酯酶、提高平滑肌细胞内的环腺苷酸（cAMP）浓度外，还能拮抗腺苷受体，刺激肾上腺分泌肾上腺素，增强呼吸肌的收缩，增强气道纤毛清除功能和抗炎作用，是目前治疗哮喘的有效药物。茶碱与糖皮质激素合用具有协同作用。常用方法有口服给药、静脉注射或静脉滴注。静脉给药主要应用于重、危症哮喘。茶碱的主要副作用为胃肠道症状、心血管症状及尿多等，患有肝、心、肾功能障碍及甲状腺功能亢进者须慎用。

（2）控制或预防哮喘发作　此类药物主要治疗哮喘的气道炎症，亦称抗炎药。

①糖皮质激素　糖皮质激素是当前控制哮喘发作最有效的药物，可分为吸入、口服和静脉用药。吸入治疗是目前推荐长期抗炎治疗哮喘的最常用方法，常用吸入药物有倍氯米松、布地奈德、氟替卡松、莫米松等。口服剂有泼尼松、泼尼松龙，用于吸入糖皮质激素无效或需要短期加强的患者。静脉用药适用于重度或严重哮喘发作时，应及早应用琥珀酸氢化可的松或甲泼尼龙。

②白三烯（LT）调节剂　此类药物通过调节 LT 的生物活性而发挥抗炎作用，同时可舒张支气管平滑肌，可作为轻度哮喘的一种控制药物的选择。常用药物有孟鲁司特或扎鲁司特等。

③其他药物　酮替酚和新一代组胺 H₁ 受体拮抗剂阿司咪唑、曲尼斯特、氯雷他定对轻症哮喘和季节性哮喘有一定效果，也可与 β₂ 受体激动剂联合用药。

3. 免疫疗法　分为特异性和非特异性两种：

①特异性疗法　又称脱敏疗法。由于有 60% 的哮喘发病与特异性变应原有关，采用特异性变应原（如螨、花粉、猫毛等）做定期反复皮下注射，剂量由低至高，以产生免疫耐受性，使患者脱敏。

②非特异性疗法　如注射卡介苗、转移因子、疫苗等生物制品抑制变应原反应的过程，有一定的辅助疗效。

第四节　肺结核

病例

病例 3-4　某患者，女性，24 岁，职员。主诉：发热、咳嗽 2 个月。患者近 2 个月来出现低热，体温在 37.5℃~37.8℃ 之间，以午后为著。并伴有轻微咳嗽、咳黏痰，有时痰内有血丝。发病以来出现纳差、易怒、乏力、睡眠差。月经量少。曾被诊断为"支气管炎"，肌肉注射青霉素、服环丙沙星2周无效。查体：体温 37.5℃，脉搏 85 次/分，呼吸 20 次/分，血压 120/80mmHg。浅表淋巴结无肿大，心（－），肺部（－），腹部（－）。实验室检查：Hb 132g/L，WBC 6×10^9/L，N 0.7，L 0.3，血沉 42mm/h。胸部 X 线摄片：左侧肺部第1、2肋间可见云絮状阴影，密度较淡，边界模糊。痰涂片查结核菌（－）。

　　问题：1. 诊断及诊断依据是什么？
　　　　　2. 该病的治疗原则及药物治疗要点是什么？

肺结核是结核分枝杆菌入侵体内，在免疫力降低的条件下引起的肺部慢性感染性疾病，常有低热、乏力、盗汗、咳嗽等症状。

肺结核是本世纪严重危害人类健康的一种主要传染病，也是我国重点控制的主要疾病之一。全球约 20 亿人，其中中国约 5.5 亿人曾受到结核分枝杆菌的感染。全球每年新出现结核病患者 800 万～1000 万，每年因结核病死亡的人数为 200 万～300 万。目前我国结核病年发患者数约为 130 万，因结核病死亡人数每年达 13 万，超过其他传染病死亡人数的总和。

【病因与发病机制】

1. 病原菌　结核病的病原菌为结核分枝杆菌，属分枝杆菌，包括人型、牛型、非洲型和鼠型 4 类。人肺结核的致病菌 90% 以上为人型，少数为牛型和非洲型。

结核菌涂片染色有抗酸性，亦称抗酸杆菌。结核菌为需氧菌，培养时间一般为 2～8 周。结核菌对干燥、冷、酸、碱等抵抗力强，在干燥的环境中可存活数月或数年，在室内阴暗潮湿处能数月不死，煮沸 100℃ 5 分钟可杀死结核菌。

结核菌菌体成分主要是类脂质、蛋白质和多糖类。类脂质作用与结核病的组织坏死、干酪液化、空洞发生以及结核变态反应有关。菌体蛋白质是结核菌素的主要成分，诱发皮肤变态反应。

2. 结核病在人群中的传播

（1）**传染源**　传染性肺结核患者排菌是结核传播的主要来源。痰里查出结核分枝杆菌的患者有传染性，是传染源，传染性的大小取决于痰内菌量的多少。

（2）**传播途径**　结核菌主要通过咳嗽、喷嚏、大笑、大声谈话等方式把含有结核菌的微滴排到空气中而传播。飞沫传播是肺结核最重要的传播途径，经消化道和皮肤等其他途径传播罕见。

（3）**易感人群**　机体对结核菌的抵抗力除遗传因素外，还包括生活贫困、居住拥挤、营养不良等社会因素。婴幼儿细胞免疫系统不完善，老年人、HIV 感染者、免疫抑制剂使用者、慢性疾病患者等免疫力低下者，都是结核病的易感人群。

3. 结核病的发生与发展

（1）**原发感染**　当结核菌首次侵入人体开始繁殖时，人体通过细胞介导的免疫系统对结核菌产生特异性免疫,使原发病灶、肺门淋巴结和播散到全身各器官的结核菌停止繁殖,原发病灶炎症迅速吸收或留下少量钙化灶,肿大的肺门淋巴结逐渐缩小、纤维化或钙化,播散到全身各器官的结核菌大部分被消灭,这是原发感染最常见的良性过程。但可能会有少量结核菌没有被消灭,长期处于休眠期,成为继发性结核的潜在来源。

(2) 结核病免疫和迟发性变态反应　肺结核病主要的免疫保护机制是细胞免疫。机体对结核菌再感染和初感染表现出不同反应的现象称为 Koch 现象。较快的局部红肿和表浅溃烂是由结核菌素诱导的迟发性变态反应的表现;而结核菌无播散,引流淋巴结无肿大以及溃疡较快愈合是免疫力的反映。

(3) 继发性结核　继发性结核病的发病方式有两种:原发性结核感染时期遗留下来的潜在病灶中的结核菌重新活动而发生的结核病,称为内源性复发;受到结核菌的再感染而发病,称为外源性重染。继发性结核病与原发性结核病有明显的不同。继发性结核病有明显的临床症状,容易出现空洞和排菌,有传染性,所以,继发性结核病具有重要临床和流行病学意义,是防治工作的重点。

📘 课堂互动

你接触过哪些传染病? 它们的传播途径是什么? 肺结核你接触过吗?

4. 病理学　结核病的基本病理变化是炎性渗出、增生和干酪样坏死。以渗出为主的病变主要出现在结核性炎症初期阶段或病变恶化复发时, 以增生为主的病变表现为典型的结核结节, 结核结节的中间可出现干酪样坏死。以增生为主的病变可发生在机体抵抗力较强、病变恢复阶段。以干酪样坏死为主的病变多发生在结核分枝杆菌毒力强、感染菌量多、机体超敏反应增强、抵抗力低下的情况。

知识链接

结核病理

结核菌可累及全身多器官系统,最常见的是肺脏,也可以累及骨、肾、脑、淋巴结等器官。传播途径有呼吸道、消化道、皮肤等,很多其他部位的结核都是肺结核远处播散引起。

【临床表现】

各型肺结核的临床表现不尽相同,但有共同之处。

1. 症状

(1) 呼吸系统症状

①咳嗽咳痰　是肺结核最常见的症状。咳嗽较轻,干咳或咳少量黏液痰。有空洞形成时,痰量增多。若合并其他细菌感染,痰可呈脓性。若合并支气管结核,表现为刺激

性咳嗽。

②咯血 有 1/3～1/2 的患者有咯血。多数患者为少量咯血，少数为大咯血。

③胸痛 结核累及胸膜时可表现出胸痛，可随呼吸运动和咳嗽加重。

④呼吸困难 多见于干酪样肺炎和大量胸腔积液患者。

（2）全身症状 发热为常见症状，多为长期午后潮热，部分患者有倦怠乏力、盗汗、食欲减退和体重下降等。女性患者可有月经不调。

2. 体征 病变范围较小时，可以没有任何体征。病变范围较大时，可有肺实变体征，如触觉语颤增强、叩诊浊音、听诊闻及支气管呼吸音和细湿啰音。较大的空洞性病变听诊可闻及支气管呼吸音。重症患者可有气管向患侧移位，患侧胸廓塌陷、叩诊浊音、听诊呼吸音减弱并可闻及湿啰音。

【辅助检查】

1. 影像学诊断 胸部 X 线检查是诊断肺结核的重要方法，可以发现早期轻微的结核病变，确定病变性质、范围、部位、形态、密度、与周围组织的关系、有无活动性等。肺结核病影像多表现为密度不均匀、边缘较清楚的阴影，变化较慢，可形成空洞和播散病灶。见图 3－3。

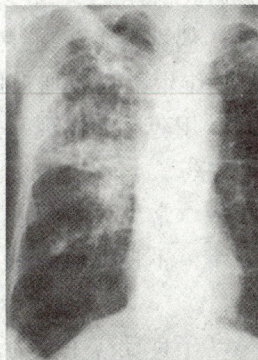

后壁空洞，周围有卫星灶，对侧　　　右肺上中野及左肺尖斑
肺野有播散灶，符合肺结核表现　　　影，符合慢性纤维空洞型

图 3－3 肺结核的 X 线影像表现

CT 可发现隐蔽的病变而减少微小病变的漏诊；常用于对肺结核的诊断以及与其他胸部疾病的鉴别诊断，也可用于引导穿刺、引流和介入性治疗等。

2. 痰结核菌检查 是确诊肺结核病的主要方法。痰涂片检查是简单、快速、易行和可靠的方法，但欠敏感。痰培养可为痰结核菌检查提供准确可靠的结果，常作为结核病诊断的金标准，同时可测定药物敏感性。

3. 纤维支气管镜检查 可以在病灶部位钳取活体组织进行病理学检查、结核分枝杆菌培养，也可以经支气管肺活检获取标本检查。

4. 结核菌素试验 结核菌素试验用于检出结核分枝杆菌的感染，结核菌素试验对儿童、少年和青年的结核病诊断有参考意义。结核菌素试验反应愈强，对结核病的诊断，特别是对婴幼儿的结核病诊断愈重要。

结核病分类标准及鉴别

2004 年我国实施新的结核病分类标准，将结核分为：①原发型肺结核；②血行播散型肺结核；③继发型肺结核；④结核性胸膜炎；⑤其他肺外结核；⑥菌阴肺结核。

肺结核诊断时需要与肺炎、慢性阻塞性肺疾病、支气管扩张、肺癌和肺脓肿等疾病鉴别。

【治疗原则与药物治疗要点】

结核病治疗原则是杀灭结核菌以控制疾病、防止耐药菌株的产生、防止复发、对症支持等。

1. 抗结核化学药物治疗　肺结核化学治疗的原则是早期、规律、全程、适量、联合。常用抗结核病药物有：

（1）异烟肼　偶可发生药物性肝炎，肝功能异常者慎用，需注意观察。如果发生周围神经炎可服用维生素 B_6（吡哆醇）。

（2）利福平　用药后如出现一过性转氨酶上升可继续用药，加保肝治疗观察，如出现黄疸应立即停药。

（3）吡嗪酰胺　常见不良反应为高尿酸血症、肝损害、食欲不振、关节痛和恶心。

（4）乙胺丁醇　不良反应为视神经炎，应在治疗前测定视力与视野，治疗中密切观察。

（5）链霉素　不良反应主要为耳毒性、前庭功能损害和肾毒性等，严格掌握使用剂量，儿童、老人、孕妇、听力障碍和肾功能不良者要慎用或不用。

2. 对症治疗　肺结核有咯血者，可用氨基己酸、氨甲苯酸（止血芳酸）、酚磺乙胺（止血敏）、卡络柳钠（安络血）等药物止血。大咯血时可用垂体后叶素。结核毒性症状严重者，在确保有效抗结核药物治疗的情况下，必要时可使用糖皮质激素。

3. 外科手术治疗　肺结核经合理化学治疗后无效、有多重耐药的厚壁空洞、大块干酪灶、结核性脓胸、支气管胸膜瘘和大咯血保守治疗无效者，必要时可采取外科手术治疗。

4. 预防　早期发现并及时进行治疗，对痰菌阳性患者积极治疗和隔离，不随地吐痰，切断传播途径，接种卡介苗。

第五节　原发性支气管肺癌

病例

病例 3 – 5　某患者，男性，56 岁，退休工人。主诉：咳嗽、咳血 1 天。患者昨晚咳嗽时发现有红色血液，近半年来经常咳嗽，有时感觉左侧胸痛，既往曾患过肺结核，有 30 年吸烟史。查体：体温 37.2℃，脉搏 80 次/分，呼吸 18 次/分，血压 135/85mmHg。浅表淋巴结无肿大，心肺（－），腹部（－）。实验室检查：Hb 122g/L，WBC 5.5×10^9/L，N 0.7，L 0.25。

问题：1. 诊断及诊断依据是什么？

2. 进一步确诊应首选何种检查？

3. 该病的治疗原则及药物治疗要点是什么？

原发性支气管肺癌，简称肺癌，为起源于支气管黏膜或腺体的恶性肿瘤。

肺癌是严重危害人类健康的疾病，世界卫生组织（WHO）2003 年公布的资料显示，肺癌的发病率和死亡率均居全球癌症首位。在我国，肺癌已超过癌症死因的 20%，且发病率及死亡率均迅速增长。据《2012 中国肿瘤登记年报》统计，肺癌居我国各种恶性肿瘤死亡率的第一位。

【病因与发病机制】

该病的病因和发病机制尚未明确，目前科学研究认为与下列因素有关：

1. 吸烟　吸烟是肺癌死亡率进行性增加的首要原因。烟雾中的苯并芘、尼古丁、亚硝胺和少量放射性元素钋等均有致癌作用。吸烟量与肺癌之间存在着明显的量效关系。

2. 职业致癌因子　已被确认的可导致肺癌的职业因素包括石棉、砷、铬、镍、铍、煤焦油、芥子气、三氯甲醚、氯甲甲醚、烟草的加热产物等。

3. 空气污染　空气污染包括室内小环境和室外大环境污染，室内被动吸烟、燃料燃烧和烹调过程中均可能产生致癌物。

4. 电离辐射　大剂量电离辐射可引起基因突变而导致肺癌。

5. 饮食与营养　流行病学调查资料表明，多食用含 β 胡萝卜素的绿色、黄色和橘黄色的蔬菜和水果及含维生素 A 的食物，可减少肺癌的发生。

6. 其他诱发因素　结核患者患肺癌的危险性是正常人群的 10 倍。病毒感染、真菌毒素等对肺癌的发生也起一定的作用。

7. 遗传和基因改变　科学研究认为，肺癌是一种外因通过内因发病的疾病。致癌的外因可诱发细胞的恶性转化和不可逆的基因改变，包括原癌基因的活化、抑癌基因的失活等，导致细胞生长的失控而发生肺癌。

肺癌按解剖学部位可分为：①中央型肺癌：指发生在段支气管至主支气管的肺癌，约占 3/4，多见于鳞状上皮细胞癌和小细胞肺癌。②周围型肺癌：指发生在段支气管以下的肺癌，约占 1/4，多见于腺癌。按组织病理学可分为鳞状上皮细胞癌、腺癌、大细胞肺癌、小细胞肺癌等。

肺癌局限于黏膜上皮内称原位癌。癌肿生长浸润可侵犯邻近组织，还可通过淋巴、血液而转移扩散。

课堂互动

结合自己的生活经历和认识，谈谈如何预防肺癌的发生？

【临床表现】

肺癌的临床表现与肿瘤大小、类型、发展阶段、所在部位、有无并发症或转移有密切关系。有 10% 左右的患者无症状，仅在常规体检、胸部影像学检查时发现。

1. 原发肿瘤引起的症状和体征

（1）咳嗽　为早期症状，常为无痰或少痰的刺激性干咳，当肿瘤引起支气管狭窄后可加重咳嗽，多为持续性，呈高调金属音性咳嗽或刺激性呛咳。

（2）血痰或咯血　多见于中央型肺癌。肿瘤向管腔内生长者可有间歇或持续性痰中带血，如果表面糜烂严重侵蚀大血管，则可引起大咯血。

（3）气短或喘鸣　肿瘤向支气管内生长，或转移到肺门淋巴结致肿大的淋巴结压迫主支气管或隆突，或引起部分气道阻塞时，可有呼吸困难、气短、喘息，偶尔表现为喘鸣，听诊时可发现局限或单侧哮鸣音。

（4）发热　肿瘤组织坏死可引起发热，但多数发热的原因是肿瘤引起的阻塞性肺炎。

（5）体重下降　体重下降为恶性肿瘤的常见症状之一。肿瘤发展到晚期，由于肿瘤毒素的消耗及感染、疼痛所致的食欲减退，可出现消瘦或恶病质。

2. 肺癌浸润转移引起的症状和体征

（1）胸痛　可由于肿瘤细胞侵犯所致，也可由于阻塞性炎症波及部分胸膜或胸壁引起。

（2）声音嘶哑　癌肿直接压迫或转移致纵隔淋巴结压迫喉返神经，可发生声音嘶哑。

（3）咽下困难　癌肿侵犯或压迫食管，可引起咽下困难，甚至气管－食管瘘，导致肺部感染。

（4）胸水　提示肿瘤转移累及胸膜或肺淋巴回流受阻。

（5）其他　肿瘤侵犯其他组织时还可引起上腔静脉阻塞综合征、Horner 综合征、颅内压升高、骨痛和病理性骨折、胰腺炎症状或阻塞性黄疸等。锁骨上淋巴结是肺癌转移的常见部位。

3. 胸外表现　指肺癌非转移性胸外表现或称之为副癌综合征，可引起肥大性肺性骨关节病、男性轻度乳房发育和增生性骨关节病、库欣综合征、神经肌肉综合征、高钙血症、类癌综合征等肺外表现。

【辅助检查】

1. 胸部 X 线检查　是诊断肺癌最重要的手段。中心型肺癌早期无异常征象，癌肿阻塞支气管后，可出现肺叶炎变征象，若完全阻塞可产生肺叶或一侧全肺不张。支气管造影可显示管腔边缘残缺或息肉样充盈缺损、管腔中断或不规则狭窄。周围型肺癌的 X 线表现多为肺野周围孤立性圆形或椭圆形阴影，轮廓不规则，呈现小分叶或切迹，边缘模糊毛糙，有细短的毛刺。癌肿中心部分坏死液化，出现偏心空洞，内壁凸凹不平。见图 3 - 4。

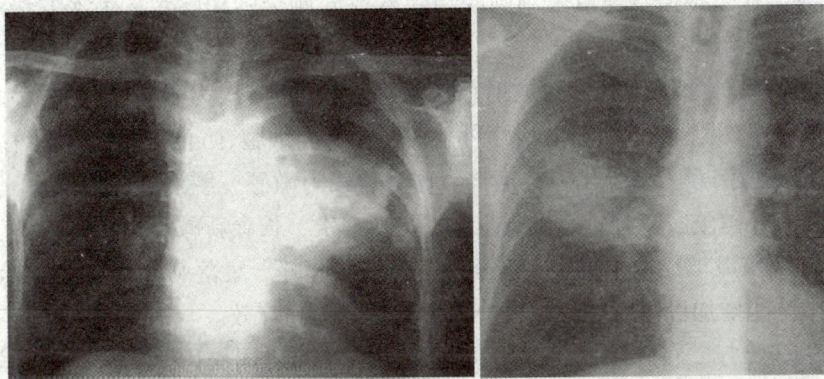

中央型肺癌　　　　　　　　　　　　　周围型肺癌

图 3 - 4　肺癌 X 线影像表现

2. CT 及 MRI 检查　对早期肺癌及纵隔淋巴结有无转移的判定很有价值，是胸部 X 线检查的补充。

3. 单光子发射计算机断层显像（SPECT）检查　利用肿瘤细胞摄取放射性核素与正常细胞之间的差异，进行肿瘤定位、定性和骨转移诊断。

4. 正电子发射计算机体层显像（PET）检查　可用于肺癌及淋巴结转移的定性诊断，诊断肺癌骨转移的价值优于 SPECT。PET 扫描对肺癌的敏感性可达 95%，特异性可达 90%，对发现转移病灶也很敏感。

5. 痰细胞学检查　准确率为 80% 以上，应连续数日重复送痰液检查。

6. 纤维支气管镜检查　可直接看到癌肿位于支气管腔内的部位，可取小块组织或刷取细胞做病理细胞学诊断。

7. 经胸壁穿刺肺活组织检查　适用于周围型肺癌，诊断阳性率较高。

8. 其他方法　如放射性核素肺扫描检查、转移病灶活组织检查、胸水检查、剖胸探查或胸腔镜检查等。

知识链接

肿瘤 TNM 分期法

世界卫生组织按照肿瘤的大小（T）、淋巴转移情况（N）和有无远处转移（M）对肿瘤加以分类。T 分别有 $T_0 \sim T_4$，N 分别有 $N_0 \sim N_3$，M 分别有 $M_0 \sim M_1$ 等。

【治疗原则与药物治疗要点】

外科手术是肺癌最重要和最有效的治疗手段。手术后可辅以放射治疗、化学药物治疗、中医中药以及免疫治疗等。

1. 手术治疗　根据情况可采用肺叶切除术或同侧全肺切除术；手术方法可以采用开胸术式或电视胸腔镜技术。

2. 放射治疗　小细胞肺癌对放射疗法敏感性较高，其次为鳞癌、腺癌。手术前放射疗法可提高手术切除率；术后放射治疗可杀伤残存的癌细胞，防止复发，提高生存率。

3. 化学药物治疗　未分化癌对化学药物治疗较为敏感，鳞癌、腺癌亦有一定疗效。常用的药物有环磷酰胺、顺铂、丝裂霉素 C、阿霉素、长春新碱等。

4. 生物反应调节剂　干扰素、转移因子、左旋咪唑、集落刺激因子（CSF）等在肺癌的治疗中都能增加机体对化疗、放疗的耐受性，提高疗效。

5. 中医药治疗　在肺癌的治疗中可与西药治疗起协同作用，减少患者对放疗、化疗的反应，提高机体的抗病能力，在巩固疗效，促进、恢复机体功能中起到辅助作用。

第六节　咽　炎

病例

病例 3-6　某患者，男性，40 岁，货车司机。主诉：咽部疼痛 8 年、加重 2 天。患者 8 年前开始出现咽部有异物感、痒、灼热、干燥或微痛，常感有黏稠分泌物附着于咽后壁，晨起时常有刺激性咳嗽，近 2 天明显加重。查体：体温 37.3℃，脉搏 80 次/分，呼吸 18 次/分，血压 120/80mmHg。浅表淋巴结无肿大，心肺（-），腹部（-）。咽后壁黏膜充血，血管扩张，有少数散在的淋巴滤泡，黏膜充血增厚。实验室检查：Hb 132g/L，WBC 5.5×10^9/L，N 0.7，L 0.3。

问题：1. 诊断及诊断依据是什么？

2. 该病的治疗原则及药物治疗要点是什么？

咽炎是咽黏膜、黏膜下组织的急、慢性炎症，多累及咽部淋巴组织。临床上分为急性和慢性。急性可单独发生，亦可继发于急性鼻炎或急性扁桃体炎。慢性多见于成年人，病程长，症状顽固，较难治愈。

【病因与发病机制】

急性咽炎主要病因有病毒感染、细菌感染，环境因素如高温、粉尘、烟雾、刺激性气体等均可引起急性咽炎。

慢性咽炎主要病因有急性咽炎反复发作、各种鼻病及呼吸道慢性炎症、烟酒过度、粉尘或有害气体及辛辣食物的刺激，全身因素如贫血、消化不良、下呼吸道慢性炎症、心血管疾病、内分泌功能紊乱、维生素缺乏及免疫功能低下等亦可诱发。

咽炎可导致咽黏膜充血，血管扩张及浆液渗出，黏膜下血管及黏液腺周围有粒性白细胞及淋巴细胞浸润，黏膜下结缔组织及淋巴组织增生，黏膜肿胀增厚。病变较重者，淋巴滤泡肿大，突出咽壁并有黄白色点状渗出物。常有颈部淋巴结肿大。

【临床表现】

急性咽炎一般起病较急，先有咽部干燥、灼热、粗糙感，继有明显咽痛，吞咽时尤重，疼痛可放射至耳部。全身症状一般较轻，但因年龄、免疫力及病毒、细菌毒力不同而程度不一，可有发热、头痛、食欲不振和四肢酸痛等。若无并发症者，一般1周内可愈。

慢性咽炎一般无明显全身症状。咽部有异物感、痒、灼热、干燥或微痛，常有黏稠分泌物附着于咽后壁，使患者晨起时出现频繁的刺激性咳嗽或恶心，无痰或可有颗粒状藕粉样分泌物咳出。

知识链接

慢性咽炎的鉴别诊断

食管癌的早期和慢性咽炎均可出现咽部不适的症状和咽部异物感，应行食道造影、食道镜检查予以鉴别。

【辅助检查】

1. 急性咽炎　口咽部黏膜呈急性弥漫性充血、肿胀。咽后壁淋巴滤泡隆起，表面可见黄白色点状渗出物，悬雍垂及软腭水肿。下颌角淋巴结肿大，压痛。鼻咽及喉咽部也可呈急性充血，严重者可见会厌水肿。

2. 慢性咽炎　慢性单纯性咽炎表现为黏膜充血、血管扩张，咽后壁有少数散在的淋巴滤泡，常有少量黏稠分泌物附着在黏膜表面。慢性肥厚性咽炎黏膜充血、增厚，咽后壁淋巴滤泡显著增生，散在突起或充血肥厚。见彩图1。

【治疗原则与药物治疗要点】

1. 急性咽炎 无全身症状或症状较轻者可用复方硼砂溶液含漱，口服度米芬喉片、碘喉片、薄荷喉片、草珊瑚含片、西瓜霜含片、华素片及溶菌酶含片等；中成药可选用六神丸或喉痛消炎丸等；抗病毒药可选用吗啉胍、金刚烷胺等。全身症状较重伴有高热者，除上述治疗外，应卧床休息，多饮水及进流质食物；抗病毒药可选用阿昔洛韦注射液和板蓝根注射液等；必要时应用抗生素或磺胺类药。

2. 慢性咽炎 应戒断烟酒等不良嗜好，保持室内空气清新，积极治疗鼻炎及气管、支气管炎等呼吸道慢性炎症及其他全身性疾病。单纯性咽炎常用复方硼砂溶液、呋喃西林溶液、2%硼酸液含漱，口服中成药含片，如西瓜霜、草珊瑚含片等，亦可含服碘喉片、薄荷喉片。肥厚性咽炎除上述治疗外，可用激光治疗；若淋巴滤泡增生广泛，宜用冷冻或电凝法治疗。

中医认为慢性咽炎系脏腑阴虚，虚火上扰，治宜滋阴清热，可用增液汤加减。中成药可选用健民咽喉片。

课堂互动

请根据咽炎的病因和病理，说出几种可以选用的药物，并说出其治疗作用。

第七节 慢性鼻炎

病例

病例3-7 某患者，女性，46岁，教师。主诉：鼻塞、流涕5年，加重2天。患者5年前开始出现鼻塞、流涕，后长期用滴鼻净或麻黄碱滴鼻。3年前开始经常头昏、头痛，并出现嗅觉减退。查体：体温36.5℃，脉搏80次/分，呼吸18次/分，血压120/80mmHg。浅表淋巴结无肿大，心肺（-），腹部（-）。实验室检查：Hb 132g/L，WBC 5.5×10^9/L，N 0.7，L 0.25。

问题：1. 诊断及诊断依据是什么？

2. 治疗原则及药物治疗要点是什么？

慢性鼻炎是鼻黏膜和黏膜下层的慢性炎症。临床上以不同程度的鼻塞、分泌物增多、黏膜肿胀、无明确致病微生物感染、病程持续数月以上或反复发作为特征。通常分为慢性单纯性鼻炎和慢性肥厚性鼻炎。

【病因与发病机制】

本病一般认为与下列因素有关：

1. 局部因素　主要有：①急性鼻炎反复发作或未获彻底治疗；②鼻腔及鼻窦慢性疾病；③邻近感染性病灶；④长期用滴鼻净或麻黄碱滴鼻。

2. 全身因素　主要有：①贫血或糖尿病等全身性慢性疾病；②维生素 A 或维生素 C 缺乏引起的营养不良；③甲状腺功能减退等内分泌系统疾病或失调。

3. 其他　职业及环境因素、嗜好烟酒、长期过度疲劳、免疫功能障碍等。

慢性单纯性鼻炎病理主要是鼻黏膜深层血管慢性扩张、通透性增加，血管和腺体周围出现淋巴细胞和浆细胞为主的炎症细胞浸润，黏液腺分泌增加。慢性肥厚性鼻炎病理早期有黏膜的血管扩张，淋巴细胞和浆细胞浸润，静脉和淋巴管回流障碍，静脉通透性增加，黏膜固有层水肿；晚期发展为黏膜、黏膜下层，甚至骨膜和骨的局限性或弥漫性纤维组织增生、肥厚。

【临床表现】

慢性鼻炎在临床上分为慢性单纯性鼻炎和慢性肥厚性鼻炎两种类型，后者多由前者发展、转化而来。二者虽都有鼻塞、流涕、嗅觉减退等表现，但各有特点。主要临床特点见表 3-1。

表 3-1　慢性单纯性鼻炎和慢性肥厚性鼻炎临床表现特点

症状与体征	慢性单纯性鼻炎	慢性肥厚性鼻炎
鼻塞	间歇性，交替性	持续性
鼻涕	略多，黏液性	多，黏液性或黏脓性，不易擤出
嗅觉减退	不明显	可有
闭塞性鼻音	无	有
头痛，头昏	可有	常有
咽干，咽痛	可有	常有
耳鸣，耳闭	无	可有
下鼻甲检查	黏膜肿胀，暗红色，表面光滑，柔软，有弹性	黏膜肥厚，暗红色，表面光滑，结节或桑椹样，硬实，无弹性
对麻黄碱的反应	有明显反应	小反应或无反应

课堂互动

什么情况下慢性单纯性鼻炎会转化成慢性肥厚性鼻炎？

【辅助检查】

本病可采用鼻腔通气功能检查、嗅觉检查、X 线检查、CT 检查等，以查清病因、确立诊断，指导治疗。

知识链接

慢性鼻窦炎

　　慢性鼻窦炎是鼻窦的慢性化脓性炎症，常为多个鼻窦同时受累。慢性鼻窦炎影响患者的生活质量，加重患者呼吸道感染症状，严重者有引起颅、眼、肺并发症的可能，可导致视力改变，甚至感染加重而死亡。

【治疗原则与药物治疗要点】

　　1. 一般治疗　找出全身和局部病因，及时治疗全身性慢性疾病、鼻窦炎、邻近感染病灶和鼻中隔偏曲等。改善生活和工作环境，提高机体抵抗力。

　　2. 慢性单纯性鼻炎　通常用 0.5% ~1% 麻黄碱滴鼻液或盐酸羟甲唑啉喷雾剂。亦可用 0.25% ~0.5% 普鲁卡因做迎香、鼻通穴位封闭，还可做下鼻甲前端黏膜下注射，每次 1~1.5ml，隔日 1 次，5 次为 1 个疗程。针刺迎香、鼻通穴，每日或隔日 1 次，7 次为 1 个疗程。

　　3. 慢性肥厚性鼻炎　对血管收缩剂敏感者，可用与慢性单纯性鼻炎相同的方法治疗，还可用下鼻甲硬化剂注射及激光、冷冻或微波、射频等治疗方法。黏膜严重肥厚、对血管收缩剂无明显反应、有下鼻甲骨肥大者，应行下鼻甲部分切除术。

同步训练

一、选择题

1. 下列哪种疾病是细菌感染引起的 （　）
   A. 普通感冒　　　　　B. 急性病毒性咽炎和喉炎　　　C. 急性疱疹性咽峡炎
   D. 急性咽结膜炎　　　E. 急性咽 - 扁桃体炎

2. 下列哪一项可协助诊断细菌引起的上感 （　）
   A. 白细胞降低　　　　B. 细菌培养　　　　　　　　　C. 免疫荧光法检查
   D. 白细胞升高　　　　E. 酶联免疫吸附法检查

3. 一般认为有多少上感是由细菌引起的 （　）
   A. 30% ~40%　　　　B. 50% ~60%　　　　　　　　C. 70% ~80%
   D. 40% ~50%　　　　E. 20% ~30%

4. 下列哪种疾病不是上感引起的 （　）
   A. 鼻窦炎　　　　　　B. 中耳炎　　　　　　　　　　C. 肝炎
   D. 风湿热　　　　　　E. 肾小球肾炎

5. 上感的治疗原则是 （　）
   A. 对症处理为主　　　B. 休息　　　　　　　　　　　C. 多饮水

D. 抗病毒治疗　　　E. 抗菌治疗

6. 下列哪种细菌引起的肺炎发病率最高 （　　）

    A. 金黄色葡萄球菌　　B. 甲型溶血性链球菌　　　C. 肺炎克雷白杆菌

    D. 肺炎链球菌　　　E. 冠状病毒

7. 下列哪个不是肺炎链球菌肺炎的主要症状 （　　）

    A. 高热、寒战　　　B. 咳嗽　　　　　　　C. 血痰

    D. 低热　　　　　　E. 胸痛

8. 下列哪项检查可指导肺炎链球菌肺炎的临床用药 （　　）

    A. 痰涂片　　　　　B. 聚合酶链反应　　　　C. 血液检查

    D. X 线检查　　　　E. 痰培养和药敏

9. 预防肺炎链球菌肺炎最有效的方法是 （　　）

    A. 避免感冒　　　　B. 避免受寒　　　　　　C. 避免过劳

    D. 多吃维生素 C　　E. 接种肺炎球菌肺炎疫苗

10. 支气管哮喘的典型表现是 （　　）

    A. 有哮鸣音的吸气性呼吸困难　　　　　　B. 脓痰

    C. 干咳　　　　　　　　　　　　　　　　D. 咳血

    E. 有哮鸣音的呼气性呼吸困难

11. 下列哪一个不是支气管哮喘的主要表现 （　　）

    A. 发作性的喘息　　B. 气急　　　　　　　C. 胸闷

    D. 咳嗽　　　　　　E. 胸痛

12. 当前控制哮喘发作最有效的药物是 （　　）

    A. 糖皮质激素　　　B. 白三烯（LT）调节剂　　C. 酮替酚

    D. 茶碱类　　　　　E. 沙丁胺醇

13. 下列哪项是诊断肺结核的金标准 （　　）

    A. X 线检查　　　　B. 支气管镜检查　　　　C. 结核菌素试验

    D. 痰培养结核菌　　E. CT

14. 下列哪项是肺结核的最常见症状 （　　）

    A. 咳血　　　　　　B. 发热　　　　　　　C. 呼吸困难

    D. 咳嗽咳痰　　　　E. 胸痛

15. 下列哪项不是肺结核化学药物治疗的原则 （　　）

    A. 早期　　　　　　B. 规律　　　　　　　C. 全程

    D. 联合　　　　　　E. 大量

16. 下列哪种药物可引起视神经炎 （　　）

    A. 异烟肼　　　　　B. 利福平　　　　　　C. 链霉素

    D. 吡嗪酰胺　　　　E. 乙胺丁醇

17. 肺癌死亡率进行性增加的首要原因是 （　　）

    A. 职业致癌因子　　B. 空气污染　　　　　C. 电离辐射

    D. 病毒感染　　　　E. 吸烟

18. 肺癌早期症状常为 （　　）

    A. 刺激性干咳　　　B. 持续性咳嗽　　　　C. 高调金属音性咳嗽

    D. 刺激性呛咳　　　E. 气短或喘鸣

19. 诊断肺癌最重要的手段是（　　）

　　A. 痰细胞学检查　　　B. 胸部 X 线检查

　　C. 经胸壁穿刺肺活组织检查

　　D. 经胸壁穿刺活组织检查

　　E. 单光子发射计算机断层显像（SPECT）检查

20. 肺癌最重要和最有效的治疗手段是（　　）

　　A. 放射治疗　　　　　B. 抗肿瘤化学药物　　　　C. 生物反应调节剂治疗

　　D. 手术治疗　　　　　E. 中医药治疗

参考答案

1. E　2. D　3. E　4. C　5. A　6. D　7. D　8. E　9. E　10. E　11. E　12. A

13. D　14. D　15. E　16. E　17. E　18. A　19. B　20. D

二、简答题

1. 急性上呼吸道感染的治疗原则是什么？如何选用药物？

2. 肺炎链球菌肺炎可选用哪些药物治疗？它们的作用是什么？

3. 简述支气管哮喘的治疗方法和常用药物。

4. 简述肺结核的治疗原则及常用药物。

5. 简述肺癌的治疗原则和药物治疗要点。

6. 简述慢性咽炎的临床表现和诊断依据。

7. 简述慢性鼻炎的治疗原则和药物治疗要点。

第四章 循环系统疾病

知识要点

掌握心力衰竭、高血压、心绞痛及心肌梗死的治疗原则及药物治疗要点，熟悉心力衰竭、高血压、心绞痛及心肌梗死的临床表现和辅助检查，了解心力衰竭、高血压、心绞痛及心肌梗死的病因及发病机制。

循环系统疾病包括心脏、血管等器官的疾病，常见的临床表现有发绀、呼吸困难、咳嗽、咯血、胸痛、心悸、少尿、水肿、头痛、晕厥、抽搐、心脏扩大、心音异常、心律失常、颈静脉充盈等。我国心血管疾病发病率呈较快增长趋势，目前每年有 300 万人死于心血管疾病。

第一节 心力衰竭

病例

病例 4-1 患者李某，男性，57 岁。主诉：突然呼吸急促，频咳，痰多色红。查体：面色苍白、发绀，端坐呼吸。体温 37.5℃，脉搏 103 次/分，呼吸 30 次/分，血压 160/90mmHg。双肺底闻及湿啰音。心尖部第一心音减弱，心率 103 次/分，肺动脉瓣区第二心音亢进。

问题：1. 本例患者可能是什么疾病？

2. 你的判断依据是什么？

3. 你知道本病的治疗原则和药物治疗要点吗？

心力衰竭是各种心脏疾病导致心功能不全的一种综合征，多指心肌收缩功能下降，心排血量不能满足机体的代谢需要，器官、组织血液灌注不足，出现肺循环和（或）体循环淤血的表现。由于心力衰竭伴有肺循环和（或）体循环的被动性充血，故称为充血性心力衰竭。

心力衰竭按部位分为左心衰竭、右心衰竭和全心衰竭，按发病急缓程度分为急性和慢性。本节讲述急、慢性心力衰竭。

一、急性心力衰竭

急性心力衰竭（简称急性心衰）是指由于各种急性心脏病变引起心排血量急剧降低，导致组织器官灌注不足和急性淤血的综合征。主要表现为急性肺水肿或心源性休克，病情危急严重，若不及时抢救可导致患者死亡。

【病因与发病机制】

急性心衰常由于一定的诱因使心脏功能代偿的患者突然发生心衰。常见的病因有：

1. 急性弥漫性心肌损害　如急性心肌梗死、急性心肌炎等。

2. 急性心肌后负荷过重　如动脉压突然显著升高或高血压危象，快速心律失常或输液过多、过快。

3. 急性容量负荷过重　如急性心肌梗死、感染性心内膜炎或外伤引起的乳头肌断裂或功能不全等。

本病的诱发因素有：感染、严重心律失常、血容量增加、过度劳累、情绪激动、药物治疗不当等。

【临床表现】

1. 症状　突发严重呼吸困难，呼吸频率为 30～40 次/分，强迫坐位，频繁咳嗽，咳吐大量粉红色泡沫痰。

课堂互动

患者突然呼吸困难、端坐呼吸，同学们思考是什么原因造成的？

2. 体征　面色苍白、发绀、大汗、呼吸急促、烦躁不安。听诊两肺满布湿啰音和哮鸣音；心尖部第一心音减弱，心率快，舒张早期奔马律；肺动脉瓣第二心音亢进。动脉压升高。

【辅助检查】

1. X 线检查　心脏增大或外形异常。肺野可见大片融合阴影，肺门呈蝴蝶状。

2. 超声心动图　各心腔大小改变，室壁厚度及心瓣膜结构和功能异常，心脏舒缩功能减退。

3. 血流动力学监测　肺毛细血管动脉楔压升高。

【治疗原则与药物治疗要点】

急性心力衰竭是急危重症，必须及时抢救。一般可采取利尿、强心、扩张血管、镇静等措施处理。

1. 一般治疗　患者取坐位，双腿下垂，立即高流量鼻导管吸氧，以减少肺泡内渗出。病情特别严重者，可用面罩呼吸机或用人工呼吸机给氧。

2. 药物治疗　急性心衰的致命危险是缺氧和呼吸困难，必须尽快控制，然后针对病因治疗。

（1）**镇静**　吗啡 3～5mg 静脉注射，间隔 15 分钟重复 1 次，共 2～3 次。但昏迷、休克、严重慢性肺部疾患和支气管哮喘者禁用，老弱患者减量或肌肉注射。

（2）**利尿**　呋塞米 20～40mg，在 2 分钟内静注完毕，4 小时后重复 1 次。

（3）**血管扩张**　①硝酸甘油：5～10mg 加入 5% 葡萄糖液 250～500ml，从 10μg/min 开始静滴，每 10 分钟调整一次，每次增加 5～10μg，以收缩压达到 90～100mmHg 为宜。②硝普钠：25～50mg 加入 5% 葡萄糖液 250～500ml，起始以 0.3μg/（kg·min）滴入，根据血压增加剂量，最大量可达 5μg/（kg·min），维持量为 50～100μg/min。使用该药时应现配现用，避光输入。硝普钠含有氰化物，用药不宜连续超过 24 小时。

（4）**正性肌力药**　①多巴胺：每次 20mg 加入 5% 葡萄糖 250～500ml，以 75～100μg/min 滴速滴入，如病情需要可加快滴速；②多巴酚丁胺：0.25g 加入 5%～10% 葡萄糖 250～500ml，以 2.5～10μg/（kg·min）滴速滴入，按病情需要调整；③米力农：起始以 25μg/kg 于 10～20 分钟推注，继以 0.375μg/（kg·min）速度滴注。

（5）**洋地黄类药物**　毛花苷 C 首剂可给 0.4～0.8mg 静脉注射，2 小时后可再给 0.2～0.4mg。急性心肌梗死患者 24 小时内不宜用洋地黄类药物；二尖瓣狭窄所致肺水肿用洋地黄类药物无效。

主动脉内球囊反搏和临时心肺辅助系统，在有条件的医院可用于极危重患者，在急性症状缓解后，应及时针对诱因和基本病因治疗。

二、慢性心力衰竭

慢性心力衰竭是大多数心血管疾病的最终归宿，也是最主要的死亡原因。我国过去引起心力衰竭的疾病主要以心瓣膜病为主，近年来其所占比例已明显下降，而高血压、冠心病呈明显上升趋势。

【病因与发病机制】

本病主要病因有：

1. 原发性心肌舒缩功能障碍　是最常见的心力衰竭的原因，包括心肌病变和心肌代谢障碍等。

2. 心肌负荷过度　①压力性负荷过度如高血压、主动脉瓣狭窄、肺栓塞等。②容量性负荷过度如二尖瓣、主动脉瓣关闭不全等。

3. 心脏舒张受限　常见于冠心病、肥厚性心肌病、心包疾病等。

本病的诱发因素有感染、心律失常、血容量增加、过度劳累、情绪激动、妊娠和分娩、贫血与出血、药物治疗不当等。

【临床表现】

1. 症状 左心衰竭最常见；单纯右心衰竭较少见；左心衰后继发右心衰，以及严重的心肌病同时波及左心和右心，而导致全心衰竭者则更为多见。

（1）左心衰竭 以肺淤血和心排血量降低为主。①呼吸困难：是左心衰竭最早出现的症状，随着病情加重，患者出现夜间阵发性呼吸困难，甚至可有哮鸣音，称为"心源性哮喘"，晚期患者夜间出现端坐呼吸。②咳嗽、咳痰、咯血：病初咳嗽、咳痰常发生于夜间，取坐位或立位时可缓解，痰呈白色浆液性泡沫样，偶见痰中带血丝，严重者咳大量粉红色泡沫痰。③患者常有疲倦、乏力、头晕、心慌、失眠及少尿，甚至出现尿素氮、肌酐升高等。

知识链接

咳吐大量粉红色泡沫痰的机理

咳吐大量粉红色泡沫痰多因肺淤血造成肺泡壁、支气管内膜毛细血管破裂和支气管黏膜下层支气管静脉曲张破裂所致。

（2）右心衰竭 以体静脉淤血为主要表现。①消化道症状：食欲不振、恶心、呕吐、腹痛、腹胀等是最常见的症状。②呼吸困难：继发于左心衰竭的右心衰竭呼吸困难业已存在；单纯性右心衰竭多为分流性先天性心脏病或肺部疾患所致，也可有明显的呼吸困难。

（3）全心衰竭 同时具有左、右心衰竭的表现，由于病情不同，或以某一侧心力衰竭为主要表现。

2. 体征

（1）左心衰竭 ①原有心脏病的体征，还有心脏扩大、肺动脉瓣区第二心音亢进及舒张期奔马律；②两肺底甚至全肺可闻及湿啰音，随体位改变而移动。

（2）右心衰竭 ①水肿：首先出现身体最低垂部位的对称性可压陷性水肿，病情发展可有胸腔积液。②颈静脉征：颈静脉充盈、怒张，肝颈静脉反流征阳性更具有代表性。③肝脏肿大：肝脏因淤血肿大，常有压痛，病情发展可致心源性肝硬化，晚期可出现黄疸、肝功能损害及大量腹水。④心脏体征：有基础性心脏病的相应体征，右心衰竭时可出现三尖瓣关闭不全的反流性杂音。

课堂互动

右心衰竭时按压肝脏可使颈静脉怒张更加明显，即肝颈静脉反流征呈现阳性，请同学们思考是什么原因造成的？

【辅助检查】

1. X 线检查 心脏扩大变形；早期肺静脉压升高，肺门血管影增强；肺动脉压升高，右下肺动脉增宽；肺水肿时，肺门呈蝴蝶状；肺野可见大片融合阴影。

2. 超声心动图 可提供各心腔大小、室壁厚度及心瓣膜结构和功能状况，评估心室的收缩和舒张功能。

3. 放射性核素检查 放射性核素心池显影，可判断心室腔大小，以收缩末期和舒张末期心室影像的差别计算心脏射血分数值；通过记录放射活性 - 时间曲线，计算左心室最大充盈速率，以反映心脏的舒张功能。

4. 心 - 肺吸氧运动试验 适用于慢性稳定性心衰患者。

（1）**测定最大耗氧量** 心功能正常时，此值应 >20；轻至中度心功能损伤时为16 ~ 20；中至重度心功能损伤时为 10 ~ 15；极重度损伤时则 <10。

（2）**无氧阈值** 此值愈低说明心功能愈差。

5. 有创性血流动力学检查 急性重症心力衰竭患者，必要时可采用漂浮导管测定各部位的压力及血液含氧量，计算心脏指数及肺小动脉楔压，了解血流动力学变化。

6. 步行试验 用于评定慢性心力衰竭患者的运动耐力及治疗效果。要求患者在平直的地面上，以尽可能快的速度行走，测定 6 分钟的步行距离。若 6 分钟步行距离 <150m，表明为重度心功能不全；150 ~ 425m 为中度心功能不全；426 ~ 550m 为轻度心功能不全。本试验还可用于评价心脏的储备功能。

【治疗原则与药物治疗要点】

在治疗慢性心力衰竭时，应坚持提高运动耐量、改善生活质量、阻止或延缓心肌损害、降低死亡率等治疗原则，采取长期的综合性治疗措施，而不应局限于缓解症状。

1. 一般治疗 患者宜适度控制体力活动，避免精神刺激；如病情稳定，可进行限制性有氧运动，如散步或在床边小坐、伸展四肢等。控制钠盐摄入，食盐应控制在5g/d 以下；但在使用强效利尿剂时，可适当调节钠盐摄入量。

2. 药物治疗

（1）**利尿剂** ①氢氯噻嗪（双氢克尿噻）：轻度心衰者首选，开始 25mg 口服，每日 1 次，较重者可增至每日 75 ~ 100mg，2 ~ 3 次/日口服，同时补充钾盐。②呋塞米（速尿）：为强效利尿剂，每日 20mg 口服；重度心衰者可增至 100mg，每日 2 次；效果不佳可静脉注射，每次 100mg，每日 2 次；必须注意补钾。③螺内酯（安体舒通）：20mg 口服，每日 3 次，有干扰醛固酮作用，增加钾离子吸收。④氨苯蝶啶：50 ~ 100mg 口服，每日 2 次，常与保钾利尿剂合用。⑤阿米洛利：用于轻度心衰患者，5 ~ 10mg 口服，每日 2 次；一般与排钾利尿剂合用。

（2）**血管紧张素转化酶抑制剂** ①卡托普利：12.5 ~ 25mg 口服，每日 2 次。②依那普利：2.5mg 口服，每日 1 次；直至 10mg，每日 2 次。③福辛普利：10mg 口服，每日 1 次；直至20 ~ 40mg，每日 1 次。④贝那普利：2.5mg 口服，每日 1 次；直至 5 ~

10mg，每日 2 次。⑤培哚普利：2mg 口服，每日 1 次；直至 5～20mg，每日 1 次。

副作用：低血压、肾功能一过性恶化、高血钾及干咳。禁忌证：无尿性肾衰竭、妊娠哺乳期妇女及对血管紧张素转化酶抑制剂过敏者，以及双侧肾动脉狭窄、血肌酐水平明显升高（>225μmol/L）、高血钾症（血钾 >5.5mol/L）及低血压者不宜使用。

（3）**β受体阻滞剂**　美托洛尔 12.5mg/d，或比索洛尔 1.25mg/d，或卡维地洛 6.25mg/d，逐渐增加剂量，症状改善常在用药 2～3 个月后出现。

禁忌证：支气管痉挛性疾病、心动过缓、二度及二度以上房室传导阻滞。

（4）**洋地黄类药物**　①地高辛：0.25mg 口服，每日 1 次。适用于中度心衰者维持治疗，70 岁以上或肾功能不良的患者宜减量。②毛花苷 C：每次 0.2～0.4mg 稀释后静注，24 小时总量为 0.8～1.2mg。适用于急性心力衰竭或慢性心衰加重时，尤其适用于心衰伴快速房颤者。③毒毛花苷 K：每次 0.25mg 稀释后静注，24 小时总量为 0.5～0.75mg。可用于急性心力衰竭。适用于中、重度收缩性心力衰竭者，尤其是伴有快速房颤者；对代谢异常的高排血量心衰如贫血、甲状腺功能亢进及心肌炎、心肌病等导致的心衰疗效欠佳；肺源性心脏病引起的心衰慎用。肥厚性心肌病所致的心衰禁用。

知识链接

心脏电复律

　　1947 年，世界上首次用交流电为一个心脏外科手术患者成功体内除颤。1961 年，首次用直流电成功转复室性心动过速。目前直流电除颤和电复律已广泛应用于临床，还开展了经静脉导管电极心脏内低能量电复律，置入埋藏式心脏复律除颤器等技术，多数医院已经配备了电除颤仪器。

（5）**血管扩张剂**　用于慢性心衰急性失代偿期，尤其是合并心绞痛和高血压者。①硝酸甘油 5～10μg/min 静滴，每 10～15 分钟加 5μg，至 20～50μg/min；②硝酸异山梨酯 10～20mg，每日 3 次，口服。

（6）**非洋地黄类正性肌力药**　①多巴胺或多巴酚丁胺均从 2～5μg/（kg·min）静滴，短期应用；②米力农 50μg/kg 稀释后静注，继以 0.375～0.75μg/（kg·min）静滴维持，短期应用。

3. 洋地黄中毒及处理

（1）**洋地黄中毒的临床表现**　①心脏反应：各类心律失常，常见室性期前收缩，多为二联律，非阵发性交界区心动过速，房性期前收缩，心房颤动及房室传导阻滞；快速房性心律失常伴有房室传导阻滞是洋地黄中毒的特征表现。②消化道反应：如恶心、呕吐及腹胀等。③神经系统反应：如头痛、头晕，严重者出现意识障碍。④视觉症状：视力模糊、黄视、盲点等。

（2）**洋地黄中毒的处理**　①立即停用洋地黄制剂。②对严重心律失常者，如血钾低时可静脉补充钾盐；否则，应给予苯妥英钠 200mg 稀释后静注或利多卡因 50mg 静注。③有传导阻滞及缓慢性心律失常者，可给予阿托品 0.5～1mg 皮下或静脉注射；电复律易致心室颤动，故应禁用。

第二节 高 血 压

🔷 **病例**

病例 4-2 患者高某，男性，57 岁，工人。主诉：反复头晕、头痛两年余，突发剧烈头痛伴呕吐 2 小时。患者两年前反复出现头晕、头痛，多次测血压 170/100mmHg。2 小时前，因生气突发剧烈头痛、恶心、呕吐，呈喷射状，呕吐物为胃内容物，无血块。检查：血压 210/130mmHg，头颅 CT 未见明显异常。

问题：1. 该患者可能诊断为何病？

2. 为进一步明确诊断，还需进行哪些检查？

3. 该病的治疗原则是什么？

原发性高血压是以血压升高为主要临床表现，伴或不伴有多种心血管危险因素的综合征，通称为高血压。高血压可严重影响心、脑、肾等重要脏器的结构和功能，最终导致这些脏器功能的衰竭，是引起心、脑血管患者死亡的重要原因之一。据统计，我国成人高血压患病率达 18.8%，全国有高血压病患者约 1.6 亿人，男女差别不大。近年高血压发病率呈明显的增长趋势，已成为威胁社会人群健康的"头号杀手"。因此，防治高血压具有非常重要的意义。

目前，我国采用国际上统一的血压分类和标准（表 4-1），高血压定义为收缩压≥140mmHg 和（或）舒张压≥90mmHg；根据血压病情又分为 1～3 级。当收缩压和舒张压分属于不同的级别时，以较高的级别作为标准，此标准适用于任何性别及年龄阶段的成人。

表 4-1 血压的分类和标准

类别	收缩压（mmHg）	舒张压（mmHg）
正常血压	<120	<80
正常高值	120～139	80～89
高血压		
1 级（轻度）	140～159	90～99
2 级（中度）	160～179	100～109
3 级（重度）	≥180	≥110
单纯收缩期高血压	≥140	<90

【病因与发病机制】

高血压是遗传易感性和环境因素相互作用的结果。一般认为遗传因素约占40%，环境因素约占60%。环境因素包括饮食摄盐较多和饮酒过量、精神应激及肥胖、服食避孕药物等。从而出现交感神经系统活性亢进、肾性水钠潴留、肾素－血管紧张素－醛固酮系统激活、细胞膜离子转运异常、胰岛素抵抗等一系列病理变化，导致小动脉中层平滑肌细胞增殖和纤维化，管壁增厚和管腔狭窄，引起重要靶器官及组织缺血，并促进动脉粥样硬化的形成，出现相关并发症等。

【临床表现】

1. 症状 起病缓慢，进展隐匿，多在体检或就诊时发现。早期常见头晕、头痛、颈项板紧、疲劳、心悸等，多可自行缓解。随病情发展，可出现心、脑、肾等器官损害的相应表现，如胸闷、气短、心绞痛、多尿等。

2. 体征 早期体征较少。病情进展时，可闻及主动脉瓣区第二心音亢进、收缩期杂音或收缩早期喀喇音。

课堂互动

高血压病时为何心脏听诊可闻及主动脉瓣区第二心音亢进、收缩期杂音或收缩早期喀喇音？

3. 恶性或急进性高血压 少数患者病情发展急骤，常有头痛、视力模糊、眼底出血和渗出及视乳头水肿，肾脏损害如持续有蛋白尿、血尿与管型尿。病情进展迅速，舒张压持续≥130mmHg，预后较差，常因肾衰竭、脑卒中或心力衰竭而死亡。

4. 并发症

（1）高血压危象：因过劳、精神紧张、寒冷、嗜铬细胞瘤发作、突然停服降压药等，引起血压急剧升高，出现舒张压>130mmHg和（或）收缩压>200mmHg，病情危重，可表现为头痛、烦躁、眩晕、恶心、呕吐、多汗、心悸、胸闷、气急及视力模糊等。

知识链接

嗜铬细胞瘤

本病多发于20～50岁人群，无男女性别差异，约10%为恶性肿瘤。嗜铬细胞瘤起源于肾上腺髓质、交感神经节或其他部位的嗜铬组织，可持续或间断地释放大量儿茶酚胺，引起持续性或阵发性高血压和多个器官功能及代谢紊乱。

（2）高血压脑病：重症高血压患者由于血压过高，突破了脑血流的自我调节范围，脑组织血流灌注过多而引起脑水肿，表现为弥漫性严重头痛、呕吐、意识障碍、精神错乱，甚至昏迷、局灶性或全身抽搐等。

（3）脑血管疾病：包括脑出血、脑血栓形成、腔隙性脑梗死、短暂性脑缺血发作。

（4）主动脉夹层突发剧烈胸痛，疼痛发作时心动过速、血压更高。

（5）慢性肾功能衰竭及心力衰竭。

【辅助检查】

1. 常规检查 尿常规、血糖、血胆固醇、血甘油三酯、肾功能、血尿酸和心电图。如病情需要，可检查眼底、超声心动图、血电解质、低密度脂蛋白胆固醇及高密度脂蛋白胆固醇等。

2. 特殊检查 一般可做 24 小时动态血压监测、踝/臂血压比值、心率变异，以及颈动脉内膜中层厚度、动脉弹性功能、血浆肾素活性测定等。判断血压升高的严重程度，了解血压昼夜节律，指导降压治疗以及评价降压药物的疗效。

【治疗原则与药物治疗要点】

本病的治疗原则为改善生活行为，明确治疗对象和血压控制目标值，一般主张血压控制目标值 <140/90mmHg。减少高血压患者心、脑血管疾病的发生，降低致残率和死亡率。

1. 一般治疗 改善生活行为，控制体重，减少钠盐摄入，补充钙和钾盐，减少脂肪摄入，戒烟、限酒，适当运动。

2. 药物治疗

（1）**利尿剂** 适用于轻、中度高血压。①氢氯噻嗪 12.5mg，每日 1～2 次口服。②螺内酯 20～40mg，每日 1～2 次口服。③呋塞米 20～40mg，每日 1～2 次口服。袢利尿剂主要用于肾功能不全者。

（2）**β受体阻滞剂** 有选择性（β₁）、非选择性（β₁与β₂）和兼有α受体阻滞三类，适用于不同程度的高血压。临床常用：①美托洛尔 25～50mg，每日 2 次口服；②阿替洛尔 50～100mg，每日 1 次口服；③比索洛尔 5～10mg，每日 1 次口服；④拉贝洛尔 100mg，每日 2～3 次口服。急性心力衰竭、支气管哮喘、病态窦房结综合征、房室传导阻滞和外周血管病患者禁用。

（3）**钙通道阻滞剂** ①硝苯地平 5～10mg，每日 3 次口服；②硝苯地平控释剂 30～60mg，每日 1 次口服；③氨氯地平 5～10mg，每日 1 次口服；④非洛地平缓释剂 5～10mg，每日 1 次口服；⑤尼卡地平 40mg，每日 2 次口服；⑥尼群地平 10mg，每日 2 次口服。非二氢吡啶类钙拮抗剂不宜用于心力衰竭、窦房结功能低下或心脏传导阻滞的患者。

（4）**血管紧张素转化酶抑制剂** 可用于各种高血压，尤适用于伴有心力衰竭、心肌梗死后、糖耐量减退或糖尿病肾病的高血压患者。①卡托普利 12.5～50mg，每日 2～

3 次口服；②依那普利 10～20mg，每日 2 次口服；③贝那普利 10～20mg，每日 1 次口服；④福辛普利 10～20mg，每日 1 次口服。主要不良反应是刺激性干咳和血管性水肿。高血钾症、妊娠妇女、双侧肾动脉狭窄患者禁用。

(5) 血管紧张素Ⅱ受体阻滞剂　①氯沙坦 50～100mg，每日 1 次口服；②缬沙坦 80～160mg，每日 1 次口服；③厄贝沙坦 150～300mg，每日 1 次口服。

3. 高血压急症　高血压急症是血压急剧升高，舒张压 >130mmHg 和（或）收缩压 >200mmHg，并伴有心、脑、肾、眼及大动脉的病变，此症必须紧急处理。应逐步降压，即开始 24 小时内将血压降低 20%～25%，48 小时内血压不低于 160/100mmHg。

(1) 硝普钠　以 50mg/500ml 浓度、每分钟 10～25μg 速率静滴，根据血压调整滴速。应避免氰化物中毒。

(2) 硝酸甘油　以每分钟 5～10μg 速率静滴，之后每 5～10 分钟增加滴速，至每分钟 20～50μg。主要用于急性心力衰竭或急性冠脉综合征时的高血压急症。

(3) 尼卡地平　以每分钟 0.5μg/kg 静脉滴注，逐步增加到每分钟 6μg/kg。主要用于高血压危象或急性脑血管病时的高血压急症。

(4) 地尔硫卓　配制成 50mg/500ml 浓度，以每小时 5～15mg 速率静滴，根据血压调整速率。主要用于高血压危象或急性冠脉综合征。

(5) 拉贝洛尔　开始时缓慢静脉注射 50mg，间隔 15 分钟重复注射，总剂量不超过 300mg；也可以每分钟 0.5～2mg 速率静脉滴注。主要用于妊娠或肾功能衰竭时的高血压急症。

4. 顽固性高血压　约 10% 高血压患者，使用了三种以上合适剂量的降压药联合治疗，血压仍未得到有效控制，称为顽固性高血压或难治性高血压。首先要寻找原因，针对相应原因进行治疗；其次调整治疗药物，选择合适的药物和剂型制订新的方案。

■ 课堂互动

　　脑血管疾病急性期治疗时，为什么血压控制目标值不能低于 160/100mmHg？

5. 并发症和合并症的治疗

(1) 脑血管病　脑出血急性期原则上应实施血压监控与管理，不实施降压治疗。只有在血压升高 >200/130mmHg 时，才考虑在严密监测下进行降压治疗，血压控制目标值不能低于 160/100mmHg。降压治疗可选择血管紧张素Ⅱ受体拮抗剂、长效钙拮抗剂、血管紧张素转化酶抑制剂和利尿剂。

(2) 冠心病　高血压合并稳定性心绞痛或发生心肌梗死的患者，应选择硝酸甘油或地尔硫卓静脉滴注，也可口服 β 受体阻滞剂和转化酶抑制剂，尽可能选用长效制剂，保持 24 小时血压稳定，控制血压目标是疼痛消失、舒张压 <100mmHg。

(3) 心力衰竭　高血压合并急性左心衰竭者，选择降压治疗效果较好。治疗应首选硝普钠或硝酸甘油，必要时应静注袢利尿剂。

第三节 冠状动脉粥样硬化性心脏病

病例

病例4-3 患者赵某，男，56岁。主诉：突发心前区压榨性疼痛，伴有恐惧感。既往有高血压病史。问诊：患者心前区疼痛呈压榨性绞痛，且有濒死的恐惧感，心悸，恶心欲呕。心电图：偶发室性早搏，ST段压低，未见病理性Q波。

问题：1. 你考虑可能诊断为什么病？

2. 该病还应做何种辅助检查？

3. 其治疗原则与用药特点是什么？

冠状动脉粥样硬化性心脏病是指冠状动脉粥样硬化使血管腔狭窄或阻塞，和（或）因冠状动脉功能性改变，心肌缺血缺氧或坏死而引起的心脏病，通称为冠状动脉粥样硬化性心脏病，简称冠心病。本病多见于40岁以上人群，49岁以上进展迅速，近年发病年龄呈年轻化趋势，男性发病率高于女性，但女性在更年期后发病率升高。

冠心病根据冠状动脉病变的部位、范围及血管阻塞程度的不同，可分为5类：①无症状性心肌缺血型；②心绞痛型；③心肌梗死型；④缺血性心肌病型；⑤猝死型。本节介绍心绞痛型及心肌梗死型冠心病。

一、心绞痛

根据临床特点心绞痛可分为稳定型心绞痛和不稳定型心绞痛。

（一）稳定型心绞痛

稳定型心绞痛又称稳定型劳力性心绞痛，是在冠状动脉原有狭窄的基础上，由于心肌负荷的持续增加，引起心肌急剧性暂时缺血与缺氧的临床综合征。临床特点为患者劳力负荷增加时，前胸发生阵发性压榨性疼痛或憋闷感，位置在胸骨后部，可放射至心前区和左上肢尺侧，持续数分钟，休息或用硝酸酯制剂可缓解。

【病因与发病机制】

过度劳累、情绪激动、暴饮暴食、经受严寒、吸烟、休克等均可引起心肌耗氧量增加，而冠状动脉的狭窄不能满足心肌的血供，心肌由于缺血缺氧产生的代谢产物刺激心脏内自主神经传入纤维末梢，而在相应的部位发生阵发性压榨性疼痛。

心绞痛严重程度分级：

Ⅰ级：一般体力活动（如步行和登楼）不受限，仅在强、快或持续用力时发生心绞痛。

Ⅱ级：一般体力活动轻度受限。快走、饭后、寒冷或刮风中、精神应激或醒后数小时内发作心绞痛。一般情况下平地步行 200m 以上或登楼一层以上受限。

Ⅲ级：一般体力活动明显受限，一般情况下平地步行 200m 或登楼一层引起心绞痛。

Ⅳ级：轻微活动或休息时即可发生心绞痛。

【临床表现】

1. 症状　心绞痛发作时的疼痛特点：

（1）部位　在胸骨体上段或中段之后可波及心前区，范围有手掌大小，甚至横贯前胸，界限不清，可放射至左肩、左臂内侧达无名指及小指，或至颈、咽或下颌部。

课堂互动

请同学们考虑心绞痛为什么会放射至左肩、左臂内侧等部位？

（2）性质　胸痛多为压榨性、发闷或紧缩性，也可有烧灼感，偶伴濒死的恐惧感觉。少数患者仅胸闷而不觉痛。

（3）诱因　劳累、情绪波动、饱餐、吸烟、寒冷、心动过速、休克等。

（4）持续时间　疼痛发作后持续加重，多在 3~5 分钟内消失，可数天或数周发作一次，也可一日发作数次。

（5）缓解方式　一般在中断活动或舌下含用硝酸甘油后疼痛可缓解。

2. 体征　心绞痛发作时见表情焦虑、皮肤湿冷、心率加快、血压升高，有时可闻及第三或第四心音奔马律、暂时性的心尖部收缩期杂音。

【辅助检查】

1. 心电图

（1）静息心电图　一般无异常。有陈旧性心肌梗死的变化或非特异性 ST - T 改变，有时为房室或束支传导阻滞或室性、房性期前收缩等心律失常。

（2）发作时心电图　大多数出现暂时性 ST 段压低≥0.1mV，T 波低平或倒置。

（3）心电图负荷试验　最常用的是运动负荷试验，活动方式为平板和踏车。运动强度逐步分期升级，以运动中出现典型心绞痛、心电图改变 ST 段水平型或下斜型压低≥0.1mV 并持续 2 分钟为运动试验阳性标准。

（4）心电图连续动态监测　在 24 小时心电图动态监控下，发现胸痛发作时的缺血性 ST - T 改变，有助于心绞痛的诊断。

2. X 线检查　如伴有缺血性心脏病可见心影增大、肺充血等。

3. 冠状动脉造影　可以了解病变的部位、范围和狭窄的程度。

4. 其他　放射性核素、超声心动图、螺旋 CT、磁共振显像（MRI）、血管镜及多普勒检查等。

【治疗原则与药物治疗要点】

1. 发作期的治疗

（1）一般治疗　发作时立即中断活动，一般在停止活动后疼痛即可消除。

（2）药物治疗　①硝酸甘油：可用 0.3～0.6mg 即刻舌下含化，未效即嚼碎含化。第 1 次用药患者须平卧片刻。②硝酸异山梨酯：可用 5～10mg 舌下含化，2～5 分钟见效。在应用硝酸甘油或硝酸异山梨酯时，可考虑使用镇静药。

2. 缓解期的治疗

（1）一般治疗　避免各种诱发心绞痛的因素，如调节饮食、戒烟限酒、劳逸结合、减轻精神负担、控制体重等。

（2）药物治疗　可选择作用持久的抗心绞痛药物，以防心绞痛的发作。①β 受体阻滞剂：美托洛尔 25～100mg，每日 2 次口服，或缓释片 95～190mg，每日 1 次口服；阿替洛尔 12.5～25mg，每日 1 次口服；比索洛尔 2.5～5mg，每日 1 次口服；也可用纳多洛尔 40～80mg，每日 1 次口服；塞利洛尔 200～300mg，每日 1 次口服；或卡维地洛 25mg，每日 2 次口服；阿罗洛尔 10mg，每日 2 次口服。有支气管哮喘、低血压及心动过缓、二度或以上房室传导阻滞者禁用。②硝酸酯制剂：硝酸异山梨酯 5～10mg/次，每日 3 次口服，缓释制剂可用 20mg，每日 2 次口服，服后维持 12 小时；或 5－单硝酸异山梨酯 20～40mg/次，每日 2 次口服。③钙通道阻滞剂：可扩张冠状动脉，解除冠状动脉痉挛，适用于伴有高血压的患者，对变异型心绞痛的疗效更好。如维拉帕米 40～80mg，每日 3 次口服，或缓释剂每日 240mg；硝苯地平缓释制剂 20～40mg，每日 2 次口服，控释剂（拜新同）30mg，每日 1 次口服；地尔硫卓 30～60mg，每日 3 次口服，或缓释制剂 90mg，每日 1 次口服。

（3）介入治疗　用心导管技术疏通狭窄或闭塞的冠状动脉管腔，从而改善心肌血流灌注的方法。如经皮冠状动脉腔内成形术、冠状动脉内支架植入术等。

（4）外科手术治疗　在体外循环下施行冠状动脉旁路移植手术。

（二）不稳定型心绞痛

不稳定型心绞痛是指典型的稳定型心绞痛之外，由于心肌缺血而导致的缺血性胸痛的多种表现，以往有多种分型命名。本类心绞痛与稳定型心绞痛的最大区别在于其病情的不稳定性，有进展至心肌梗死的严重趋势。有高血压、高血脂、糖尿病、吸烟史者发病率更高。

【病因与发病机制】

本病患者冠状动脉内粥样斑块易发生斑块内出血、斑块纤维帽出现裂隙、表面血小板聚集和（或）刺激冠状动脉痉挛，导致缺血加重，终止活动不能缓解，有发展为心肌梗死的危险性。

【临床表现】

胸痛的部位、性质与稳定型心绞痛相似，但有以下特点：

1. 发作次数增多，疼痛程度加重，时间延长：原为稳定型心绞痛，1 个月内疼痛发作频繁，程度加重，时间延长可达 30 分钟。

2. 诱发因素改变：1 个月内新发生的心绞痛，可因较轻的负荷诱发，休息状态下发作心绞痛或轻微活动即可诱发。

3. 硝酸酯类药物缓解作用减弱。

【辅助检查】

1. 心电图：发作时心电图 ST 段抬高和压低的动态变化具有诊断价值，动态 ST 段水平型或下斜型压低≥1mm 或 ST 段抬高（肢体导联≥1mm，胸导联≥2mm）。

2. 非创伤性检查：包括踏车、活动平板、运动同位素心肌灌注扫描和药物负荷试验。

3. 冠状动脉造影检查。

【治疗原则与药物治疗要点】

1. 一般治疗 急性期应卧床休息，24 小时心电监控。有呼吸困难、发绀者给予吸氧，维持血氧饱和度在 90% 以上。

2. 药物治疗

（1）**镇静及缓解疼痛** 如剧烈疼痛者，用吗啡 5～10mg 皮下注射。用硝酸酯类制剂含化，一般每隔 5 分钟 1 次，共用 3 次；之后用硝酸甘油或硝酸异山梨酯持续静脉滴注，以 10μg/min 开始，每 3～5 分钟增加 10μg，直至症状缓解或血压下降。如以上治疗效果不佳，无低血压等禁忌证者，应及早用 β 受体阻滞剂个体化治疗。如血压升高、心率增快者，可静脉滴注艾司洛尔 250μg/（kg·min），停药后 20 分钟内作用消失；也可用硫氮卓酮 1～5μg/（kg·min）静脉滴注，常可控制发作。钙通道阻滞剂对变异型心绞痛疗效最好。本类药可与硝酸酯同服，其中硝苯地平还可与 β 受体阻滞剂同服，停服此类药物应逐渐减量后停服，避免诱发冠状动脉痉挛。

（2）**抗凝（抗栓）** 使用阿司匹林、氯吡格雷及肝素（包括低分子量肝素）可防止血栓形成，阻止病情向心肌梗死发展。一般不用溶栓药物，以免诱发心肌梗死。

3. 其他 如心绞痛症状严重，药物治疗效果不佳，发作时 ST 压低 >1mm，持续时间大于 20 分钟，或血肌钙蛋白升高者，可急做冠脉造影，考虑经皮冠状动脉介入（CPI）治疗。

知识链接

冠状动脉支架术

目前，冠状动脉支架术常用支架有金属钽、不锈钢及镍钛合金等。该手术利用 X 线造影录像监控系统，将导管送入人体主动脉，再到达阻塞的冠状动脉，使导管末端的球囊充气膨胀，扩张阻塞的冠状动脉，使血液通过扩张后的血管到达缺血的心肌。如果球囊血管成形术后，仍未获得足够的冠状动脉管腔，可将放置在球囊上的支架置入冠状动脉内，支架将永久地保留在血管内。

二、心肌梗死

心肌梗死是冠状动脉血供急剧减少或中断，使相应心肌因严重而持久急性缺血而发生局部坏死。临床主要表现为持久的胸骨后剧烈疼痛、发热、白细胞计数和心肌酶升高以及心电图进行性改变；也可发生心律失常、休克或心力衰竭，甚至猝死。我国该病的发病率近年呈升高趋势，死亡率男性为 15.0/10 万，女性为 11.7/10 万。

【病因与发病机制】

由于冠状动脉粥样硬化、管腔内血栓形成、粥样斑块破溃及其内或其下发生出血、血管持久痉挛，致使冠状动脉管腔严重狭窄，甚至闭塞，使心肌供血不足，如冠状动脉间侧支循环未充分建立，心肌严重持久缺血，即可导致心肌坏死。心肌梗死的诱因有饱餐、重体力活动、情绪剧烈波动、血压急剧升高、休克、脱水、出血、手术及严重心律失常等。

【临床表现】

1. 症状 有 50%～81.2% 的患者在发病前有乏力，胸部不适，活动时心悸、气急、烦躁，心绞痛等前驱症状，其中以心绞痛最为突出。

(1) 疼痛 多见于清晨，是最早出现的症状，其部位与性质和心绞痛相同，但诱因不明显，程度重，时间长，休息和含化硝酸甘油多不缓解。患者常烦躁不安、出汗、恐惧，有胸闷或濒死感。部分患者疼痛在上腹部，有的疼痛放射至下颌、颈部及背部上方。少数患者无疼痛，一旦发病即出现休克或急性心力衰竭。

(2) 全身症状 发热、心慌、头晕、乏力等，一般在疼痛发生 24～48 小时后出现，程度与心肌梗死范围呈正相关，体温在 38℃ 左右，约持续 1 周。

(3) 胃肠道症状 疼痛剧烈时，伴有频繁的恶心、呕吐、上腹胀痛及肠胀气，重症可发生呃逆。

(4) 心律失常 75%～95% 的患者在发病 1～2 日内，尤其 24 小时内多见心律失常，且以室性心律失常最多见，可伴有头晕、乏力、晕厥等症。如果室性期前收缩频发，常为心室颤动的先兆，室颤是心肌梗死早期的主要死因。前壁心肌梗死发生房室传导阻滞表明梗死范围广泛，病情相当严重。

（5）低血压和休克　一般疼痛发作、血压下降不属于休克。约 20% 患者发病数小时至数日，疼痛缓解而收缩压仍低于 80mmHg，且有烦躁不安、面色苍白、皮肤湿冷、脉细而快、大汗淋漓、尿量减少（<20ml/h）、神志迟钝，甚至晕厥者，则为休克，为心肌广泛（40% 以上）坏死的表现，属于心源性休克。

（6）心力衰竭　发生率为 32%～48%，主要是急性左心衰竭。在发病最初几日内或在疼痛、休克好转阶段发生，表现为呼吸困难、咳嗽、发绀及烦躁等，严重者出现肺水肿；随后可有颈静脉怒张、肝大、水肿等右心衰竭症状出现。如果右心室心肌梗死，一旦发病即可出现右心衰竭的症状，伴血压下降。

2. 体征　心率加快，心尖区第一心音减弱，可伴奔马律。大多数患者血压降低。

【辅助检查】

1. 心电图

（1）特征性改变　ST 段抬高性心肌梗死的心电图特点：①ST 段抬高呈弓背向上型；②宽而深的 Q 波；③T 波倒置，分别在面向损伤区、坏死区和缺血区的导联上出现。

非 ST 段抬高性心肌梗死的心电图特点：①无宽而深的 Q 波，普遍性 ST 段压低 ≥ 0.1mV，但 aVR 导联（或有 V_1 导联）ST 段抬高，或对称性 T 波倒置；②无宽而深的 Q 波及 ST 段变化，仅有 T 波倒置。

（2）动态演变　ST 段抬高性心肌梗死的心电图特点：①超急性期：无异常或出现异常高大的两支不对称的 T 波。②急性期：ST 段明显抬高，弓背向上，与直立的 T 波连接，形成单相曲线；之后出现病理性的 Q 波，同时 R 波降低，Q 波稳定不变，70%～80% 以后永久存在。③亚急性期：抬高的 ST 段逐渐回到基线水平，T 波平坦或倒置。④慢性期：T 波呈 "V" 形倒置，两支对称，波谷尖锐。T 波倒置可永久存在，也可在数月至数年内逐渐恢复。

非 ST 段抬高性心肌梗死的心电图特点：①先是 ST 段普遍压低（除 aVR 或有时有 V_1 导联外），继而 T 波倒置加深呈对称型；ST 段和 T 波的改变持续数日或数周后恢复。②T 波改变在 1～6 个月内恢复。

（3）定位和范围　根据出现特征性变化的 ST 段抬高性导联判断（表 4-2）。

表 4-2　ST 段抬高性心肌梗死的心电图定位诊断表

梗死部位	出现梗死图形的导联
前间壁	V_1、V_2、V_3
局限前壁	V_3、V_4、V_5、I、aVL
广泛前壁	V_1、V_2、V_3、V_4、V_5、I、aVL
前侧壁	V_5、V_6、V_7、I、aVL
高侧壁	I、aVL
下壁	II、III、aVF
正后壁	V_7、V_8、V_9
下间壁	V_1、V_2、V_3、II、III、aVF

2. 血常规 白细胞计数可增至（10~20）×10^9/L，中性粒细胞增多，嗜酸性粒细胞减少或消失；红细胞沉降率加快；C 反应蛋白（CRP）升高。

3. 血清心肌坏死标记物 升高：①肌红蛋白发病后 2 小时内升高，12 小时内达高峰，24~48 小时内恢复正常。②肌钙蛋白 T（cTnT）或 I（cTnI）发病 3~4 小时后升高，cTnI 在 11~24 小时达高峰，7~10 日降至正常；cTnT 在 24~48 小时达高峰，10~14 日降至正常。这些心肌结构蛋白含量的升高是诊断心肌梗死的敏感指标。③肌酸激酶同工酶 CK－MB 在起病后 4 小时内升高，16~24 小时达高峰，3~4 天恢复正常，其升高的程度能较准确地反映梗死的范围。

【治疗原则与药物治疗要点】

ST 段抬高性心肌梗死患者的治疗应做到早发现、早住院，加强入院前的就地抢救。尽早恢复缺血心肌的血液再灌注，以挽救濒死的心肌；防止梗死面积扩大，缩小心肌缺血范围，保护和维持心脏功能；及时处理各种并发症，防止猝死。

1. 监护和一般治疗

（1）休息 急性期应卧床休息，病房内应保持安静，避免不良刺激。

（2）监护 在冠心病监护室进行心电图、血压、心率、呼吸的 24 小时动态监测，除颤仪处于备用状态，根据病情变化及时抢救。

（3）吸氧 如有呼吸困难和血氧饱和度低者，持续鼻导管面罩吸氧。

2. 介入治疗 入院 90 分钟内即可实施经皮冠状动脉植入术（PCI）治疗，尽可能使冠脉再通。如介入治疗效果不理想，具有手术指征者，必须在 6~8 小时内施行主动脉－冠状动脉旁路移植术。

3. 药物治疗

（1）解除疼痛 ①哌替啶 50~100mg 肌肉注射，或吗啡 5~10mg 皮下注射，必要时 1~2 小时后可重复 1 次，之后每 4~6 小时重复应用，注意防止呼吸抑制；②疼痛较轻者，用可待因或罂粟碱 0.03~0.06g 肌肉注射或口服；③硝酸甘油 0.3mg 或硝酸异山梨酯 5~10mg 舌下含化或静脉滴注，注意心率或血压变化。

（2）溶栓治疗 发病 3~6 小时，最多 12 小时内，使闭塞的冠脉再通，心肌得到再灌注，可能挽救患者濒死的心肌，提高患者的存活率。①尿激酶（UK）：150 万~200 万 U，30 分钟内静脉滴注。②链激酶（SK）或重组链激酶（rSK）：150 万 U，60 分钟内静脉滴注；用链激酶时，注意寒战、发热等过敏反应。③重组组织型纤溶酶原激活剂（rt－PA）：100mg 在 90 分钟内静脉给予完毕，先静脉推注 15mg，继而 30 分钟内静脉滴注 50mg，随后 60 分钟内静脉滴注 35mg。用 rt－PA 前先用肝素 5000U 静脉注射，rt－PA 滴毕后应继续用肝素每小时 700~1000U，持续静脉滴注 48 小时，以后皮下注射肝素 7500U，每 12 小时 1 次，持续 3~5 日。

知识链接

冠状动脉旁路移植术

　　该手术是取患者本身的血管如胸廓内动脉、乳内动脉、胃网膜右动脉、桡动脉、腹壁下动脉、下肢大隐静脉等血管，将狭窄冠状动脉的远端和主动脉连接起来，让血液绕过狭窄的冠状动脉，到达缺血部位，从而满足心肌血液供应，缓解心绞痛症状，改善心脏功能。该手术是在主动脉根部和缺血心肌之间建立起一条通路，人们形象地称为"搭桥术"。

　　(3) 消除心律失常　①室性期前收缩或室性心动过速：利多卡因 50～100mg 静脉注射，间隔 5～10 分钟重复 1 次，直至期前收缩消失或总量已达 300mg，继以 1～3mg/min 的速度静滴维持。如室性心律失常反复可用胺碘酮治疗。②缓慢性心律失常：阿托品 0.5～1mg 肌肉或静脉注射。

　　(4) 控制休克　可分别用补充血容量、升压药、血管扩张剂，以及纠正酸中毒、保护脑和肾功能等治疗，最好在血流动力学监测下进行。

　　(5) 治疗心力衰竭　急性左心衰的治疗可参考"急性左心衰"一节，右心室梗死时慎用利尿剂。

课堂互动

　　血管紧张素转化酶抑制剂在心肌梗死早期是否应从小剂量开始使用？

　　(6) 综合治疗　①β 受体阻滞剂：在起病早期，如无禁忌证可尽早使用 β 受体阻滞剂，可防止梗死范围扩大，改善急慢性期的预后，但应注意其对心脏收缩功能的抑制。美托洛尔 25～50mg，每日 2 次或 3 次口服；阿替洛尔 6.25～25mg，每日 1 次口服。②血管紧张素转化酶抑制剂：起病早期应从低剂量开始。卡托普利起始 6.25mg，然后 12.5～25mg，每日 2 次口服；依那普利 2.5mg，每日 2 次口服；如不能耐受可选用血管紧张素 Ⅱ 受体阻滞剂氯沙坦或缬沙坦等。③极化液疗法：氯化钾 1.5g、胰岛素 10U 加入 10% 葡萄糖液 500ml 中，静脉滴注，每日 1～2 次口服，7～10 天为 1 个疗程。④抗凝疗法：目前多在溶栓治疗后应用。阿司匹林（水溶或肠溶）150～300mg，每日 1 次口服，3 日后改为每日 75～150mg，无禁忌证者可长期服用。

　　(7) 右心室梗死的处理　右心室梗死引起右心衰竭伴低血压，而无左心衰竭表现时，应扩张血容量；在血流动力学监测下，静脉滴注直至低血压纠正；若输液 1～2L 未纠正，可用多巴酚丁胺；伴有房室传导阻滞者可给予临时起搏。

　　(8) 非 ST 段抬高性心肌梗死的处理　本类患者不宜溶栓治疗。其中低危组以阿司匹林和肝素，尤其是低分子量的肝素治疗为主。中危组和高危组则以介入治疗为首选。

病情稳定后，逐步增加活动量，直至完全恢复。

同步训练

一、选择题

1. 肝颈静脉反流征阳性的疾病有（　　）
   A. 右心衰竭　　　　　　　B. 左心衰竭　　　　　　　C. 甲状腺功能亢进
   D. 心律不齐　　　　　　　E. 肝硬化

2. 咳大量红色泡沫痰的疾病是（　　）
   A. 癔症　　　　　　　　　B. 左心功能不全　　　　　C. 急性脑血管疾病
   D. 慢性阻塞性肺气肿　　　E. 大叶性肺炎

3. 患者右肋缘下 3cm 处可触及肝脏，质软，压痛，肝颈静脉回流征阳性，双下肢水肿。首先考虑（　　）
   A. 左心功能不全　　　　　B. 肝硬化　　　　　　　　C. 右心功能不全
   D. 慢性肾炎　　　　　　　E. 低蛋白血症

4. 左心衰竭患者出现右心衰竭时，原有肺淤血的程度会（　　）
   A. 加重　　　　　　　　　B. 减轻　　　　　　　　　C. 不变
   D. 消失　　　　　　　　　E. 以上均是

5. 治疗心衰时，常用的潴钾利尿药是（　　）
   A. 氢氯噻嗪　　　　　　　D. 安体舒通　　　　　　　C. 速尿
   D. 呋塞米　　　　　　　　E. 利尿酸

6. 高血压病患者，血压突然显著升高，达 220/130mmHg，同时出现剧烈头痛、视物模糊等表现，尿检：蛋白尿（＋），血尿（＋），称为（　　）
   A. 脑出血　　　　　　　　B. 高血压脑病　　　　　　C. 脑梗死
   D. 恶性高血压　　　　　　E. 肾性高血压

7. 患者因工作紧张，血压突然升高至 200/115mmHg，同时伴有头痛头晕、恶心呕吐、烦躁、心悸等表现，体检无阳性表现，称为（　　）
   A. 脑出血　　　　　　　　B. 高血压危象　　　　　　C. 脑梗死
   D. 高血压脑病　　　　　　E. 高血压急症

8. 临床上诊断高血压病的定义是（　　）
   A. 收缩压≥135mmHg 和（或）舒张压≥80mmHg
   B. 收缩压≥150mmHg 和（或）舒张压≥100mmHg
   C. 收缩压≥140mmHg 和（或）舒张压≥90mmHg
   D. 收缩压≥220mmHg 和（或）舒张压≥130mmHg
   E. 收缩压≥240mmHg 和（或）舒张压≥140mmHg

9. 男性，58 岁。主诉：头晕头痛、烦躁、心悸 2 日。高血压病史 12 年。体检：胸骨左缘第 3、4 肋间闻及舒张期叹气样杂音，第二心音亢进，血压 180/95mmHg。胸片示主动脉增宽、扭曲。最可能的诊断为（　　）
   A. 高血压性心脏病
   B. 风湿性肺动脉瓣关闭不全

    C. 主动脉粥样硬化，主动脉瓣关闭不全

    D. 风湿性主动脉瓣狭窄

    E. 冠心病

10. 患者，女性，29 岁，反复踝部水肿 1 年余，血压 160/90mmHg，尿蛋白定量 2.0g/24h，尿红细胞 10～15 个/HP，治疗用药最好为（　　）

    A. 卡托普利　　　　　B. 福辛普利　　　　　C. 硝苯地平

    D. 倍托乐可　　　　　E. 速尿

11. 急性心肌梗死时特异性最高的血清酶是（　　）

    A. CK　　　　　　　　B. AST　　　　　　　C. LDH

    D. CK－MB　　　　　　E. ALT

12. 颈静脉怒张是哪种疾病的表现（　　）

    A. 右心衰竭　　　　　B. 大量心包积液　　　C. 甲状腺功能亢进

    D. 缩窄性心包炎　　　E. 大叶性肺炎

13. 阵发性夜间呼吸困难的主要病理是（　　）

    A. 平卧位时静脉回心血量增加

    B. 平卧时膈肌上升，肺活量减少

    C. 夜间迷走神经兴奋性升高

    D. 熟睡时副交感神经敏感

    E. 夜间交感神经兴奋性升高

14. 患者，男，34 岁。高血压病史 5 年，素嗜烟酒。突然剧烈头痛，恶心，呕吐，头晕，心悸，气短。查体：血压突然升高，舒张压 120mmHg，视乳头水肿。该病诊断为（　　）

    A. 高血压脑病　　　　B. 高血压病合并心衰　C. 急性心肌梗死

    D. 急进型高血压病　　E. 高血压脑血管病

15. 控制心绞痛发作应首选（　　）

    A. 心得安（普萘洛尔）　B. 硝酸甘油　　　　　C. 心痛定（硝苯地平）

    D. 杜冷丁（哌替啶）　　E. 吗啡

16. 患者有心绞痛病史 6 年，近 1 周发作频繁，疼痛程度加重，每次发作持续时间约 20 分钟，含硝酸甘油片后 10 分钟方可缓解。心电图示 ST 段下移。应首先考虑（　　）

    A. 稳定型劳累性心绞痛

    B. 初发型劳累性心绞痛

    C. 恶化型劳累性心绞痛

    D. 变异型心绞痛

    E. 梗死后心绞痛

17. 缺血性心脏病最常见的病因是（　　）

    A. 冠状动脉粥样硬化　B. 高血压　　　　　　C. 高血脂

    D. 高血糖　　　　　　E. 高体重

18. 急性心肌梗死出现最早而且最突出的临床表现是（　　）

    A. 休克或低血压　　　B. 心力衰竭　　　　　C. 持续性剧烈压榨性胸痛

    D. 心律失常　　　　　E. 晕厥

19. 下列哪种情况最符合典型心绞痛发作的特点（　　）

    A. 劳累后心前区不适，卧床 2 日后逐渐缓解

B. 心尖部一过性刺痛

C. 上腹部痛，含服硝酸甘油 1 分钟后缓解

D. 劳力时胸骨后压榨性疼痛，休息后 3 分钟内缓解

E. 持续左肩、左臂疼痛

参考答案

1. A　2. B　3. C　4. B　5. B　6. D　7. B　8. C　9. A　10. B

11. D　12. A　13. A　14. D　15. B　16. D　17. A　18. C　19. D

二、简答题

1. 试述慢性心功能不全的各种诱因。

2. 简述心绞痛的药物治疗要点。

3. 试述高血压病的治疗原则和药物治疗要点。

4. 简述急性心肌梗死的特征型心电图改变。

三、病案题

李某，男性，63 岁。主诉：时常头晕 8 年，心悸、气短 1.5 年。查体：体温 36.9℃，脉搏 110 次/分，呼吸 22 次/分，血压 150/85mmHg。呼吸均匀，双肺底闻及湿啰音。心界扩大，心率 110 次/分，律齐，心尖部可闻及 2 级收缩期吹风样杂音。双下肢压之出现凹陷性水肿。余未见阳性体征。

问题：1. 诊断为何种疾病？

2. 诊断依据是什么？

第五章　消化系统疾病

■ 知识要点

　　掌握胃炎、消化性溃疡、酒精性肝病、胆道疾病、痔的治疗原则与药物治疗要点；熟悉胃炎、消化性溃疡、胆道疾病、痔的临床表现和辅助检查；了解胃炎、消化性溃疡、胆道疾病的病因与发病机制。

　　消化系统疾病包括食管、胃、肠、肝、胆、胰等器官的疾病。消化系统疾病的主要临床表现有食欲不振、恶心、呕吐、嗳气、反酸、吞咽困难、腹痛、腹胀、腹部肿块、腹泻、便秘、呕血、黑便及黄疸等。消化系统疾病属于临床上的常见病、多发病，总发病率达到我国人口的30%。

第一节　胃　　炎

　　胃炎是由多种原因引起的胃黏膜炎症。按发病的缓急分为急性和慢性两大类。

一、急性胃炎

　　急性胃炎是指各种原因引起的胃黏膜的急性弥漫性炎症。

【病因与发病机制】

　　1. 感染因素　食入变质、腐败、受污染的食物等可引起急性胃炎，又称食物中毒。沙门菌属、幽门螺杆菌是引起急性胃炎的主要病原菌。此外，病毒感染也可引起本病。
　　2. 理化因素　食物过烫、过冷，暴饮暴食，饮烈酒、浓茶、咖啡，服用某些药物如水杨酸制剂、洋地黄、保泰松、辛可芬等均会损伤胃黏膜，引起炎症性改变。
　　3. 应激　在严重创伤、大手术、休克或严重的脏器疾病时，常可引起本病。

【临床表现】

　　急性胃炎起病较急，一般在进食污染食物后的数小时至24小时发病。表现为腹痛、腹泻、恶心和呕吐，粪便呈黄色水样。触诊腹部有压痛，脐周较明显，肠鸣音亢进。

由药物、酗酒等所致的急性单纯性胃炎，症状多局限于上腹部，主要表现为上腹不适、疼痛及厌食、恶心和呕吐等。

【辅助检查】

1. **血常规检查**　感染所致者白细胞计数轻度升高。
2. **胃镜检查**　内镜下可见胃黏膜糜烂、出血等损害（彩图 2，彩图 3）。

课堂互动

做胃镜检查时可以钳取组织活检吗？

【治疗原则与药物治疗要点】

急性胃炎的治疗原则是消除病因、对症治疗等。

1. **一般治疗**　卧床休息，给予清淡流质饮食，呕吐严重者可禁食 1～2 天。
2. **对症处理**　腹痛明显者可给予解痉药物止痛，如阿托品、颠茄合剂、山莨菪碱等。呕吐者可口服甲氧氯普胺；急性胃肠炎伴有腹泻者，可用抗生素如土霉素、诺氟沙星、庆大霉素等。
3. **抑制胃酸分泌**　可给予甲氰咪呱、西咪替丁等药物来减少胃酸分泌，以减轻黏膜炎症。

知识链接

保护胃黏膜的药物

保护胃黏膜的药主要有：①生胃酮：该药能保护胃黏膜不受胆汁损伤。②硫糖铝：该药能与胃蛋白酶络合，抑制该酶分解蛋白质，并能与胃黏膜蛋白质络合成保护膜，阻止胃酸、胃蛋白酶和胆汁酸的渗透、侵蚀。③麦滋林－S颗粒：该药能直接作用于胃黏膜，使局部炎症消失。④思密达：该药对消化道黏膜具有很强的覆盖能力，通过与黏液的作用可提高消化道黏膜胶质的韧性，以对抗各种攻击因子。

二、慢性胃炎

慢性胃炎是指各种病因引起的胃黏膜的慢性炎症，其发病率在各种胃病中占首位。

【病因与发病机制】

1. **幽门螺杆菌（Hp）感染**　是慢性胃炎最主要的病因。
2. **免疫因素**　目前认为慢性胃炎与免疫有关。

3. 十二指肠液反流 十二指肠液中胆汁、胰液若经常反流入胃可引起慢性炎症。

4. 其他因素 长期或反复的理化因素、精神因素刺激，吸烟，饮烈酒，食物过冷、过热或粗糙，服非甾体类消炎药如长期服食阿司匹林、消炎止痛药等也可损伤胃黏膜而发生慢性炎症变化。

【临床表现】

本病进展缓慢，大多数患者无明显症状。有症状的患者表现为上腹部饱胀不适、嗳气、反酸、恶心和呕吐等，上腹部可有轻压痛或无体征。

【辅助检查】

1. 胃镜及活组织检查 是诊断慢性胃炎最可靠的方法。

2. 胃液分析 有助于慢性萎缩性胃炎的诊断及治疗。

3. X 线钡餐检查 临床上已较少用于诊断慢性胃炎。

【治疗原则与药物治疗要点】

本病的治疗原则是消除病因、根除幽门螺杆菌、对症处理等。

1. 一般治疗 戒烟酒，避免服食对胃有刺激的食物和药物，多吃新鲜蔬菜、水果，尽可能少吃或不吃烟熏、腌制的食物，减少食盐摄取量。

2. 药物治疗 由幽门螺杆菌引起的慢性胃炎一定要根除幽门螺杆菌。目前主要采用一种质子泵抑制剂或者铋剂（如枸橼酸铋钾、果胶铋）加上两种抗生素（如阿莫西林、甲硝唑、替硝唑、克拉霉素、呋喃唑酮）组成的三联疗法，即质子泵抑制剂 + 两种抗生素或者铋剂 + 两种抗生素，疗程为 1 周或 2 周。胃动力改变者，选用胃复安、吗叮啉、西沙必利等药物促进胃部蠕动。上腹疼痛时可用阿托品、普鲁本辛、颠茄合剂。胆汁反流明显者可用消胆胺、硫糖铝，减轻症状。

3. 手术 慢性萎缩性胃炎伴重度异型增生应考虑手术治疗。

第二节　消化性溃疡

病例

病例 5-1　某患者，男性，40 岁，货车司机。主诉：反复发作性上腹部疼痛 8 年、加重 7 天。患者 8 年前开始出现反复发作性上腹部疼痛，饥饿时疼痛明显，进食后疼痛缓解，有时夜间痛醒，常嗳气、反酸。发病以来无呕血、黑便，体重无明显下降。查体：体温 37.3℃，脉搏 80 次/分，呼吸 18 次/分，血压 120/80mmHg。浅表淋巴结无肿大，心肺（－），上腹正中有压痛，无反跳痛及肌紧张。Murphy 征（－），移浊（－），肠鸣音 4 次/分。实验室检查：

Hb 132g/L，WBC 5.5 ×10^9/L，N 0.7，L 0.3。

问题：1. 诊断及诊断依据是什么？

2. 进一步确诊应首选何种检查？

3. 该病的治疗原则及药物治疗要点是什么？

消化性溃疡主要是指发生在胃及十二指肠的慢性溃疡，分别称为胃溃疡和十二指肠溃疡。消化性溃疡多见于青壮年，男性多于女性，男女之比大约为3∶1。一般认为人群发病率为10%左右，十二指肠溃疡较胃溃疡多见。

【病因与发病机制】

目前认为消化性溃疡是一种多病因疾病。概括地说，溃疡的形成是由于胃及十二指肠黏膜的自身防御因素和侵袭因素平衡失调所致，主要与幽门螺杆菌感染、胃酸分泌过多、药物因素、遗传因素、环境因素和精神因素等有关。

1. 幽门螺杆菌感染 幽门螺杆菌感染是消化性溃疡的主要病因。十二指肠溃疡患者幽门螺杆菌的感染率为90% ～100%，胃溃疡患者为80% ～90%。而在幽门螺杆菌感染的人群中有15% ～20%发生消化性溃疡。根除幽门螺杆菌可促进溃疡愈合和显著降低溃疡复发率。

2. 胃酸和胃蛋白酶 胃及十二指肠局部溃疡的最终形成是由于胃酸、胃蛋白酶自身消化所致。

知识链接

胃液的成分

胃液主要由盐酸、胃蛋白酶原、黏液、内因子等组成。

3. 非甾体抗炎药 消炎痛、布洛芬、阿司匹林等非甾体抗炎药可以直接损伤胃黏膜，减少黏膜血流，从而使胃黏膜受损而发生溃疡。

4. 其他危险因素 如遗传、应激、心理因素及吸烟、饮酒或过食辛辣等。

【临床表现】

消化性溃疡的临床表现主要以上腹节律性疼痛、慢性过程、周期性发作为特点。

1. 症状 上腹疼痛为本病最常见、最主要的症状。胃及十二指肠溃疡各自的疼痛部位、性质、规律见表5 –1。

表5 –1 消化性溃疡的疼痛特点

	胃溃疡	十二指肠溃疡
疼痛部位	上腹部正中或偏左	上腹部正中或偏右
疼痛性质	烧灼痛或痉挛痛	钝痛、胀痛、灼痛
发作时间	进食后半小时至1小时	午夜或凌晨
疼痛节律	进食→疼痛→缓解	疼痛→进食→缓解

2. 体征 溃疡活动时剑突下有局限性压痛点，缓解期无明显体征。

3. 并发症

（1）上消化道出血 是消化道溃疡最常见的一种并发症，主要表现为呕血、黑便。出血量大时可发生休克。

（2）穿孔 是消化道溃疡最严重的并发症，也是主要的死因之一，急性穿孔常位于胃或十二指肠前壁。溃疡穿孔可引起三种后果：①溃破入腹腔引起弥漫性腹膜炎及休克；②溃疡穿孔并受阻于毗邻实质性器官如肝、胰、脾等形成穿透性溃疡；③溃疡穿孔入空腔器官形成瘘管。

课堂互动

消化性溃疡患者突然出现上腹部刀割样剧烈疼痛并迅速向右下腹及全腹扩散，你认为可能发生了什么情况？

（3）瘢痕性幽门梗阻 主要是由于溃疡反复发作形成瘢痕收缩或与周围组织粘连所致。幽门梗阻主要表现为恶心、呕吐，呕吐物为酸臭的隔夜食物，严重者可致失水和低氯低钾性碱中毒。

（4）癌变 少数胃溃疡可以发生癌变，癌变率在1%以下，有下列情况要注意癌变的可能：①长期慢性胃溃疡病史，年龄在45岁以上；②无并发症而疼痛的节律性丧失，疗效差；③粪潜血试验持续阳性；④经严格内科治疗，症状无好转。

【辅助检查】

1. 胃镜检查和黏膜活检 对消化性溃疡有确诊价值。在胃镜下消化性溃疡通常呈圆形、椭圆形或线形，底部为灰白色或灰黄色苔膜所覆盖，周围黏膜充血、水肿，略隆起（彩图4，彩图5）。胃镜可对胃及十二指肠直接观察、摄影、取活组织做病理检查和幽门螺杆菌检查。

2. 幽门螺杆菌检测 为消化性溃疡的常规检查项目。有无幽门螺杆菌感染决定治疗方案的选择，还可用于根除治疗后复查。

3. X 线钡餐检查 直接征象是龛影，是诊断本病的可靠依据。间接征象包括胃大弯痉挛性切迹、十二指肠球部激惹及球部变形等。

4. 胃液分析 胃溃疡患者的胃酸分泌正常或低于正常，多数十二指肠溃疡患者的胃酸分泌增多。

【治疗原则与药物治疗要点】

消化性溃疡的治疗原则是消除病因、解除症状、促进溃疡愈合、防止复发、防治并发症。

1. 一般治疗 包括生活规律，工作劳逸结合，避免过劳和精神紧张，改变不良生活习惯，合理饮食，定时进餐，避免过饱过饥，避免进食粗糙、过冷过热和刺激性大的食物如香料、浓茶、咖啡等，避免服用对胃有刺激的非甾体抗炎药如阿司匹林、消炎痛、保泰松等，戒烟酒。

2. 药物治疗 主要包括根除幽门螺杆菌、抑制胃酸、保护胃黏膜的药物。

（1）**根除幽门螺杆菌** 见慢性胃炎。

（2）**抗酸剂** 抗酸剂能中和胃酸，缓解疼痛，促进溃疡愈合。常用的抗酸剂有碳酸氢钠、氢氧化镁、氢氧化铝、次碳酸铋等。这些抗酸剂中，铋剂可致便秘，镁剂可致腹泻，故常将两种或多种联合或制成复方制剂使用，以增加治疗效果，减少副作用。常用复方制剂有：胃舒平（医方氢氧化铝）、铝镁合剂、胃得乐、胃舒散、复方钙铋镁等。

（3）**H_2受体拮抗剂** 能与壁细胞 H_2 受体竞争结合，阻断组胺兴奋壁细胞的泌酸作用，是强有力的胃酸分泌抑制剂。目前常用的有西咪替丁、法莫替丁、雷尼替丁。抑制酸作用最强的是法莫替丁，雷尼替丁次之，西咪替丁最弱。副作用较少见，主要有乏力、头痛、嗜睡、腹泻、白细胞减少、转氨酶升高等，其中西咪替丁副作用最大，雷尼替丁较少，法莫替丁几乎无此副作用。

（4）**质子泵抑制剂** 质子泵即 H^+-K^+-ATP 酶。质子泵抑制剂可明显抑制壁细胞分泌膜内质子泵驱动细胞内 H^+ 与小管内 K^+ 的交换，从而阻断胃酸的分泌。制酸作用强、持续时间长。常用药物有奥美拉唑、兰索拉唑等。本药副作用少，主要有腹泻、头痛、恶心和皮疹等。

（5）**保护胃黏膜药物** 硫糖铝抗溃疡机制主要是能在溃疡面上形成一层抗酸、抗蛋白酶的保护膜，覆盖溃疡面，促进溃疡愈合。本药对十二指肠溃疡和胃溃疡均有较好的疗效。便秘是其主要的副作用。枸橼酸铋钾除有相似作用外，还具有较强的抑制幽门螺杆菌的作用。此药不吸收，铋可使粪便呈黑色，副作用少，但长期服用可能发生铋在体内过量积蓄而引起神经毒性，故不宜长期服用。

3. 手术治疗 本病绝大多数为内科治疗，外科手术治疗的适应证有：①上消化道大出血经内科紧急处理无效者；②急性穿孔；③瘢痕性幽门梗阻；④内科治疗无效的顽固性溃疡；⑤胃溃疡疑有癌变。

第三节 酒精性肝病

酒精性肝病是由于长期大量饮酒导致的肝脏疾病。初期通常表现为肝细胞脂肪变性，进而可发展成酒精性肝炎、肝纤维化和肝硬化。酒精性肝病是我国常见的肝脏疾病之一，发病率仅次于病毒性肝炎。

【病因与发病机制】

酒精性肝病的发生与酒精消耗量即日均饮酒量及饮酒时间有关。有长期饮酒史，一般超过 5 年，折合乙醇量男性≥40g/d、女性≥20g/d；或 2 周内有大量饮酒史，折合乙

醇量 >80g/d 即可发病，应注意性别、遗传易感性等因素的影响。酒精所造成的肝损伤有阈值效应，即达到一定饮酒量或饮酒年限，就会大大增加肝损害的风险。

酒精性肝病主要是乙醇及其衍生物的代谢过程中直接或间接诱导的炎症反应，氧化应激、肠源性内毒素、炎性介质和营养失衡等多种因素相互作用的结果。

【临床表现】

1. 轻型酒精性肝病　可无症状。

2. 酒精性脂肪肝　无症状或症状轻微，可有轻度乏力、食欲不振、右上腹隐痛、腹泻等。

3. 酒精性肝炎　常在大量饮酒后出现明显消化道症状，如食欲不振、恶心呕吐、乏力、肝区疼痛、腹泻等。重症酒精性肝炎患者可出现肝功能衰竭的表现，如凝血机制障碍、黄疸、肝性脑病、上消化道出血等。

4. 酒精性肝硬化　患者多在 50 岁左右出现相应临床表现，除一般肝病症状、体征外，可出现营养不良、贫血、神经炎、肌萎缩、肝掌、蜘蛛痣等症状。

知识链接

非酒精性脂肪性肝病

非酒精性脂肪性肝病是以肝细胞脂肪变性和脂肪蓄积为特征，但无过量饮酒史的临床综合征，包括单纯性脂肪肝、脂肪性肝炎、脂肪性肝硬化。

【辅助检查】

1. 血常规检查　酒精性肝炎患者外周血白细胞计数升高，多数患者存在巨幼细胞贫血。

2. 血清天冬氨酸氨基转移酶（AST）、丙氨酸氨基转移酶（ALT）　酒精性肝炎患者血清天冬氨酸氨基转移酶（AST）、丙氨酸氨基转移酶（ALT）明显升高，酒精性脂肪肝患者可正常或稍高。

3. 影像检查　B 超或 CT 检查可表现为脂肪肝。

【治疗原则与药物治疗要点】

酒精性肝病的治疗原则是：戒酒和营养支持，减轻酒精性肝病的严重程度，改善已存在的继发性营养不良和对症治疗酒精性肝硬化及其并发症。

1. 戒酒　戒酒是治疗酒精性肝病最重要的措施，戒酒过程中应注意防治戒断综合征。

2. 营养支持　酒精性肝病患者需良好的营养支持，应在戒酒的基础上提供高蛋白、低脂饮食，并注意补充 B 族维生素、维生素 C、维生素 K 及叶酸。

你能说出常用的护肝药物吗？

3. 药物治疗

（1）**糖皮质激素**　可改善重症酒精性肝炎，降低死亡率。

（2）**美他多辛**　可加速酒精从血清中清除，有助于改善酒精中毒症状和行为异常。

（3）**磷脂酰胆碱**　对酒精性肝病患者有防止组织学恶化的趋势，还有不同程度的抗氧化、抗炎、保护肝细胞膜及细胞器等作用，临床应用可改善肝脏生物化学指标。

（4）**抗氧化剂**　补充外源性谷胱甘肽及其前体药物 S-腺苷甲硫氨酸可增加肝细胞内谷胱甘肽含量，有助于改善肝细胞的抗氧化能力，促进肝细胞修复。

（5）**丙硫氧嘧啶**　可改善乙醇诱导肝细胞的高代谢状态，有助于酒精性肝炎和肝硬化的恢复。

第四节　胆道疾病

胆道系统由胆囊及胆管构成，肝内毛细胆管、小叶间胆管逐渐汇合成左右肝管至肝总管，肝总管与胆囊管汇合成胆总管。肝脏每日分泌 800ml 胆汁，部分直接进入肠道，大部分进入胆囊贮存。

胆道疾病包括胆道感染、胆石病、胆道寄生虫、胆道肿瘤、外伤等，本节简单介绍急性胆囊炎、慢性胆囊炎、胆石病等。

一、急性胆囊炎

急性胆囊炎是胆囊发生的急性化学性和（或）细菌性炎症，其中大多合并胆结石。

【病因与发病机制】

1. 胆汁淤滞　胆囊结石、胆道蛔虫、胆囊管扭转等所致的胆囊管突然阻塞或嵌顿，严重的创伤，以及大手术后胆囊收缩功能降低，均可造成胆囊内胆汁滞留和胆囊黏膜抵抗力下降继发细菌感染而引起急性炎症，最后造成胆囊的急性炎症。

2. 细菌感染　多为继发性感染，致病菌可通过胆道逆行侵入胆囊，或经血液循环或淋巴循环途径进入胆囊。致病菌主要为革兰阴性杆菌，其中以大肠杆菌最常见，其他有肠球菌、绿脓杆菌等，厌氧菌感染亦较常见。

3. 其他因素　胰液、胃液的反流或浓缩的胆汁可引起急性炎症。

【临床表现】

1. 症状　主要症状有中上腹和右上腹阵发性绞痛，并有右肩胛下区的放射痛，持续时间较长，呼吸和改变体位常常使疼痛加重，故患者多喜欢向右侧静卧，以减轻腹疼。常伴恶心、呕吐等消化道症状。大多数患者还伴有发热，体温通常在 38.0℃ ~ 38.5℃ 之间，高热和寒战并不多见。少数患者还有双眼巩膜黄染和皮肤轻度发黄。

2. 体征 体格检查见右上腹有压痛和肌紧张。墨菲（Murphy）征阳性。在约 40% 患者的中、右上腹可摸及肿大和触痛的胆囊。

【辅助检查】

1. 血常规检查 白细胞计数升高及中性粒细胞增多。

2. B 超检查 可发现胆囊肿大、囊壁增厚，大部分患者还可见胆囊结石影像。

【治疗原则与药物治疗要点】

急性胆囊炎原则上应外科手术治疗。

1. 非手术疗法 对大多数早期急性胆囊炎的患者有效。此法包括卧床休息、禁食、胃肠减压、补充营养及维生素、解痉镇痛、应用抗生素、纠正水电解质和酸碱平衡失调，以及全身的支持疗法。抗生素选用对革兰阴性、阳性细菌及厌氧菌均有作用的广谱抗生素或联合用药，如氨苄西林、庆大霉素、克林霉素等药物。

课堂互动

你能说出为什么胆绞痛不能用吗啡止痛吗?

2. 手术治疗 手术方法有两种：一种为胆囊切除术，可以彻底去除病灶和结石，是根治性手术；另一种手术为胆囊造口术，主要应用于一些老年患者，一般情况较差或伴有严重的心肺疾病，估计不能耐受胆囊切除手术者。术后可出现胆汁性腹膜炎或胆瘘、术后出血、胆管狭窄等并发症，应给予积极治疗。

二、慢性胆囊炎

慢性胆囊炎系胆囊慢性病变，大多数合并胆囊结石，少数为非胆石性慢性胆囊炎。本病大多为慢性起病，亦可由急性胆囊炎反复发作而来。临床上可无特殊症状。

【病因与发病机制】

1. 感染性胆囊炎 是最常见的一种。

2. 梗阻性胆囊炎 当胆囊管阻塞（结石等）时，胆汁潴留，胆色素被吸收，引起胆汁成分改变，刺激胆囊发生炎症。

3. 代谢性胆囊炎 由于胆固醇的代谢发生紊乱，而致胆固醇沉积于胆囊的内壁上，引起慢性炎症。

【临床表现】

反复发作性上腹部疼痛，多发生在右上腹或中上腹部，并向右肩胛下区放射。腹痛常发生于餐后，但亦可与饮食无关，疼痛常呈持续性。可伴有反射性恶心，少有呕吐及发热、黄疸等症状。可伴有反酸、嗳气等消化不良症状，并于进油腻食物后加重。在急性发作或结石嵌顿在胆管时可有急性胆囊炎或胆绞痛的典型症状。体检可见右上腹部压痛，急性发作时与急性胆囊炎的表现相同。部分患者可无阳性体征。

【辅助检查】

1. 血常规检查　急性发作时可有白细胞及中性粒细胞增多。

2. B 超检查　可探知胆囊的大小、壁的厚薄、有无结石等。

3. 口服胆囊造影检查　可观察胆囊收缩功能是否存在、胆囊内有无结石等。

【治疗原则与药物治疗要点】

西医学对本病主要采用低脂饮食、口服利胆药物等方法治疗，常用的药物有熊去氧胆酸、利胆片等。急性发作时，应用抗菌药物；对反复发作的胆绞痛，一般行胆囊切除术，疗效较好。

三、胆石病

胆道系统发生结石而引起的疾病称为胆石病，是胆道系统最常见的疾病，也是中老年的常见病，其发病率随年龄增长而上升，一般女性多于男性。

【病因与发病机制】

1. 病因　胆石形成的原因比较复杂，一般认为与胆汁淤积、胆道内细菌感染和胆汁的理化成分改变有关，三种因素互相影响、互为因果。胆道细菌感染以大肠埃希菌多见，由于细菌的生长繁殖导致感染并促进结石形成，同时感染的细菌及杂物（虫体、炎性产物）等构成结石核心，从而加重胆汁淤滞。另外，生活习惯、饮食、地域等也与结石的形成有关。

2. 胆石分类　按发生部位分为胆囊结石、胆管结石（肝内胆管结石及肝外胆管结石）；按结石的形状和颜色分为圆形、多面形、不定形、泥沙样、棕色和黑色结石。①胆囊结石多为胆固醇结石，多与高脂肪饮食、肥胖、妊娠等因素有关，又称代谢性结石；②胆管结石多为胆色素结石，主要与胆道蛔虫等引起的胆道感染有关，又称感染性结石（图5-1）。

3. 病理　胆石病常累及整个肝胆系统，基本病理改变为胆道梗阻和感染，并发胆囊炎、胆管炎、肝脓肿、胆道出血、急性胰腺炎；严重者发生急性梗阻性化脓性胆管炎；由于反复梗阻、感染导致胆汁性肝硬化或肝萎缩；胆总管下端结石可引起十二指肠乳头或乳头瘢痕狭窄，Oddi 括约肌功能障碍。

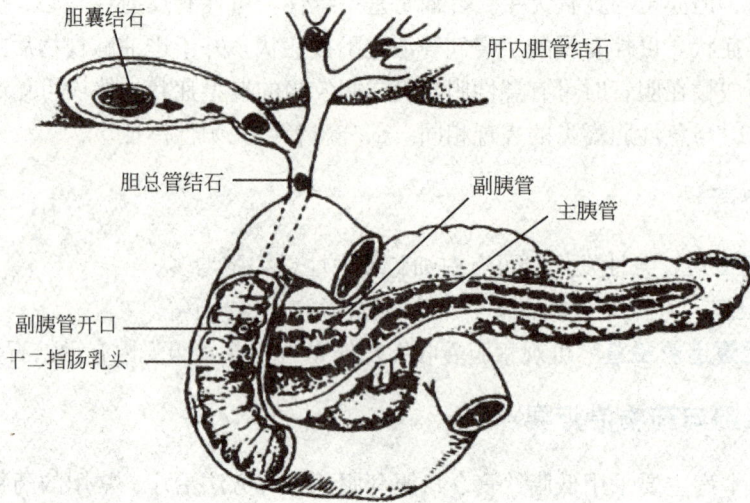

图5-1 胆道系统结石分布

【临床表现】

胆石病的临床表现因结石所在的部位、梗阻程度及并发症不同而有很大差别。发生在肝外胆管、肝内胆管和胆囊的结石各有其特征性的表现。

1. 肝外胆管结石 结石原发于胆总管,少数可来自肝内胆管或胆囊。当结石阻塞胆总管并发感染时,引起急性胆管炎,临床表现包括:①症状:夏科(Charcot)三联征(右上腹绞痛、寒战高热、黄疸);②体征:右上腹深压痛,可触及肿大的胆囊和肝脏,肝区有压痛和叩击痛。

2. 肝内胆管结石 发生在肝左、右叶肝内胆管,单侧或双侧,以左外叶、右后叶多见,易继发肝内胆管狭窄或扩张。①症状:右上腹持续闷胀痛,伴畏寒发热、黄疸、肝大;②体征:肝区叩击痛阳性。

3. 胆囊结石 较大的胆囊结石合并有慢性胆囊炎,并有右上腹闷胀不适和消化不良的症状;较小的结石在进食油腻食物后引起剧烈绞痛,并发感染时出现急性胆囊炎的症状。

【辅助检查】

1. B超检查 为首选方法,诊断正确率高,可清楚显示胆囊大小、囊壁厚度以及扩张的肝内、外胆管。

2. X线检查 经造影(口服胆囊造影、静脉胆道造影)等检查,可明确胆道感染和胆结石的情况。

3. 实验室检查 血清胆红素升高;白细胞和中性粒细胞明显增多。

【治疗原则与药物治疗要点】

胆石病应根据结石的大小、成分、部位，采取不同的治疗方案，但主要仍以外科治疗为主。

1. 非手术治疗

（1）**适应证** ①胆管内结石较小、胆管不完全梗阻；②无症状或症状较轻的胆囊结石；③未明确诊断的胆结石急性发作期。

（2）**治疗措施** 卧床休息、禁食、输液、解痉止痛、利胆、防止感染、配合中药利胆排石等。

知识链接

消炎利胆的中药及中成药

常见的消炎利胆中药主要有郁金、金钱草、枳实、大黄、木香、黄芩、茵陈、芒硝、厚朴等；常见的消炎利胆中成药主要有消炎利胆片、利胆排石片、利胆片、舒胆片、胆石通胶囊等。

2. 手术治疗

（1）**适应证** ①胆总管结石；②肝内胆管结石非手术疗法无效者；③反复发作的胆囊结石；④急性梗阻性化脓性胆管炎。

（2）**手术方法** ①胆囊结石行胆囊切除术；②胆总管结石行胆囊切除、胆总管切开取石、T形管引流术；③胆总管下端结石致奥迪（Oddi）括约肌瘢痕狭窄，可行内引流术，即奥迪括约肌切开成形术或胆总管十二指肠吻合术；④肝内胆管结石做肝内胆管切开取石后，行胆肠吻合内引流术。

第五节 痔

痔是直肠下端黏膜下和肛管皮肤下静脉丛淤血、扩张和屈曲所形成的静脉团块。痔是常见病，男女均有，多见于成年人。痔分为内痔、外痔、混合痔。

【病因与发病机制】

痔的病因尚未完全明确，可由多种因素引起：

1. 静脉曲张 从解剖上看，门静脉系统及其分支直肠静脉都无静脉瓣，血液易于淤积而使静脉扩张，加之直肠上、下静脉丛壁薄、位浅、张力低，末端直肠黏膜下组织又松弛，都有利于静脉扩张，若加上各种静脉回流受阻的因素，如经常便秘、妊娠、前列腺肥大等，都可使直肠静脉回流发生障碍而扩张屈曲成痔。肛腺及肛周感染也可引起静脉周围炎，静脉失去弹性而扩张。

2. 肛垫下移　肛管血管垫是位于肛管和直肠的一种组织垫,简称"肛垫",由静脉、结缔组织、平滑肌和弹性组织组成。当肛垫松弛、肥大、出血或脱垂时,即产生痔的症状。

3. 饮酒及食物因素　长期饮酒及食入大量刺激性食物可使局部充血,加重血液淤积及静脉扩张。

【临床表现】

痔根据其所在部位不同分为3类,即内痔、外痔、混合痔。

1. 内痔　位于齿线上方,由痔内静脉丛形成。常见于膀胱截石位3、7、11点处。其主要表现是便血和痔块脱出。根据脱出的程度可将内痔分4度(表5-2)。

表5-2　内痔脱垂程度分类

内痔分期	临床表现
Ⅰ度	只在排便时出血,痔块不脱出于肛外
Ⅱ度	便时痔块脱出肛门,便后自行回纳
Ⅲ度	痔块脱出肛外需用手辅助才可回纳
Ⅳ度	痔块长期脱出肛外不能还纳或还纳后又立即脱出

2. 外痔　位于齿线下方,由痔外静脉丛形成。常见的有血栓性外痔、结缔组织外痔(皮赘)、静脉曲张性外痔及炎性外痔。单纯外痔一般没有症状,仅见肛门处有皮赘。如感染细菌而出现水肿、疼痛、肿胀、发红、发热等症状称为炎性外痔。如排便用力过度、咳嗽等剧烈活动,使肛门缘静脉破裂,血液外渗到结缔组织内,成为血肿者称为血栓性外痔(彩图6),可在肛门部皮下淤积形成一个隆起的小血肿,疼痛剧烈,坠胀不适,肛门缘皮下可能摸到硬而滑的淤血块。

3. 混合痔　在齿线上、下,由痔内静脉和痔外静脉丛之间彼此吻合相通的静脉形成(彩图7)。有内痔和外痔两种特性。内痔发展到Ⅱ度以上多形成混合痔。

📚 **课堂互动**

你知道什么是齿线吗?

【辅助检查】

1. 肛门视诊　患者取左侧卧位或膝胸位,检查者双手分开患者臀沟,观察肛门处有无红肿、出血、粪便、黏液、外痔、瘘口、直肠黏膜脱垂等。

2. 直肠指检　是检查肛管直肠疾病简单有效的方法。应注意戴手套涂液状石蜡,先检查肛周有无外痔、压痛等;其次检查有无肛门松弛或狭窄;最后检查痔核的大小、位置等；抽出手指后检查指套上有无血液或黏液等。

3. 肛镜检查　患者取膝胸位或左侧卧位，检查者右手持镜，肛镜尖涂润滑剂，左手分开臀沟，将肛镜缓慢推入肛管，调好灯光，由深至浅缓慢退出，边退边观察，注意黏膜颜色、痔核大小、有无出血、肛乳头及肛隐窝有无发炎等。

【治疗原则与药物治疗要点】

痔的治疗主要是对症治疗，消除症状，以保守治疗为主。

1. 一般治疗　增加富含纤维素食物的摄入，保持大便通畅；避免久坐、久立，要注意经常变换体位；当出现痔核脱出时，应及时以温水或高锰酸钾热水坐浴来改善局部血液循环，保持局部清洁；症状较明显时还可注入消炎止痛的油膏或栓剂，如痔疮栓、九华膏、如意金黄膏或黄连膏；全身应用抗生素治疗等。

知识链接

肛门坐浴

对于痔、肛腺炎、肛裂、肛瘘等患者可用 1：5000 的高锰酸钾溶液坐浴，水温 40℃ ~ 45℃，坐浴时间 15 ~ 20 分钟，具有清洁、消炎、止痛、促进血液循环的作用。

2. 注射疗法　治疗Ⅱ度、Ⅲ度出血性内痔用注射疗法效果较好。注射硬化剂的作用原理是使痔和痔的周围产生无菌性炎症反应，黏膜下组织纤维化，使肛垫固定。常用的硬化剂有 5% 鱼肝油酸钠、5% 苯酚植物油、4% 明矾水溶液等。

3. 手术治疗　主要包括：①痔切除术：适用于Ⅱ度、Ⅲ度、Ⅳ度内痔及混合痔的治疗，手术方法可分为开放式和闭合式痔核切除术；②吻合器痔上黏膜环行切除术：主要适用于Ⅲ度、Ⅳ度内痔及环状痔，其方法是用痔吻合器环行切除齿线上 2cm 以上的直肠黏膜，使下移的黏膜上移而固定，目前取得了较好的疗效。

同步训练

一、选择题

1. 呕吐酸臭隔夜的食物是下列哪种疾病的特征性表现（　　）
   A. 胃炎　　　　　　　　B. 胃癌　　　　　　　　C. 胃溃疡
   D. 瘢痕性幽门梗阻　　　E. 消化不良
2. 消化性溃疡最主要的症状是（　　）
   A. 腹胀　　　　　　　　B. 呕吐　　　　　　　　C. 恶心
   D. 上腹疼痛　　　　　　E. 腹胀
3. 下列能够抑制胃酸分泌的药物是（　　）
   A. 碳酸氢钠　　　　　　B. 氢氧化铝　　　　　　C. 胃舒平（复方氢氧化铝）

        D. 胃得乐   E. 法莫替丁

4. 根除幽门螺杆菌的三联疗法是指（   ）

    A. 一种激素 + 两种抗生素

    B. 一种抗酸药 + 两种抑酸药

    C. 一种抗酸药 + 两种胃黏膜保护药

    D. 一种抗生素 + 两种胃黏膜保护药

    E. 一种质子泵抑制剂或者铋剂 + 两种抗生素

5. 质子泵的抑酸机制是（   ）

    A. 抗胆碱药   B. 拮抗胃泌素受体   C. 抑制 H^+-K^+-ATP 酶

    D. 拮抗 H_2 受体   E. 中和胃酸

6. 空腹痛常见于（   ）

    A. 胃溃疡   B. 十二指肠溃疡   C. 胰腺炎

    D. 胆囊炎   E. 肝炎

7. 能使肠腔内产氨减少的首选药物是（   ）

    A. 青霉素   B. 链霉素   C. 复方新诺明

    D. 新霉素   E. 呋喃妥因

8. 胃及十二指肠溃疡病的主要表现是（   ）

    A. 食欲明显减退

    B. 周期性发作的恶心、呕吐

    C. 反复胃酸、嗳气

    D. 慢性反复发作的上腹部节律性疼痛

    E. 大便潜血试验持续阳性

9. 西咪替丁治疗消化性溃疡的机制为（   ）

    A. 抑制基础胃酸分泌   B. 抑制迷走神经   C. 防止氢离子回渗

    D. 与组胺竞争 H_2 受体   E. 削弱壁细胞功能

10. 消化性溃疡最常见的并发症是（   ）

    A. 上消化道大出血   B. 急性穿孔   C. 慢性穿孔

    D. 幽门梗阻   E. 癌变

11. 确诊慢性胃炎的主要依据（   ）

    A. 血清胃泌素测定   B. X 线钡餐检查   C. 大便潜血阳性

    D. 纤维胃镜检查   E. 胃液分析

12. 某男青年，常出现夜间上腹部烧灼样疼痛，进少量面食可缓解，2 日来排柏油样便 3 次，最可能是（   ）

    A. 胃溃疡

    B. 十二指肠溃疡合并上消化道出血

    C. 胃癌

    D. 十二指肠溃疡

    E. 肝硬化合并上消化道出血

13. 胆囊结石，目前普遍使用的方法是（   ）

    A. 溶石疗法   B. 中医中药   C. 体外震波碎石

    D. 切除胆囊   E. 胆囊切开取石

14. 夏科三联征是诊断哪个疾病的重要依据（　）
　　A. 急性胆囊炎　　　　B. 慢性胆囊炎　　　C. 胆囊结石
　　D. 胆总管结石　　　　E. 肝内胆管结石

15. 混合痔是指（　）
　　A. 同时存在内痔和外痔
　　B. 两个以上内痔
　　C. 两个以上外痔
　　D. 齿状线上、下静脉丛互相吻合而成
　　E. 环状痔

16. 内痔的早期症状为（　）
　　A. 痔核脱出　　　　　B. 大便出血　　　　C. 大便疼痛
　　D. 里急后重　　　　　E. 肛门周围瘙痒

17. 诊断胆道疾病的首选检查方法是（　）
　　A. X 线平片　　　　　B. B 超　　　　　　C. CT
　　D. MRI　　　　　　　E. ERCP

18. 急性胆囊炎引起的腹痛常发生于（　）
　　A. 睡眠时　　　　　　B. 剧烈运动时　　　C. 空腹时
　　D. 油腻餐后　　　　　E. 紧张工作时

19. 典型的 Charcot 三联征为腹痛、寒战高热及（　）
　　A. 呕吐　　　　　　　B. 腹泻　　　　　　C. 黄疸
　　D. 腹水　　　　　　　E. 胸痛

20. 下列哪项不是肛门坐浴的目的（　）
　　A. 消炎　　　　　　　B. 促进血液循环　　C. 杀菌
　　D. 清洁　　　　　　　E. 防止便秘

参考答案

1. D　2. D　3. E　4. E　5. C　6. B　7. D　8. D　9. A　10. A　11. D　12. B　13. D
14. D　15. D　16. B　17. B　18. D　19. C　20. E

二、简答题

1. 简要说出保护胃黏膜的常用药物。
2. 根除幽门螺杆菌的三联疗法是哪三种药物？
3. 酒精性肝病包括哪些疾病？
4. 简要说出胆石病的治疗原则。
5. 简述各期内痔的临床特点。

第六章　泌尿、生殖系统疾病

知识要点

　　掌握肾炎、尿路感染、前列腺增生症、月经失调、女性生殖系统炎症的治疗原则与药物治疗要点；熟悉肾炎、尿路感染、前列腺增生症、月经失调、女性生殖系统炎症的临床表现和辅助检查；了解计划生育的原理和方法；了解肾炎、尿路感染、前列腺增生症、月经失调、女性生殖系统炎症的病因与发病机制。

　　泌尿系统由肾脏、输尿管、膀胱、尿道及其血管、神经构成，主要功能是生成和排出尿液，肾脏还具有维持水、电解质和酸碱平衡、分泌多种激素的作用。生殖系统包括男性生殖系统和女性生殖系统，两者均由内生殖器和外生殖器构成。内生殖器由生殖腺、生殖管道和附属腺组成。生殖系统功能对于种族的繁衍、遗传信息的传递都起着重要的作用。

第一节　肾小球肾炎

病例

　　病例 6-1　某患者，女，34 岁，已婚。主诉：反复双下肢浮肿伴全身乏力、纳差 5 年。查体：体温 38.2℃，脉搏 60 次/分，呼吸 18 次/分，血压 180/100mmHg。神志清楚，皮肤黏膜苍白，呼吸深大，两肺闻及湿啰音，双下肢明显浮肿。实验室检查：血红蛋白 45g/L；尿常规：蛋白（+++）、蜡样管型 2 个/HP，血尿素氮 21mmol/L，血清钾 6.2mmol/L。

　　问题：1. 初步诊断是什么？

　　　　　2. 治疗原则及药物治疗要点是什么？

　　肾小球疾病是一组以血尿、蛋白尿、水肿和高血压等为临床表现的肾脏疾病，是慢性肾衰的主要病因。根据病因可分为原发性、继发性、遗传性三大类，本节简单介绍原发性肾小球疾病中的急性肾小球肾炎和慢性肾小球肾炎。

一、急性肾小球肾炎

急性肾小球肾炎简称急性肾炎，是一组以急性肾炎综合征为主要表现，以血尿、蛋白尿、水肿、高血压为特征的肾脏疾病。本病多见于儿童，多数属于急性链球菌感染后肾炎。

【病因与发病机制】

本病最常见的致病因素为机体感染 β-溶血性链球菌，但目前一般认为急性肾小球肾炎不是病因直接导致肾小球的损害，而是病因作为抗原所导致的一种免疫性疾病。

【临床表现】

急性肾小球肾炎通常在感染链球菌后 1~3 周起病，发病较急，病情轻重不一。

1. 血尿　肉眼血尿常为首发症状之一，一般在数天内消失，也可持续 1~2 周；而镜下血尿可持续数月，多数在 6 个月内消失。

课堂互动

何谓镜下血尿？

2. 浮肿　浮肿也是最早的症状之一，浮肿多出现于面部、眼睑，呈现所谓肾炎面容。下肢水肿呈凹陷性，水肿也可波及全身，严重时有胸、腹水。

3. 高血压　发病早期血压可轻度至中度升高，随尿量增多，血压逐渐趋于正常，一般持续 2~4 周。

4. 神经系统症状　主要为头痛、失眠、恶心、呕吐；重者可有视力障碍，甚至出现昏迷、抽搐，多与血压升高及水、钠潴留有关。

5. 并发症　病情重者可并发心力衰竭、高血压脑病和急性肾衰竭。

【辅助检查】

1. 尿常规检查　蛋白尿为本病的特点，尿蛋白定性为（＋）~（＋＋＋），定量一般为 1~3g/d；镜下或肉眼血尿、红细胞管型存在更有助于急性肾炎的诊断。

2. 血常规检查　血红蛋白可有轻度下降，与血液稀释有关；白细胞计数可有轻、中度升高。

3. 肾功能检查　大多数患者肾功能无异常，但可有一过性肾小球滤过功能降低，出现短暂氮质血症。

【治疗原则与药物治疗要点】

本病治疗以休息和对症支持为主，防治并发症，保护肾功能。

1. 一般治疗　急性期卧床休息。当水肿消退、血压下降，可逐渐增加活动量。在急性期以限制水分为宜。盐的摄入量在有明显水肿和高血压时，以限制在 3g/d 左右为宜。有氮质血症时应低蛋白、高糖饮食持续到利尿开始，待症状基本缓解后，恢复正常饮食。

2. 对症治疗

（1）利尿消肿、降血压　水肿明显者，通常使用噻嗪类利尿剂如氢氯噻嗪等；利尿后血压控制仍不满意时，可选用降压药。

（2）控制感染　当病灶细菌培养阳性时，应积极使用青霉素 10～14 天。

（3）透析疗法　对于少数患者发生急性肾衰竭时应给予透析治疗。

二、慢性肾小球肾炎

慢性肾小球肾炎简称慢性肾炎，临床特点为病程长，病情逐渐发展，以蛋白尿、血尿、高血压和水肿为基本特征，发病过程中可有肾功能损害，最终发展成慢性肾衰竭。

【病因与发病机制】

其发病机理和急性肾炎相似，是一个自身免疫反应过程。有少数慢性肾炎是由急性肾炎发展所致，但绝大多数慢性肾炎的病因不清楚，起病即慢性，可能与机体存在某些免疫功能缺陷有关。免疫功能缺陷可使机体抵抗感染的能力下降，细菌反复侵袭，致使抗原持续存留于机体内，并形成免疫复合物，沉积于肾组织，产生慢性炎症过程。疾病过程中的高血压长期存在，可导致肾小动脉狭窄、闭塞，加速肾小球硬化。

【临床表现】

慢性肾小球肾炎可发生于各种年龄，但以中青年为主，男性多于女性。多数起病缓慢，病程迁延，渐进性发展为慢性肾衰竭。

1. 起病缓慢　多数患者于起病后即有乏力、头痛、浮肿、高血压、贫血等临床症状，但也有少数患者起病急、浮肿明显、有蛋白尿及血尿等。

2. 高血压　多为轻、中度高血压，持续存在。

3. 少尿及浮肿　多数患者尿量减少，在 1000ml/d 以下，常伴有浮肿。

4. 神经系统症状　由于高血压、贫血可产生疲乏、头痛、头晕、失眠、食欲减退等症状。

5. 并发症　慢性肾炎合并重度高血压时可致高血压脑病和高血压心脏病。

【辅助检查】

1. 尿常规检查　尿比重偏低，多在 1.020 以下。尿蛋白定性在 （+）～（+++），尿蛋白定量在 1～3g/d。尿中常有红细胞及管型，急性发作期有明显血尿或肉眼血尿。

2. 血液检查　常有轻、中度贫血，红细胞及血红蛋白成比例下降，血沉加快，可有低蛋白血症。

3. 肾功能检查　早期肾功能正常，晚期肾小球滤过率、内生肌酐清除率降低，血清尿素氮及肌酐升高，酚红排泄试验及尿浓缩稀释功能均减退。

【治疗原则与药物治疗要点】

本病治疗原则是防止或延缓肾功能衰竭，改善或缓解临床症状，防治并发症。

1. 一般治疗　慢性肾炎病情迁延，应鼓励患者树立战胜疾病的信心，避免感染及过劳，避免使用肾毒性药物，注意休息。限制钠的摄入量，氮质血症者还要限制蛋白质摄入量。

知识链接

常见的肾毒性药物

常见的肾毒性药物主要有：①抗生素类药，如氨基糖苷类、新霉素等；②非类固醇抗炎镇痛药，如消炎痛、布洛芬、氨基比林等；③肿瘤化疗药物，如甲氨蝶呤、氟尿嘧啶等；④中药如雷公藤、防己、木通等。

2. 控制高血压　高血压是加速肾小球硬化、导致肾功能衰竭的重要因素，积极控制血压是治疗慢性肾炎的重要环节。控制血压的理想目标是蛋白尿≥1g/d，血压应控制在125/75mmHg以下，选择能延缓肾功能恶化、具有保护肾脏作用的降压药物。有水钠潴留容量依赖性高血压患者可选用噻嗪类利尿药；对肾素依赖型高血压则选用血管紧张素转化酶抑制剂（ACEI）如贝那普利，或血管紧张素Ⅱ受体拮抗剂（ARB）如氯沙坦。

3. 利尿消肿　中度以上浮肿者可按病情选用噻嗪类利尿药物，保钾利尿剂（安体舒通、氨苯蝶啶）或速尿，可单独或联合应用，剂量宜由小到大，逐渐消肿以防止电解质紊乱。

第二节　尿路感染

尿路感染简称尿感，是指致病菌侵入尿路并大量繁殖而引起的尿路炎症。尿路感染是临床常见病、多发病，好发于育龄期妇女、女婴及老年男性。本病可以分为两类，即下尿路感染（尿道炎、膀胱炎）与上尿路感染（急性肾盂肾炎）。

【病因与发病机制】

1. 致病菌　尿路感染最常见的致病菌是大肠埃希菌，占尿路感染的80%～90%，其次为副大肠杆菌、克雷白杆菌、变形杆菌、葡萄球菌等，少数为绿脓杆菌。偶尔可由真菌、病毒、衣原体等引起。

2. 感染途径

（1）上行感染　尿路感染最常见的是上行感染。细菌从尿道外口沿尿道上行进入膀胱、输尿管、肾脏而引起感染，性生活、尿道梗阻、尿道插管、尿道器械检查等均可导致上行性感染。

（2）血行感染　血行感染很少见。体内存在有感染病灶，如扁桃体炎、皮肤化脓性感染灶、败血症等，细菌侵入血流，到达肾皮质引起感染。血行感染的肾盂肾炎常发生在机体衰竭的患者，致病菌多为金黄色葡萄球菌。

（3）淋巴道感染或直接感染　少数情况下致病菌可通过淋巴道侵入肾脏，或由于肾脏外伤、肾脏附近炎症直接蔓延而感染。

【临床表现】

1. 膀胱炎和尿道炎　临床上以尿频、尿急、尿痛、排尿困难、下腹部疼痛为主要表现，一般无明显全身症状。

课堂互动

什么是膀胱刺激征？

2. 急性肾盂肾炎　全身表现为急骤起病，畏寒、发热、乏力、恶心、呕吐等。局部症状主要表现为腰痛，尿液混浊，可呈脓尿或血尿。查体可有腹部输尿管行经区压痛、肾区叩击痛等。

3. 慢性肾盂肾炎　大多数由急性肾盂肾炎迁延不愈所致，其特点是病程长、迁延不愈、反复发作。典型的慢性肾盂肾炎有急性肾盂肾炎反复发作史，逐渐出现低热、乏力及轻度尿频、尿急、尿痛等症状，伴腰部酸痛、食欲减退等。晚期出现氮质血症甚至尿毒症。

【辅助检查】

1. 尿常规检查　尿白细胞≥5 个/HP，如出现白细胞管型则有助于肾盂肾炎的诊断。部分患者有镜下血尿，红细胞数为 2～10 个/HP，极少数可有肉眼血尿，尿蛋白常为（－）～（＋）。

2. 尿细菌学检查　尿细菌学检查是诊断尿路感染的最可靠检查。如果发现有真性细菌尿，虽无症状也可诊断为尿路感染。

（1）尿细菌定量培养　一次清洁中段尿培养菌落数≥10^5/ml 即为真性细菌尿；$10^4～10^5$/ml 为可疑阳性，需复查；如果 <10^4/ml，则可能是污染。

（2）尿涂片镜检细菌　尿涂片镜检细菌是一种快速诊断有意义细菌尿的方法，其符合率可达80%～90%。本检查还对选用有效抗菌药物有参考价值。

3. 血常规检查　急性肾盂肾炎患者的血中白细胞计数可升高，中性粒细胞增多。慢性肾盂肾炎患者可有红细胞和血红蛋白减少。

【治疗原则与药物治疗要点】

治疗尿路感染应遵循以下原则：①在开始治疗前应做尿定量细菌培养以确定诊断。②做抗生素药物敏感试验，选择有效抗生素。③急性期患者应卧床休息，鼓励其多喝水、勤排尿；发热者给予易消化、高热量、富含维生素饮食等，促使细菌和炎性分泌物从尿中排出。

1. 急性膀胱炎和尿道炎　一般采用单剂量或短程疗法的抗生素治疗。单剂量疗法可选用氧氟沙星 0.4g 顿服或阿莫西林 3.0g 1 次顿服。对于单剂量疗法无效者可采用短程疗法，即复方新诺明 1.0g，每日 2 次口服；或氧氟沙星 0.2g，每日 3 次口服；或阿莫西林 0.5g，每日 4 次口服；以上用药均连续 3 天。

2. 急性肾盂肾炎　抗菌治疗：轻症患者可单一用药 2 周，如复方新诺明 1.0g，每日 2 次口服；或氧氟沙星 0.2g，每日 3 次口服。用药 72 小时未显效，应按药物敏感试验结果更改抗菌药物。对于较重急性肾盂肾炎患者宜采用肌肉或静脉途径给药，必要时联合给药。可选用氨苄西林、头孢菌素类、喹诺酮类制剂等。氨基糖苷类抗生素肾毒性较大，应慎用。

知识链接

尿感治愈标准

完成抗菌药物疗程后，尿细菌转阴，并在停止抗菌药物后 2 周和 6 周分别复查无细菌尿即为治愈。

3. 慢性肾盂肾炎　关键是积极寻找并及时去除易感因素。急性发作者按急性肾盂肾炎治疗，但常需联合用药，疗程要长，用药 2～4 周。对于反复发作的重新感染者，应考虑用长疗程、低剂量抑菌疗法做预防性治疗。在每晚临睡前、排尿后服用 1 次，如复方新诺明 1～2 片、三甲氧苄氨嘧啶 50mg、呋喃妥因 50mg 或氧氟沙星 200mg，每 7～10 日更换药物 1 次，酌情使用半年。

第三节　良性前列腺增生

良性前列腺增生简称前列腺增生，也称良性前列腺肥大，是老年男性常见病，以排尿困难为其主要临床特征。

【病因与发病机制】

前列腺增生病因尚不清楚，目前认为老龄与有功能的睾丸是前列腺增生发病的两个重要因素，二者缺一不可。前列腺增生的主要危害是尿道梗阻，但梗阻的程度与前列腺增生的大小不一定成正比，而主要取决于增生的前列腺对尿道压迫的程度。长期梗阻和排尿困难，可引起膀胱扩张、膀胱逼尿肌肥厚，严重时形成假性憩室，甚至输尿管扩张和肾积水，使肾功能受损，可出现慢性肾功能衰竭。

知识链接

前列腺增生与饮酒的关系

目前有研究表明，轻度至中度的饮酒可使前列腺增生的危险性降低。

【临床表现】

前列腺增生临床症状与前列腺增大的体积大小不一定成正比，主要取决于增生部位、梗阻程度、发生速度，以及是否合并感染和结石等。

1. 尿频　常是最初出现的症状，尤其是夜间尿频。尿频的早期原因是增生的前列腺充血刺激，随着病情的发展，膀胱残余尿增多致膀胱的有效容量减少及膀胱颈部充血刺激引起尿频。

2. 排尿困难　进行性排尿困难是最重要的症状。表现为排尿迟缓、断续，尿后滴沥，排尿费力，尿线细，射程缩短，终末呈滴沥状。

3. 尿潴留　在排尿困难的基础上，如有受凉、饮酒、劳累等诱因而引起腺体及膀胱颈部充血水肿时，即可发生急性尿潴留。患者膀胱极度膨胀，下腹部疼痛难忍，尿意频繁，辗转不安，难以入眠。当膀胱内积存大量残余尿时，由于膀胱过度膨胀，膀胱内压力超过尿道阻力后尿液可随时自行溢出，出现充盈性尿失禁。

课堂互动

前列腺增生引起的尿潴留如果用诱导排尿一般能成功吗？

4. 其他症状　前列腺增生合并感染或结石时，可出现明显尿频、尿急、尿痛症状，当前列腺腺体表面扩张血管破裂后可引起血尿；晚期出现肾积水和肾功能不全的征象；由于长期排尿困难而依赖增加腹压排尿，可引起或加重痔、脱肛、疝及下肢静脉曲张等病症。

【辅助检查】

1. B超检查　可经腹壁、直肠、尿道途径进行，可测定前列腺的大小，包括横径、前后径与上下径，也可测定膀胱残余尿。

2. 尿流动力学检查　能测定排尿时膀胱内压的改变，了解逼尿肌功能有无异常。

3. 尿流率检查　前列腺增生早期即可发生排尿功能改变，最大尿流率 <15ml/s，说明排尿不畅；<10ml/s 则梗阻严重。

4. 膀胱镜检查　膀胱镜检查能直接观察前列腺各叶的增生情况，并可了解膀胱内有无其他病变，如肿瘤、结石、憩室等。

【治疗原则与药物治疗要点】

原则上对于前列腺增生未引起梗阻者无需治疗；梗阻较轻或不能耐受手术者采用药物治疗；膀胱残余尿量超过 50ml 或多次发生过急性尿潴留者，可行前列腺切除术。

1. α 受体阻断剂　α_1 受体阻断剂常用药物有特拉唑嗪、哌唑嗪等，对症状较轻、增生较小的患者有良好的疗效。副作用较轻，主要有头痛、鼻塞、直立性低血压等。

2. 激素治疗　常用己烯雌酚，每日 2～3mg，3～4 周为 1 个疗程。亦可用雌二醇、炔雌醇等。

3. 手术治疗　膀胱残余尿量超过 50ml；多次发生尿潴留、尿路感染、肉眼血尿或并发膀胱结石、肿瘤、大憩室者，可行前列腺切除术。手术治疗的目的是切除增生的前列腺组织，而并非整个前列腺。以往常用耻骨上经膀胱或经耻骨后等开放手术方式切除前列腺，近年由于内镜技术的进步，经尿道前列腺切除术（TURP）已成为前列腺增生手术治疗的首选方法，具有效果好、创伤小、患者恢复快等特点。

4. 其他疗法　对于年老体弱不能耐受手术者，还可采用微波、射频、激光、电气化、电化学、前列腺支架、气囊扩张、高能聚焦超声等治疗方法。

第四节　月经失调

月经是女性生殖功能成熟的标志。正常月经是下丘脑－垂体－卵巢轴控制下的周期性子宫内膜剥脱性出血。正常月经的周期、持续时间及月经量有明显的规律性和自限性。当机体受到内外因素如情绪变化、环境、营养、甲状腺等刺激引起丘脑－垂体－卵巢轴调节功能失常，则导致月经失调。月经失调包括功能失调性子宫出血、痛经、闭经、围绝经期综合征等。

一、功能失调性子宫出血

功能失调性子宫出血简称功血，是由于调节生殖的神经内分泌失常而引起的异常子宫出血。按发病机制可分为无排卵性和排卵性功血两大类。

【病因与发病机制】

1. 无排卵性功血　主要见于青春期和围绝经期妇女。青春期功血由于下丘脑－垂体－卵巢轴调节功能未成熟，垂体分泌促卵泡激素持续低水平，无黄体生成素高峰形成，从而导致无排卵性功血。围绝经期由于卵巢功能衰退，雌激素分泌相对减少，卵泡对垂体促性腺激素的反应性降低，不排卵，导致月经不规则。

知识链接

女性初潮后月经周期稳定所需时间

青春期女性初潮后需要1.5~6年才能建立稳定的月经周期,平均所需时间是4.2年。

2. 排卵性功血 多见于育龄妇女,患者有排卵,但由于黄体功能异常而导致月经失调。可分为两型:①黄体功能不足:月经周期中虽有卵泡发育及排卵,但黄体发育不全,孕激素分泌不足,导致子宫内膜分泌反应不良。②子宫内膜不规则脱落:月经周期中有卵泡发育及排卵,黄体发育良好,但萎缩过程延长,导致子宫内膜不规则脱落。

【临床表现】

1. 无排卵性功血 最常见的症状是子宫不规则出血,其特点是出血量、时间与周期完全无规律性。出血量可少至点滴出血,多至大出血、有血块,可造成严重贫血。出血时间少则1~2天,长可达几个月。间隔时间不规则,有时几天到十几天,有时可长达数月,可误诊为妊娠。出血期无下腹疼痛或其他不适,出血多或长可伴贫血。妇检无明显异常,子宫大小在正常范围,出血时子宫较软。

2. 排卵性功血 月经周期规则。黄体功能不足患者表现为月经周期短,月经频发。子宫内膜不规则脱落患者表现为月经周期正常,但经期延长,长达9~10日,且出血量增多。在月经第5~6日行诊断性刮宫,病理检查仍能见到呈分泌反应的子宫内膜。

课堂互动

两种功血患者的月经周期各有什么特点?

【辅助检查】

1. 诊断性刮宫 对年龄大于40岁的生育期和围绝经期妇女,子宫异常出血、子宫内膜厚度 >12mm、药物治疗无效、子宫内膜癌高危因素者,应行诊断性刮宫。对于不规则出血或大量出血者应及时刮宫,既能止血又能做病理学检查。

2. 血凝功能测试 血小板计数,出、凝血时间测定等。

3. 基础体温测定 基础体温呈单相型,提示无排卵;呈双相型,提示有排卵。

4. 宫颈黏液检查 宫颈黏液的质和量受到卵巢性激素的影响,检查宫颈的黏液可了解卵巢功能。

5. 激素测定 检查血液中的雌激素、孕激素、促性腺激素水平,了解垂体及卵巢功能。

【治疗原则与药物治疗要点】

本病治疗原则首先是对症支持疗法。对于无排卵性功血以止血、调整周期、促排卵等治疗为主；对于排卵性功血以补充孕激素为主。

1. 无排卵性功血　包括一般治疗、止血、性激素治疗等。

（1）一般治疗　注意休息，避免劳累，纠正贫血，抗感染。

（2）止血治疗　包括性激素治疗和刮宫：①性激素：大量雌激素、孕激素可迅速促使子宫内膜生长，短期内修复创面而止血，主要药物为苯甲酸雌二醇、结合雌激素等。②刮宫：是已婚妇女功血的首选方法，刮宫既能止血，又可将子宫内膜送病理检查。

（3）调整月经周期　血止后，需恢复正常的内分泌功能，建立正常的月经周期，包括孕激素后半周期疗法、人工周期疗法、口服避孕药等。

（4）促进排卵　适于育龄期功血，尤其是有生育要求者。常用药物有氯米芬、绒毛膜促性腺激素（HCG）等。

（5）辅助治疗　可以适当选用立止血（巴曲酶）、止血敏、维生素 K 等药物，有减少出血的辅助作用，但不能赖以止血。

2. 排卵性功血　主要补充孕激素使黄体及时萎缩，内膜按时完整脱落。

（1）黄体功能不足　可选用促进卵泡发育疗法，在月经第 2～5 日开始每日口服氯米芬 50mg，共 5 日；还可选用肌肉注射黄体酮以补充黄体分泌孕激素的不足，在下次月经前 12～14 日开始，每日肌注黄体酮 10～20mg，共 10～14 日。

（2）子宫内膜不规则脱落　通过丘脑－垂体－卵巢轴的负反馈使黄体及时萎缩，内膜按时完整脱落。在下次月经前 10～14 日开始，每日口服甲羟孕酮 10mg，连续 10日。

二、原发性痛经

原发性痛经即功能性痛经。痛经是指月经期出现的子宫疼痛，常呈痉挛性，可伴有下腹坠痛、腰酸或其他不适，是年轻女性十分常见的疾病。痛经分为原发性痛经和继发性痛经，原发性痛经不伴有盆腔器质性病变，继发性痛经通常是器质性盆腔疾病的后果。

【病因与发病机制】

原发性痛经的病因并未完全明了，目前认为有以下因素：

1. 前列腺素合成与释放异常　子宫合成和释放前列腺素增加，是原发性痛经的重要原因。大部分原发性痛经妇女的月经血、宫腔冲洗液、经期子宫内膜及外周血中前列腺素比值显著升高。前列腺素不仅刺激子宫肌层过度收缩使子宫缺血，并且在剥脱的子宫内膜层，损伤点继续产生少量的前列腺素，使盆腔的神经末梢对前列腺素敏感化，致使机械刺激或化学刺激如缓激肽和组胺等引起疼痛的阈值降低。

2. 子宫收缩异常　原发性痛经的发生与子宫肌肉活动增强所导致的子宫张力增加和过度痉挛性收缩有关。

3. 其他　垂体后叶加压素是痛经的另一个重要致病因素。原发性痛经妇女中垂体后叶加压素水平升高，能引起子宫肌层及动脉壁平滑肌收缩加强，子宫血流减少，加重痛经症状。此外，原发性痛经还与精神因素、遗传因素有关。

【临床表现】

疼痛常在月经即将来潮或来潮后开始出现，并持续数小时至2～3日，疼痛常呈痉挛性，位于下腹正中，疼痛可放射到腰骶或大腿内侧，妇科检查无阳性所见。部分患者可伴有头痛、恶心、呕吐、腹泻等症状。

【辅助检查】

1. 血中前列腺素测定　大部分患者经期血中前列腺素比值升高。
2. B超检查　排除器质性病变。

【治疗原则与药物治疗要点】

原发性痛经治疗原则以镇痛、消除伴随症状为主。

1. 一般治疗　对痛经患者应重视精神心理治疗，进行必要的心理疏导，尤其对青春期少女更为重要。阐明月经期轻度不适是生理反应，痛经时可以卧床休息或热敷下腹部。

课堂互动

原发性痛经心理治疗重要吗？

2. 口服避孕药　适用于需要采取避孕措施的痛经患者。口服避孕药可以抑制内膜生长，降低血中前列腺素、加压素及缩宫素（催产素）水平，抑制子宫活动，从而减轻疼痛。

3. 前列腺素合成酶抑制剂　对于不需要寻求避孕措施或对口服避孕药效果不好的原发性痛经患者，可以用非甾体抗炎药来抑制前列腺素合成，达到治疗痛经的效果。主要药物有布洛芬、酮洛芬、甲氯芬那酸等。该类药物的主要副作用是胃肠道反应及过敏反应，胃肠道溃疡者禁用。

4. 钙拮抗剂　可降低子宫肌细胞周围的钙离子浓度，使子宫收缩减弱。常用硝苯地平，疼痛时用10mg舌下含服，多数可取得好效果。其副作用为头痛、心悸等。

5. 中药治疗　如痛经丸等。

原发性痛经中医方剂及主要中药

中医治疗原发性痛经要进行辨证论治，常用的方剂主要有血府逐瘀汤、桃红四物汤、生化汤、温经汤、膈下逐瘀汤等；主要中药有当归、川芎、赤芍、没药、乳香、桃仁、红花、蒲黄、五灵脂、血竭等。

第五节　女性生殖器官炎症

女性生殖器官炎症包括下生殖道的外阴炎、阴道炎、宫颈炎，上生殖道的盆腔炎、子宫内膜炎、输卵管炎、输卵管卵巢脓肿、盆腔腹膜炎等。

女性生殖器官

女性生殖器官包括内、外生殖器官。内生殖器官包括阴道、子宫、输卵管、卵巢，后两者称子宫附件；外生殖器官包括阴阜、大小阴唇、阴蒂、阴道前庭。

一、阴道炎

阴道炎是阴道黏膜及黏膜下结缔组织的炎症，是妇科常见病。阴道对病原体的侵入有自然防御功能，当阴道的自然防御功能遭到破坏，则病原体易于侵入，导致阴道炎症。阴道炎临床上以阴道分泌物增多以及外阴瘙痒为主要临床特点，性交痛也多见。常见的阴道炎有滴虫性阴道炎、外阴阴道假丝酵母菌病、老年性阴道炎等。

【病因与发病机制】

1. 滴虫性阴道炎　由阴道毛滴虫引起。滴虫适宜生长在温度为25℃～40℃、pH为5.2～6.6的潮湿环境，在pH为5.0以下或7.5以上的环境中则不生长。月经前后阴道pH值发生变化，经期后接近中性，故隐藏在腺体及阴道皱襞中的滴虫于月经前后常得以繁殖，引起炎症的发作。滴虫不仅寄生于阴道，还常侵入尿道，甚至膀胱、肾盂以及男性的包皮皱褶、尿道或前列腺。

传染方式：①经性交直接传播；②经公共浴池、浴盆、浴巾、游泳池、坐式便器、衣物、污染的器械及敷料等间接传播。

2. 外阴阴道假丝酵母菌病　外阴阴道假丝酵母菌病是一种常见的阴道炎，也称阴道念珠菌病。假丝酵母菌为条件致病菌，部分非孕妇女及部分孕妇阴道中有此菌寄生，并不引起症状。当阴道内糖原增加、酸度升高、局部细胞免疫力下降时，适合念珠菌的繁殖而引起炎症，故多见于孕妇、糖尿病患者等。此外，长期应用抗生素、肥胖可使会阴局部的温度及湿度变化，也易使念珠菌得以繁殖而引起感染。

传染方式主要为内源性传染，假丝酵母菌除寄生阴道外，还可寄生于人的口腔、肠道，这三个部位的假丝酵母菌可互相自身传染，少数患者可通过性交直接传染或接触感染的衣物而间接传染。

【临床表现】

1. 滴虫性阴道炎　主要症状是稀薄的泡沫状白带增多及外阴瘙痒，若有其他细菌混合感染则分泌物呈脓性，可有臭味。瘙痒部位主要为阴道口及外阴，间或有灼热、疼痛、性交痛等。若尿道口有感染，可有尿频、尿痛，有时可见血尿。检查时见阴道黏膜充血，严重者有散在出血斑点，草莓样宫颈，后穹隆有多量白带，呈灰黄色、黄白色稀薄液体或黄绿色脓性分泌物，常呈泡沫状。带虫者阴道黏膜常无异常改变。

2. 外阴阴道假丝酵母菌病　主要表现为外阴瘙痒、灼痛，严重时坐卧不宁，异常痛苦，还可伴有尿频、尿痛及性交痛。急性期白带增多，白带特征是白色稠厚呈凝乳或豆渣样。检查见外阴抓痕，小阴唇内侧及阴道黏膜附有白色膜状物，擦除后露出红肿黏膜面，急性期还可能见到糜烂及浅表溃疡。

【辅助检查】

1. 阴道分泌物悬滴法　在显微镜下可见到波状运动的滴虫或白假丝酵母菌的芽胞或菌丝。

2. 阴道分泌物培养法　若多次悬滴法找不到病原体时，可采用阴道分泌物培养法。

【治疗原则与药物治疗要点】

对于滴虫性阴道炎的治疗应坚持全身用药与局部用药相结合的原则，对于外阴阴道假丝酵母菌病的治疗则应消除诱因、改变阴道环境、杀菌消炎等。

1. 滴虫性阴道炎的治疗

（1）全身用药　甲硝唑400mg，每日2～3次口服，7日为1个疗程；对初患者单次口服甲硝唑2g，可收到同样效果。口服吸收好，疗效高，毒性小，应用方便。性伴侣应同时治疗。服药后偶见胃肠道反应，如食欲减退、恶心、呕吐、头痛、皮疹、白细胞减少等，一旦发现应停药。

（2）局部用药　可以单独局部给药，也可全身及局部联合用药，以联合用药效果佳。甲硝唑片200mg，每晚塞入阴道，每日1次，10次为1个疗程。局部用药前，可先用1%乳酸液或0.1%～0.5%醋酸液冲洗外阴或坐浴，改善阴道内环境，以提高疗效。

（3）治愈标准　滴虫性阴道炎常于月经后复发，故治疗后检查滴虫阴性时，仍应每次月经后复查白带，若经3次检查均阴性，方可称为治愈。

2. 外阴阴道假丝酵母菌病的治疗

（1）消除诱因　若有糖尿病应积极治疗；及时停用广谱抗生素、雌激素、皮质类固醇激素。勤换内裤，用过的内裤、盆及毛巾均应用开水烫洗。

课堂互动

长时间使用阿莫西林会诱发外阴阴道假丝酵母菌病吗？

（2）局部用药　可选用下列药物放于阴道内：①咪康唑栓剂，每晚1粒（200mg），连用7日；②克霉唑栓剂，每晚1粒（150mg）或1片（250mg），连用7日；③制霉菌素栓剂或片剂，每晚1粒（10万U）或1片（50万U），连用7～10日。局部用药前可用2%～4%碳酸氢钠液冲洗阴道，改变阴道酸碱度，造成不利于念珠菌生长的条件。

（3）全身用药　若局部用药效果差或病情较顽固者可选用下列药物：①伊曲康唑每次200mg，每日1次口服，连用3～5日；②氟康唑150mg，顿服；③酮康唑每次200～400mg，每日1次口服，连用5日。此类药损害肝脏，用药前及用药中应监测肝功能，有肝炎病史者禁用，孕妇禁用。

二、宫颈炎

宫颈炎症是妇科最常见的疾病。宫颈易受分娩、宫腔操作的损伤，宫颈管单层柱状上皮抗感染能力较差，并且由于宫颈管黏膜皱襞多，一旦发生感染，很难将病原体完全清除，而导致慢性宫颈炎症。急慢性宫颈炎的比较见表6-1。

表6-1　急慢性宫颈炎的比较

	急性宫颈炎	慢性宫颈炎
病因及发病机制	主要见于感染性流产、产褥期感染、宫颈损伤或阴道异物并发感染。常见的病原体为葡萄球菌、链球菌、肠球菌等	慢性宫颈炎多由急性宫颈炎转变而来。此外，性传播病原体沙眼衣原体及淋病奈瑟菌感染也可引起慢性宫颈炎
临床表现	主要症状为阴道分泌物增多，呈黏液脓性，阴道分泌物的刺激可引起外阴瘙痒，伴有腰酸及下腹部坠痛。妇科检查见宫颈充血、水肿、糜烂，有黏液脓性分泌物从宫颈管流出	主要症状为阴道分泌物增多，呈白色黏液，糜烂严重时有接触性出血。妇科检查时见宫颈糜烂、肥大、息肉，宫颈腺体囊肿等。宫颈糜烂可分轻、中、重三度
辅助检查	宫颈刮片或阴道镜检查	宫颈刮片或阴道镜检查
治疗原则及药物治疗要点	全身使用有效抗生素，单纯性淋病奈瑟菌性宫颈炎可用头孢曲松钠250mg单次肌注或头孢克肟400mg单次口服等。对沙眼衣原体宫颈炎可用多西环素100mg，每日2次口服，连续7日；或阿奇霉素1g单次顿服	局部治疗为主，包括物理治疗和药物治疗。治疗药物包括硝酸银、重铬酸钾、奥平（α干扰素）、抗生素、中药等

三、盆腔炎

盆腔炎即盆腔炎症性疾病，是由女性上生殖道炎症引起的一组疾病，包括子宫内膜炎、输卵管炎、输卵管卵巢脓肿和盆腔腹膜炎。由于盆腔器官多由内脏神经支配，疼痛感觉常定位不准确，因此，临床上不能确定炎症的部位是输卵管还是卵巢等，故把输卵管、卵巢附近的炎症称为附件炎。若盆腔炎未能得到及时正确的治疗，则可引起盆腔粘连、输卵管阻塞导致不孕、输卵管妊娠、慢性盆腔痛等。

▉ 课堂互动

盆腔炎会引起宫外孕吗？

【病因与发病机制】

盆腔炎的病原体主要是通过阴道而感染宫颈并上行引起子宫内膜炎、输卵管炎、输卵管卵巢脓肿和盆腔腹膜炎。盆腔炎多是由多种病原体引起的混合感染。

1. 外源性感染　主要是性传播感染的病原体，如淋病奈瑟菌、沙眼衣原体是主要的致病原，其他还有人型支原体和解脲支原体等。

2. 内源性感染　主要来自寄居于阴道内的菌群，包括需氧菌、厌氧菌等，多为混合感染。

【临床表现】

1. 症状　主要表现为下腹痛伴发热。若病情严重可有寒战、高热、食欲不振等；腹膜炎时，可出现恶心、呕吐、腹胀等消化系统症状；如有脓肿形成，可有下腹包块及局部压迫刺激症状；脓肿位于前方可有泌尿系统症状，若位于后方，则有腹泻、里急后重等直肠刺激症状等。

2. 妇科检查　可见宫颈内有大量脓性分泌物流出，穹隆有明显触痛，后穹隆若饱满、有波动感，提示可能有盆腔脓肿存在；宫颈充血、举痛明显；宫体有压痛，活动受限；子宫的两侧压痛明显，可触及输卵管增粗，有明显压痛；宫旁结缔组织炎时，可触及宫旁一侧或两侧有片状增厚，或两侧宫底韧带高度水肿、增粗，压痛明显。

【辅助检查】

1. 宫颈分泌物涂片或培养发现大量白细胞或培养出奈瑟菌或衣原体。
2. B超显示输卵管增粗或伴有积液等。
3. 腹腔镜检可见到增大的输卵管、囊性肿物，并可发现有无炎性渗出物等。

【治疗原则与药物治疗要点】

盆腔炎的治疗原则是根据病原体、药物敏感试验结果选择有效抗生素，注意选择广谱抗生素及联合用药。可选用下列常用方案：

1. 氧氟沙星 400mg，每日 2 次口服；甲硝唑 400mg，每日 2 次口服，连服 14 日。

2. 头孢曲松钠 250mg，单次肌肉注射，同时口服丙黄舒，或多西环素 100mg，每日 2 次口服，连服 14 日。

第六节　计划生育

计划生育是为了实现人口与经济、社会、资源、环境的协调发展而实施的生育调节。计划生育是我国的一项基本国策，其目的是控制人口增长、提高人口素质。计划生育是以避孕为主，保障使用者知情并选择安全、有效、适宜的避孕措施。下面主要介绍避孕、紧急避孕、人工流产等方法和技术。

一、避孕

避孕是指采用药物、器具或利用生殖规律达到避孕的目的，目前临床上主要有激素避孕、宫内节育器、外用避孕药具、自然避孕法等。

（一）激素避孕

激素避孕是应用人工合成的甾体激素避孕，各种激素类避孕药是由睾酮类衍生物、孕酮类衍生物、雌性激素衍生物等按不同比例合成的。

1. 激素避孕的常用方法

（1）口服避孕药　主要包括短效口服避孕药、探亲避孕药：①短效口服避孕药目前常用药有复方短效炔诺片（口服避孕片 1 号）、复方短效甲地孕酮片（口服避孕片 2 号）、复方左炔诺孕酮片等；②探亲避孕药又称速效避孕药，以孕激素、雌激素制剂复合而成，于探亲前 1 日或当日中午服用 1 片，以后每晚服 1 片，连服 10～14 日。

（2）长效避孕针　长效避孕针是长效避孕方法之一。主要是应用孕激素肌肉注射后局部积存缓慢释放而发挥长效作用。

（3）缓释系统避孕药　控制药物缓慢释放而维持恒定的血药浓度。主要有皮下埋植剂、缓释阴道避孕环等。

2. 激素避孕的作用机制　①抑制排卵；②改变宫颈黏液性状，不利于精子的穿透；③改变子宫内膜的性状，使子宫内膜不适于受精卵着床；④改变输卵管的功能，使输卵管不能正常的活动与蠕动，干扰受精卵的着床。

3. 激素避孕的禁忌证　①严重心血管疾病；②急、慢性肝炎或肾炎；③内分泌疾病如糖尿病、甲亢等；④血液病等；⑤哺乳期、原因不明的阴道流血等。

4. 激素避孕的副作用　激素避孕的副作用主要有类早孕反应、阴道流血、停经、色素沉着、体重增加等。

课堂互动

激素避孕有可能引起月经失调吗？

（二）宫内节育器

宫内节育器是一种安全、有效、经济、简便、可逆的节育方法，受到广大妇女的欢迎。在我国使用宫内节育器避孕占总避孕人数的80%。

1. 临床应用种类　宫内节育器有以下两类：①惰性宫内节育器，是第一代节育器，由惰性原料如金属、硅胶、塑料等制成；②活性宫内节育器，是第二代宫内节育器，其内含有活性物质如铜离子、激素类药等，避孕效果好，副作用少。

2. 避孕原理　宫内节育器的避孕原理主要是局部组织对异物的反应。宫内节育器引起宫腔局部炎症，对胚泡有毒杀作用，还能毒杀精子，阻碍受精卵的着床，从而达到避孕的目的。

3. 副作用及并发症　副作用主要有月经异常、下腹部或腰骶部疼痛、白带增多等。放置节育器时可产生出血、子宫穿孔、术后感染等并发症。

（三）外用避孕药具

1. 阴茎套　也称男用避孕套，这是目前最常用、最无害的男用避孕方法。既可以避孕，又能防止性传播疾病的感染。性交前选用合适的型号，射精后阴茎未痿软前捏住套口和阴茎一起取出，检查避孕套有无破裂，如有破裂，应立即采用紧急避孕法。

知识链接

男用避孕套使用注意事项

①根据阴茎勃起的大小，选择适当规格的阴茎套。②使用时要将其中气体排尽，尤其是小囊里的气体，以免在性交射精时，顶端破裂而导致避孕失败。③射精后，要在勃起的阴茎没有完全痿软前，用手指按住阴茎套口与阴茎一道抽出。④再次检查阴茎套有无破裂，若破裂可采取补救措施。

2. 女用避孕套　又称阴道套，是一种由乳胶制成的柔软袋状物。除阴道过紧、急性炎症、过敏外均可使用。

3. 阴道杀精剂　是性交前置入阴道、具有灭活精子作用的一类化学避孕制剂。

（四）自然避孕法

自然避孕法又称安全期避孕法，是指利用妇女月经周期中的生理规律识别处于月经周期中的"易受孕期"或"不易受孕期"，选择性交日期，达到避孕的目的。多数妇女月经周期为 28～30 日，预期在下次月经前 14 日排卵，排卵日及其前后 5 日以外时间即为安全期。由于妇女排卵过程易受情绪、性生活、健康状况的影响而提前或延迟，因此，安全期避孕并不十分可靠。

二、紧急避孕

紧急避孕是指在无保护性生活，或避孕失败（如阴茎套破裂、阴茎套滑脱）或特殊情况性交（如被强奸）后 3 日内，妇女为防止非意愿妊娠而采用的避孕方法。包括放置宫内节育器和口服紧急避孕药。

课堂互动

紧急避孕能作为常用的节育方法使用吗？

1. 适应证 避孕失败包括：①避孕套破裂、滑脱，未能做到体外排精；②错误计算安全期；③漏服短效避孕药；④宫内节育器脱落；⑤在性生活中未使用任何避孕方法；⑥遭到性暴力等。

2. 禁忌证 已经确定妊娠的妇女。

3. 紧急方法

（1）**紧急口服避孕药** 紧急避孕药只能对这一次无保护性生活起保护作用，在本周内不应再有性生活，常用紧急避孕药物剂量与方案见表 6-2。

表 6-2 紧急避孕药物应用方法

名称	每次片数	服用次数	给药时间
左炔诺孕酮片	1	2	无保护性交后 72 小时内首剂，12 小时后重复 1 次
复方左旋 18 甲短效避孕药	4	2	无保护性交后 72 小时内首剂，12 小时后重复 1 次
速效探亲片	1/2	2	无保护性交后 72 小时内首剂，12 小时后重复 1 次
米非司酮片	1	1	无保护性交后 120 小时内

（2）**紧急放置带铜宫内节育器** 可以用于紧急避孕，特别适合于希望长期避孕且符合放环的妇女。一般在无保护性生活后 5 日内放入带铜宫内节育器。

三、人工流产

人工流产分为早期人工流产和中期妊娠引产。凡在妊娠 3 个月内采用人工或药物方法终止妊娠称为早期人工流产。早期人工流产可分为手术流产与药物流产两种方法。

（一）手术流产

手术流产包括负压吸引术和刮宫术，手术流产可并发子宫穿孔、术中出血、术后感染、宫颈裂伤、吸宫不全、漏吸等。

1. 负压吸引术 适用于妊娠 10 周内自愿要求终止妊娠而无禁忌证者。

禁忌证：生殖道炎症，各种疾病的急性期；全身情况不良，不能耐受手术者；术前两次体温在 37.5℃ 以上者。

2. 刮宫术 适用于妊娠 10～14 周自愿要求终止妊娠而无禁忌证者，近年来该法已经被药物流产所取代。

（二）药物流产

药物流产是指早期妊娠应用药物终止妊娠的方法。其优点是方法简便、无创伤。

1. 药物流产的适应证 ①孕周≤49 日，本人自愿，年龄≤40 岁以下的健康妇女。②尿 HCG 阳性，B 超明确诊断。③人工流产术高危因素者。④多次人工流产史，对手术流产有恐惧和顾虑心理者。

2. 药物流产的禁忌证 ①米非司酮禁忌证：肾上腺及其他内分泌疾病、妊娠期皮肤瘙痒史及血液病、血管栓塞等病史。②前列腺素药物禁忌证：心血管疾病、青光眼、哮喘、癫痫、结肠炎等。

3. 药物流产的方法 目前以米非司酮配伍米索前列醇口服流产效果较好。其方法是米非司酮25mg，口服，每日2次，连续3日，于第4日上午口服米索前列醇0.6mg，对于49 日以内的妊娠流产率达93%。

4. 药物流产的副作用 主要有恶心、呕吐、腹泻、腹痛等消化道症状，以及出血、流产失败等。

同步训练

一、选择题

1. 肾盂肾炎最常见的感染途径是（ ）

   A. 外伤   B. 逆行感染   C. 血行感染

   D. 淋巴管感染   E. 邻近器官炎症的蔓延

2. 引起肾盂肾炎最多见的致病菌是（ ）

   A. 葡萄球菌   B. 克雷白杆菌   C. 变形杆菌

   D. 大肠埃希菌   E. 厌氧菌

3. 关于急性肾盂肾炎的用药原则，错误的是（ ）

   A. 轻症选用一种抗菌药物

   B. 重症联合用药

   C. 疗程 7～10 天

   D. 根据尿培养及药敏试验选用药物

   E. 注意调节尿液酸碱度以增强抗生素药物效果

4. 慢性肾小球肾炎的治疗原则为（ ）

   A. 以消除蛋白尿及血尿为目标

    B. 使用激素治疗为主

    C. 早期透析治疗

    D. 防止和延缓肾功能减退，改善症状

    E. 休息、饮食治疗为主

5. 急性肾小球肾炎的典型临床表现为（ ）

    A. 血尿、水肿、高血压

    B. 高脂血症、大量蛋白尿、血尿

    C. 贫血、大量蛋白尿、水肿

    D. 少尿、低蛋白血症、高脂血症

    E. 血尿、管型尿、高血压

6. 诊断尿路感染的主要辅助检查为（ ）

    A. 尿常规   B. 尿涂片   C. 尿培养

    D. B 超检查   E. 肾盂造影

7. 男性泌尿、生殖系统感染的致病菌是（ ）

    A. 革兰阴性杆菌   B. 革兰阳性杆菌   C. 革兰阴性球菌

    D. 革兰阳性球菌   E. 炭疽杆菌

8. 上尿路感染包括（ ）

    A. 肾盂肾炎、输尿管炎   B. 膀胱炎   C. 尿道炎

    D. 前列腺炎   E. 精囊炎

9. 明确泌尿系感染首先取决于（ ）

    A. 排尿困难

    B. 会阴部疼痛

    C. 尿内发现大量红细胞

    D. 尿内找到细菌或出现白细胞

    E. 尿道外口红肿

10. 女性尿路感染的途径是（ ）

    A. 直接感染   B. 淋巴感染   C. 血行感染

    D. 上行感染   E. 下行感染

11. 下尿路感染的主要症状是（ ）

    A. 脓血尿   B. 尿频、尿急、尿痛   C. 大便里急后重

    D. 会阴部疼痛   E. 耻骨上疼痛

12. 关于滴虫性阴道炎的治疗，下列说法不正确的是（ ）

    A. 夫妇双方应同时治疗

    B. 哺乳期不宜口服甲硝唑

    C. 常用 2% ~4% 碳酸氢钠溶液冲洗阴道

    D. 治疗后复查转阴，仍需治疗 1 个疗程

    E. 局部治疗与全身治疗相结合

13. 阴道有大量白色稠厚豆渣样白带，最可能的疾病是（ ）

    A. 念珠菌性阴道炎   B. 滴虫性阴道炎   C. 慢性宫颈炎

    D. 子宫内膜炎   E. 输卵管炎

14. 滴虫性阴道炎的传染方式不包括（　　）

　　A. 性交传播　　　　　B. 公共浴池传播　　　　C. 宫内传播

　　D. 游泳池传播　　　　E. 不洁器械传播

15. 功血是指（　　）

　　A. 生育期妇女的子宫异常出血

　　B. 神经内分泌功能失调引起的异常子宫出血

　　C. 围绝经期妇女的子宫异常出血

　　D. 青春期的子宫异常出血

　　E. 伴有子宫内膜非特异性炎症的异常出血

16. 无排卵性功血最常见于（　　）

　　A. 不孕妇女　　　　　B. 产后妇女

　　C. 青春期及围绝经期妇女

　　D. 育龄期妇女　　　　E. 流产后妇女

17. 关于原发性痛经，以下说法正确的是（　　）

　　A. 雌激素水平异常升高可以导致的痛经

　　B. 子宫自主神经敏感性增加易引发的痛经

　　C. 经期子宫内膜 PG 过度合成引起的痛经

　　D. 子宫内膜组织缺氧引起的痛经

　　E. 子宫内膜异位引起的痛经

18. 下列避孕方法中失败率较高的是（　　）

　　A. 放置宫内节育器　　B. 按期口服避孕药　　　C. 使用避孕套

　　D. 避孕针　　　　　　E. 安全期避孕

19. 服用口服避孕药的妇女，出现以下哪种情况应该停药（　　）

　　A. 闭经　　　　　　　B. 类早孕反应　　　　　C. 体重增加

　　D. 突发性出血　　　　E. 月经量减少

20. 放置宫内节育器的并发症不包括（　　）

　　A. 节育器脱落　　　　B. 感染　　　　　　　　C. 带环妊娠

　　C. 子宫穿孔　　　　　E. 血肿

参考答案

1. B　2. D　3. E　4. D　5. A　6. A　7. A　8. A　9. D　10. D　11. B　12. C　13. A

14. C　15. B　16. C　17. C　18. E　19. A　20. E

二、简答题

1. 简要说出慢性肾小球肾炎的治疗原则及药物治疗要点。

2. 叙述急性肾盂肾炎的药物治疗要点。

3. 月经失调包括哪些病？概括说出原发性痛经的原因。

4. 简要说出盆腔炎的药物治疗方案。

5. 简述药物流产的方法及副作用。

第七章　血液系统疾病

知识要点

　　掌握缺铁性贫血、再生障碍性贫血、特发性血小板减少性紫癜、过敏性紫癜及白血病的治疗原则及药物治疗要点；熟悉再生障碍性贫血、特发性血小板减少性紫癜、白血病的临床表现和辅助检查；了解贫血性疾病、出血性疾病及白血病的发病因素及机制。

　　血液系统由血液和造血器官组成。本章主要叙述各类贫血性疾病和出血性疾病，其主要表现有贫血、黄疸、鼻出血、牙龈渗血、月经过多、淤点、淤斑、肝及脾肿大、淋巴结肿大、胸骨压痛、牙龈肿胀、皮肤结节等。我国营养性贫血病疾病发病率逐年降低，而以白血病为代表的恶性血液疾病呈上升趋势，应引起社会的高度重视。

第一节　贫　　血

病例

　　病例 7-1　患者邢某，女，26 岁，职员。主诉：恶心呕吐、头晕、乏力 4 月余，发热 2 天。问诊：患者自怀孕以来，恶心、呕吐较重，纳差，头晕，耳鸣，乏力。查体：皮肤黏膜苍白，双侧扁桃体肿大，颌下淋巴结压痛明显。心率 92 次/分，听诊可闻及心尖部微细的收缩期吹风样杂音。检查：血象呈低色素、小细胞贫血。

　　问题：1. 考虑该患者可能诊断为何病？
　　　　　2. 该病治疗原则和用药要点是什么？
　　　　　3. 患者在饮食上应注意什么？

　　贫血是指外周血红细胞容量减少，低于正常范围下限的一种临床症状。因红细胞容量测定复杂，故临床上常以血红蛋白（Hb）浓度来代替。以我国海平面地区为参照，成年男性 Hb <120g/L、成年女性（非妊娠）Hb <110g/L、孕妇 Hb <100g/L，就可诊断为贫血。

一、缺铁性贫血

缺铁性贫血是由于人体对铁的需求与供给失调，导致血液中红细胞内铁缺乏，引起的小细胞低色素性贫血。我国边远地区和经济欠发达地区发病率较高。该病多见于婴幼儿、育龄妇女。

【病因与发病机制】

本病主要因铁的摄入不足，如婴幼儿偏食及女性妊娠、哺乳等；丢失过多，如女性月经过多、痔疮、消化性溃疡、肿瘤失血和肠道寄生虫感染等；吸收障碍，如胃大部切除、胃空肠吻合等而引起，从而导致体内贮存铁减少，细胞内缺铁，血红素合成障碍，血红蛋白生成减少，红细胞胞浆少、体积小，发生小细胞低色素性贫血。缺铁还可引起黏膜组织病变和外胚叶组织营养障碍。

【临床表现】

1. 症状 常见乏力、疲倦、头痛、头晕、耳鸣、心悸、气促、纳差。组织缺铁表现为精神行为异常，如烦躁、易怒、注意力不集中、异食癖；体力、耐力下降；易感染，如口腔炎、舌炎、舌乳头萎缩、口角炎、吞咽困难；儿童生长发育迟缓、智力低下；皮肤干燥，毛发干枯、脱落，指（趾）甲板缺乏光泽、脆薄易裂，重者呈匙状甲。

📘 课堂互动

贫血性疾病容易发生感染的机理是什么？

2. 体征 皮肤黏膜苍白；心率加快，在心尖部可听到收缩期吹风样杂音。

【辅助检查】

1. 血象检查 呈小细胞低色素性贫血。平均红细胞体积（MCV）低于80fl，平均红细胞血红蛋白量（MCH）小于27pg，平均红细胞血红蛋白浓度（MCHC）小于320g/L；血涂片中可见红细胞体积小、中央淡染区扩大；网织红细胞计数正常或升高；白细胞和血小板计数正常或降低。

2. 骨髓象检查 增生活跃或明显活跃，以红系增生为主，粒系、巨核系无明显异常。红系中以中、晚幼红细胞为主，呈"核老浆幼"现象。

3. 铁代谢检查 血清铁低于8.95μmol/L，总铁结合力大于64.44μmol/L；转铁蛋白饱和度小于0.15，血清铁蛋白低于12μg/L。骨髓涂片见骨髓小粒中缺乏含铁血黄素颗粒；铁粒幼细胞少于0.15。

4. 红细胞内卟啉代谢检查 游离原卟啉＞0.9μmol/L（全血），锌原卟啉＞0.96μmol/L（全血），游离原卟啉/血红蛋白＞4.5μg/g。

【治疗原则与药物治疗要点】

治疗原则首先是病因治疗，其次是补铁治疗，这是治疗本病的基本措施。

1. 一般治疗　病因治疗是治疗该病的前提，如营养不良的青少年、婴幼儿和妊娠妇女，应及时改善饮食，增加营养；积极防治女性月经过多症；全面治疗恶性肿瘤及消化性溃疡、寄生虫病等慢性失血性疾病。

> **知识链接**
>
> ### 人体铁吸收与代谢的原理
>
> 正常人每天造血需铁 $20 \sim 25 mg$，主要来自衰老破坏的红细胞。正常人每日维持体内铁平衡须从食物摄入铁 $1 \sim 1.5 mg$，孕、乳妇为 $2 \sim 4 mg$。动物食品铁吸收率为 20%，植物为 $1\% \sim 7\%$。铁吸收部位主要在十二指肠及空肠上段。食物铁状态、胃肠功能、体内铁储量、骨髓造血状态及某些药物均可影响铁的吸收。人体多余的铁储存于肝、脾、骨髓等器官之中。人每日排铁小于 $1 mg$，主要通过肠黏膜细胞脱落随粪便排出，少量由尿液、汗液或乳汁排出。

2. 药物治疗

（1）**补铁口服剂治疗**　琥珀酸亚铁 $0.1 g$，3 次/日，或硫酸亚铁 $0.3 g$，3 次/日，均为餐后服用。口服铁剂后，首先是外周血网织红细胞增多，2 周后血红蛋白浓度上升，一般 2 个月左右恢复正常。血红蛋白恢复正常后，需要持续服用 $4 \sim 6$ 个月，待铁蛋白正常停药。服用铁剂忌进食谷类、乳类和茶，以免影响铁的吸收；同时服食鱼、肉类及维生素 C，可加强铁剂的吸收。

（2）**注射铁剂治疗**　若口服铁剂吸收障碍或不能耐受，可用右旋糖酐铁 $50 mg$ 肌肉注射，每日或隔日 1 次，宜缓慢注射，直至补足总需量。总需量 =（需达到的血红蛋白浓度 - 患者的血红蛋白浓度）$\times 0.33 \times$ 患者体重（kg）。

二、再生障碍性贫血

再生障碍性贫血（简称再障）是指原发性骨髓造血功能衰竭综合征，主要表现为骨髓造血功能低下、全血细胞减少所致的贫血、出血、感染等。我国再障的发病率为 $7.4/100$ 万人口，可发生于任何年龄阶段，老年人发病率较高，男女发病无差异。根据患者病情、血象、骨髓象及预后，分为重型再障和非重型再障。

【病因与发病机制】

目前发病原因不明，可能与以下因素有关：

1. 药物因素　如抗癌药物阿糖胞苷、甲氨蝶呤、马利兰（白消安）等，或氯霉素类、解热镇痛类、磺胺类药物与个人敏感性相作用，常导致再障。

2. 化学毒物　苯及其衍生物、有机磷和有机氯杀虫剂、染发剂等化学因素也可致再障。

3. 电离辐射　X线、γ线或中子可穿过人体，进入细胞直接损害造血干细胞和骨髓微环境，长期接触放射线等可诱发再障。

4. 病毒感染　肝炎病毒特别是丙型肝炎病毒、风疹病毒、EB病毒、流感病毒皆可损害骨髓造血功能，引起再障。

以上因素与个体敏感性相互结合，从而导致机体造血干祖细胞缺陷、造血微环境异常、免疫破坏而发病。

【临床表现】

1. 症状

（1）**重型再障**　发病急，进展快，病情较重，常以出血、感染和发热为首发表现。贫血症状主要为乏力、头昏、心悸、气短等，呈进行性加重。①出血：内脏出血可见呕血、咯血、便血、尿血及阴道出血等，严重者可发生颅内出血，危及患者的生命；皮肤黏膜广泛有出血，可见淤点或淤斑，口、鼻、眼结膜等出血，且不易控制。②感染发热：多数患者有高热，体温在39℃以上，发热难以控制，多数在1年内死亡。以呼吸道感染最常见，其次是消化道、泌尿生殖道及皮肤黏膜感染等，常合并败血症。

（2）**非重型再障**　起病和进展均较缓慢，贫血、感染和出血等均较重型轻。病情较易控制，但不持久，常迁延多年不愈，少数到后期出现急性再障的表现。

2. 体征　患者体温高，皮肤黏膜有淤斑及出血。

【辅助检查】

1. 血象检查　呈全血细胞减少。

2. 骨髓象检查　多部位骨髓增生降低，粒、红系及巨核细胞明显减少，形态大致正常；淋巴细胞、网状细胞、浆细胞等非造血细胞相对增多；骨髓活检示骨髓造血组织减少，脂肪组织显著增加。

知识链接

再障诊断标准

1987年我国修订的再障诊断标准：①全血细胞减少，网织红细胞绝对值减少；②一般无脾肿大；③骨髓至少有少部位增生降低或重度降低（如增生活跃，须有巨核细胞明显减少），骨髓小粒成分中应见非造血细胞增多（有条件者应做骨髓活检）；④能除外引起全血细胞减少的其他疾病；⑤一般抗贫血药物治疗无效。

【治疗原则与药物治疗要点】

治疗原则为去除致病因素，对症支持治疗，预防和控制感染、出血和贫血。对重型再障实行保护性隔离，进行积极的心理疏导。

1. 一般治疗 当血红蛋白低于 60g/L，贫血症状较重时，可输浓缩红细胞，但输血宜适度。

2. 药物治疗

（1）**防治出血** 止血敏成人 0.5～1.0g/次，儿童每次 10mg/kg，3 次/日，口服；或 0.25～0.75g 加入 5% 葡萄糖溶液或等渗盐水中静滴，2 次/日。

（2）**控制感染** 根据血、尿细菌培养和药敏试验选用敏感抗生素。

（3）**促造血治疗** ①雄性激素为首选药物。司坦唑醇（康力龙）6～12mg，分 3 次口服，副作用为肝脏毒性反应；或丙酸睾酮 50～100mg 肌注，1 次/日，副作用为雄性化；或丹那唑（炔羟雄烯唑），疗程和剂量视治疗效果和不良反应确定。②造血细胞因子治疗：常用重组人粒系集落刺激因子（G－CSF），每日 5μg/kg；或重组人红细胞生成素（EPO），每日 50～100U/kg，皮下或静脉注射。一般在免疫抑制治疗重型再障后使用，维持 3 个月以上为宜。

课堂互动

促造血治疗为何首选雄性激素？

（4）**免疫抑制治疗** 抗胸腺球蛋白（ATG）或抗淋巴细胞球蛋白（ALG）是目前治疗重型再障的主要药物。马 ALG 每日 10～15mg/kg，连用 5 日；或兔 ATG 每日 3～5mg/kg，连用 5 日，静脉滴注，每日剂量应维持 12～16 小时，用药前做过敏试验。临床上常联合用环孢素每日 3～6mg/kg，维持治疗 2 年。药物不良反应有肝肾损害、牙龈增生及消化道反应等。还可用霉酚酸酯（骁悉）、环磷酰胺、甲波尼龙等治疗。

知识链接

中华骨髓库

中华骨髓库即中国造血干细胞捐献者资料库，成立于 1992 年，2001 年成立中国造血干细胞捐献者资料库管理中心。目前，资料库已在各省建立省级分库及定点实验室、质控实验室。据统计，全球有 37 个国家建立了 48 个骨髓库，美国国家骨髓库有 470 万份，欧洲 370 万份，我国台湾有 23 万份，资料表明登记人数已达 700 多万。中国资料库起步较晚，有待快速发展。为了拯救生命，升华自我，希望广大同学志愿加入。

3. 造血干细胞移植 如果有合适的供体，年龄在 40 岁以下的重型再障患者，无感染及其他并发症，可施行造血干细胞移植。

第二节　出血性疾病

人体在受到损伤后，血液可自血管内流出或渗出，此时机体可通过一系列的生理反应使出血停止。机体由于止血功能缺陷引起的自发性或血管破损出血不能自行停止的疾病，统称出血性疾病。紫癜性疾病占出血性疾病的 1/3，包括血管性紫癜和血小板性紫癜，临床上以皮肤、黏膜出血为主要表现。

一、过敏性紫癜

过敏性紫癜是临床上常见的一种血管变态反应性疾病，因机体对某些致敏物质发生变态反应，导致毛细血管脆性及通透性增加，血液外渗，使皮肤、黏膜及某些器官发生出血。同时可伴有血管神经性水肿、荨麻疹等过敏性表现。本病多发于春、秋季节，以青少年多见，男性略多于女性。

【病因与发病机制】

目前认为本病多因感染如细菌、病毒及寄生虫；食物如鱼、虾、蟹、鸡和牛奶等异性蛋白；药物如青霉素、头孢菌类抗生素，解热镇痛药如水杨酸类、保泰松、吲哚美辛、奎宁类，以及磺胺类、阿托品、异烟肼、噻嗪类利尿药、疫苗接种等；还有花粉、尘埃、虫咬及寒冷气候等致敏性物质刺激机体产生抗体，与抗原结合成抗原抗体复合物，沉积于血管内膜，激活补体，导致一系列炎症介质释放，引起皮肤、黏膜的血管炎症反应。

【临床表现】

1. **症状**　多数患者发病前有全身不适、低热、乏力等，以及上呼吸道感染前驱症状，随之出现典型临床表现。

（1）紫癜型　最常见。主要为皮肤紫癜，局限于四肢，尤以下肢及臀部多见；紫癜反复发作，对称分布，大小不等；随病情变化颜色由深变浅，2 周左右消退。可伴有皮肤水肿、荨麻疹等。

■ 课堂互动

为什么皮肤紫癜多见于四肢，特别是下肢及臀部多见？

（2）腹型　在发生皮肤紫癜时，患者常见阵发性腹部绞痛，位置在脐周、下腹部，甚或全腹，有恶心、呕吐、呕血、腹泻及黏液便、便血等症状。幼儿可出现肠套叠。

（3）关节型　除皮肤紫癜外，患者膝、踝、肘、腕等大关节受累，可出现肿胀、疼痛及功能障碍等；关节痛呈游走性，反复发作。

（4）肾型　发病率为 12%～40%，病情最严重。在皮肤紫癜基础上，肾功能损伤出现血尿、蛋白尿及管型尿，偶见水肿、高血压及肾衰竭等表现。多数病例在 3～4 周内恢复，少数可演变为慢性肾炎或肾病综合征。

（5）其他 少数患者累及眼部、脑及脑膜血管而出现视神经萎缩、虹膜炎、视网膜出血和水肿，以及中枢神经系统受损的表现。

2. 体征 皮肤紫癜呈深红色，按之不退色；腹型紫癜发作时可有明显压痛、肠鸣音亢进；关节型紫癜可有压痛，愈后不遗留关节畸形；肾型紫癜可见血尿、蛋白尿、管型尿及水肿等。

【辅助检查】

1. 毛细血管脆性试验 50% 以上阳性，可见毛细血管扩张、扭曲及渗出性炎症反应。

2. 血小板计数、功能及凝血相关检查 凝血时间延长，其他均正常。

3. 尿常规检查 肾型紫癜可见血尿、蛋白尿及管型尿。

4. 肾功能检查 肾型紫癜的肾功能受损，如血尿素氮升高、肌酐清除率下降等。

【治疗原则与药物治疗要点】

本病治疗原则为消除致病因素、远离致敏原、控制变态反应、酌情应用免疫抑制剂，必要时支持治疗。

1. 一般治疗 防治感染，清除局部感染灶，驱除肠道寄生虫，避免进食可能致敏的食物和药物。

2. 药物治疗

（1）抗组胺药 氯苯那敏（扑尔敏）：每次 4mg，1～3 次/日，口服，儿童适当减量。阿司咪唑（息斯敏）：年龄在 12 岁以上每次 10mg，1 次/日，口服。还可用去氯羟嗪、西米地丁及静注钙剂等。

（2）糖皮质激素 泼尼松 30mg/d，顿服或 3 次/日口服。重症者可用氢化可的松 100～200mg/d，或地塞米松 5～15mg/d，静脉滴注，症状改善后改口服，一般疗程不超过 30 日。

知识链接

糖皮质激素的不良反应

糖皮质激素的不良反应有：①肾上腺皮质功能亢进，如满月脸、向心性肥胖、痤疮、多毛、水肿、高血压、高血糖、低血钾、骨质疏松等；②诱发或加重感染，使隐匿的感染灶扩散、加重或出现新的感染灶；③消化系统并发症如恶心、呕吐、腹胀气、腹痛，甚至出血、穿孔；④诱发精神症状，出现欣快感、激动、失眠、惊厥或精神病及癫痫发作；⑤医源性肾上腺皮质功能减退，突然停药可出现全身不适、肌无力、低血压、低血糖等；⑥妊娠早期可致畸。

（3）**对症治疗**　维生素 C 每日 5～10g，静脉注射，持续用 5～7 天。腹痛较重者，可用阿托品或山莨菪碱（654 -2）口服或注射，伴呕血、血便者，可用奥美拉唑等。肾型患者可用肝素每日 100～200U/kg，静脉滴注；4 周后改为华法林，4～15mg/d 口服，2 周后改用维持量 2～5mg/d，持续 2～3 个月。注意注射部位可发生轻度血肿及坏死。如反复发作者，可酌情使用硫唑嘌呤、环孢素、环磷酰胺等免疫抑制剂。

二、特发性血小板减少性紫癜

特发性血小板减少性紫癜是因免疫机制导致血小板过度破坏的出血性疾病。以广泛皮肤黏膜及内脏出血为主要临床特征。我国发病率为 5～10/10 万人口，65 岁老年人发病呈升高趋势，男女发病率相近，但妇女在育龄期高于男性。临床上分为急性型和慢性型，急性型多见于儿童，慢性型多见于成人。

【病因与发病机制】

病因至今未明。目前认为与免疫因素、脾功能亢进、感染及雌激素等有关。

1. 免疫因素　50%～70% 的患者血浆和血小板表面可发现血小板糖蛋白特异性自身抗体，目前认为自身抗体致敏的血小板被单核巨噬细胞系统过度吞噬破坏是发病的主要机制。

2. 脾脏因素　脾是特发性血小板减少性紫癜产生抗血小板抗体的主要场所，也是血小板被破坏的重要场所。

3. 感染因素　细菌或病毒感染与本病密切相关。急性患者发病前 2 周常有呼吸道感染史；慢性患者常因感染而加重。

4. 其他因素　慢性特发性血小板减少性紫癜多见于育龄妇女，现已发现雌激素可能抑制血小板生成及促进血小板的破坏。

【临床表现】

1. 症状

（1）**急性型**　50% 以上见于儿童，发病前 1～2 周有呼吸道感染史，特别是病毒感染史。起病急，可有畏寒，寒战，发热，全身皮肤淤点、淤斑、紫癜，尤以下肢多见，严重者出现血肿及血泡。黏膜以鼻、口腔、齿龈及舌出血常见。当血小板低于 20 × 10^9/L时，可有呕血、黑粪、咯血、阴道出血、尿血等内脏出血，偶因视网膜出血而失明，颅内出血可致剧烈头痛、意识障碍、瘫痪及抽搐，甚至导致死亡。

■ **课堂互动**

急性特发性血小板减少性紫癜为什么常有呼吸道感染史？

（2）**慢性型**　常见于成年人。起病隐匿，皮肤黏膜出血较轻而局限，但易反复发生。女性以月经过多或子宫出血为主要表现，严重内脏出血较少见，但在感染时患者病情可加重。较少自行缓解。

2. 体征　如出血量较大，可出现贫血、血压降低，甚至休克；病程半年以上者可有轻度脾肿大。

【辅助检查】

1. 血象检查　发作期血小板计数减少；血小板平均体积增大，出血时间延长；白细胞计数正常或稍高。

2. 骨髓象检查　骨髓巨核细胞数增多或正常，急性型巨核细胞比例增加，慢性型颗粒型巨核细胞显著增加；但两型均呈现血小板形成型巨核细胞减少。

3. 出凝血检查　出血时间延长；毛细血管脆性试验阳性；血块退缩不良；凝血时间正常，血小板寿命缩短。

【治疗原则与药物治疗要点】

本病治疗以糖皮质激素类药物为首选；必要时实施脾切除术；酌情使用免疫抑制剂，避免使用减少血小板的药物。

1. 一般治疗　当患者血小板低于 $20 \times 10^9/L$ 时，应严格卧床休息，避免外伤。

2. 药物治疗

（1）**糖皮质激素类药物**　一般为首选，有效率约为 80%。常用泼尼松 30 ～ 60mg/d，分次或顿服。急性型或病情严重者，可用等效量地塞米松或甲泼尼龙静脉滴注；病情好转后逐渐减量，维持治疗 5 ～ 10mg/d，持续治疗 3 ～ 6 个月。

（2）**免疫抑制剂**　在糖皮质激素或脾切除无效时使用。①长春新碱最常用，每次 1mg，每周 1 次，静脉注射，4 ～ 6 周为 1 个疗程。②环磷酰胺 50 ～ 100mg/d，分次口服，疗程 3 ～ 6 周，出现疗效后逐渐减量，维持 4 ～ 6 周；或 400 ～ 600mg/d 静脉注射，每 3 ～ 4 周 1 次。③硫唑嘌呤 100 ～ 200mg/d，分次口服，3 ～ 6 周为 1 个疗程，随后 25 ～ 50 mg/d，维持 8 ～ 12 周，可致粒细胞减少症。④环孢素 250 ～ 500mg/d，口服，维持量 50 ～ 100mg/d，可持续 6 个月以上，适用于难治性患者。⑤霉酚酸酯（骁悉）0.5 ～ 1.0g/d，口服，副作用为粒细胞减少。⑥利妥昔单克隆抗体 375mg/m² 静注，可减少自身抗体生成，有学者认为可代替脾切除。

知识链接

使用免疫抑制剂注意事项

　　免疫抑制剂主要用于防止器官移植排斥反应和自身免疫性疾病，大量使用可出现的副作用有：①骨髓抑制，导致粒细胞减少，甚至发生再生障碍性贫血；②肝功能损害；③胃肠道反应，如恶心、厌食、肠黏膜溃疡；④可能致畸；⑤诱发恶性肿瘤。

（3）**急症处理** 当血小板低于 $20 \times 10^9/L$ 伴出血时，成人可按 $10 \sim 20U$ 输注血小板，病情严重可重复使用；静脉注射免疫球蛋白，$400mg/kg$，$4 \sim 5$ 日为 1 个疗程，1 个月后可重复。血浆置换 $3 \sim 5$ 日内连续 3 次以上，每次置换 $3000ml$ 血浆，也有一定的效果。

（4）**其他治疗** 达那唑是合成的无男性化不良反应的雄性激素，$300 \sim 600mg/d$，口服，与糖皮质激素有协同作用。作用机制与免疫调节及抗雌性激素有关。氨肽素 $1g/d$，分次口服。

3. 脾切除 脾切除术的有效率为 $70\% \sim 90\%$。

（1）**适应证** ①正规糖皮质激素治疗无效，病程迁延 $3 \sim 6$ 个月；②糖皮质激素维持量需大于 $30mg/d$；③有糖皮质激素使用禁忌证；④^{51}Cr 扫描脾区放射指数升高。

（2）**禁忌证** ①年龄小于 2 岁；②患者处于妊娠期；③因其他疾病不能耐受手术。

第三节 白血病

白血病是一类造血干细胞的恶性克隆性疾病，因白血病细胞过度增殖，浸润其他组织器官，而使正常造血受到抑制。临床表现为感染、出血、贫血及浸润征象。

我国白血病的发病率约为 $2.76/10$ 万。据恶性肿瘤死亡率统计，白血病占第 6 位（男性）和第 8 位（女性），在 35 岁以下人群中居第 1 位。临床上白血病分为急性和慢性两类。急性白血病（AL）以急性髓细胞白血病（AML）发病率较高，成年人多见。急性淋巴细胞白血病（ALL）次之，以儿童多见。慢性髓细胞白血病（CML）发病率随年龄增长而升高。急性白血病和慢性白血病在临床上差异较大，故分别论述。

一、急性白血病

我国急性白血病比慢性白血病多见（约为 7 : 1），病程进展迅速，可广泛浸润肝、脾、淋巴等脏器组织，出现贫血、出血、感染及浸润等临床表现。

【病因与发病机制】

病因尚未明确，目前认为染色体异常，癌基因突变、活化和抑癌基因失活等是本病的重要机制。

1. 生物因素 主要是病毒感染和免疫功能异常。如人类 T 淋巴细胞病毒 - Ⅰ 型可引起成人 T 细胞白血病/淋巴瘤（ATL）。

2. 物理因素 长期身处 X 射线、γ 射线等电离辐射环境中，可使机体骨髓抑制和免疫力下降，DNA 突变、断裂和重组，导致人群白血病的发生率升高。

3. 化学因素 经常接触苯及含苯的有机溶剂、使用抗肿瘤药如烷化剂和拓扑异构酶 Ⅱ 抑制剂以及氯霉素、保泰松、乙亚胺及其衍生物乙双吗啉等细胞毒物质均可引起白血病。

4. 遗传因素　家族性白血病占白血病的7‰，某些遗传性疾病和免疫缺陷性病患者易发生白血病，如先天性全血细胞减少症、先天性血管扩张红斑症及先天性免疫蛋白缺乏症等患者白血病发病率均较高。

5. 其他血液病　如骨髓增生异常综合征、阵发性睡眠性血红蛋白尿症、多发性骨髓瘤、淋巴瘤等病可发展为急性白血病。

知识链接

造血干细胞 ABC

人体造血细胞均来源于一种最原始的血细胞，由它不断地增殖、分化，生生不息，产生多种多样的血细胞，如红细胞、白细胞和血小板，人们称之为种子细胞或万能细胞，即造血干细胞。

【临床表现】

1. 症状　急性发病多见于儿童及青少年，以高热、贫血、严重出血等为主要表现；起病缓慢者，多见面色苍白、皮肤紫癜、月经过多、出血难止等症。

（1）**贫血**　贫血往往是首发表现，呈进行性加重，表现为乏力、多汗、气促、心率加快。

课堂互动

急性白血病患者为何易发热且体温可高达39℃～40℃？

（2）**发热**　50%以上的患者以发热起病，体温甚至高达39℃～40℃。白血病可以发热，继发性感染如口腔感染、肺部感染、泌尿道及肛周感染亦常见发热，严重者可因败血症而死亡。

（3）**出血**　40%左右的患者可有出血症状，以牙龈出血、鼻出血、皮肤淤点和淤斑、月经过多、眼底出血等多见，甚则遍及全身，严重者颅内出血可导致死亡。

2. 体征

（1）**肝、脾、淋巴结肿大**　以急性淋巴细胞白血病多见。全身浅表淋巴结肿大，质地中等，无压痛；肝、脾肿大为轻至中度。

（2）**骨、关节压痛**　常见胸骨下段压痛。

（3）**神经系统**　白血病细胞浸润中枢神经系统，可出现头痛、头晕，甚者呕吐、颈项强直、昏迷、抽搐等。

（4）**其他**　眼部绿色瘤多见于急性；皮肤浸润表现为皮疹或皮下结节；肾脏浸润常见蛋白尿、血尿；单侧睾丸无痛性肿大。

【辅助检查】

1. 血象检查　如白细胞计数低者（<1.0×10⁹/L），称为白细胞不增多性白血病；如白细胞>10×10⁹/L，则称白细胞增多性白血病。患者可有贫血，约50%患者血小板<60×10⁹/L。涂片可见不同数量的原始及幼稚细胞。

2. 骨髓象检查　WHO的分类诊断标准：骨髓原始细胞≥20%可诊断为急性白血病。多数患者骨髓象增生极为活跃，以原始细胞为主，而较成熟中间阶段细胞缺如，并残留少量成熟粒细胞，形成所谓"裂孔"现象。

3. 其他　血尿酸浓度多升高，特别在化疗期间。脑膜白血病时，脑脊液白细胞数升高，蛋白质增多，而糖定量减少，其中可找到白血病细胞。

【治疗原则与药物治疗要点】

本病治疗原则主要是消除白血病细胞，控制白血病细胞恶性增生，治疗各种并发症。

1. 一般治疗　高热、严重贫血或有明显出血患者，应卧床休息，进食高热量、高蛋白饮食，维持水、电解质平衡，必要时输血。

2. 药物治疗　化学治疗可分为诱导缓解和维持治疗两个阶段。

（1）*急性淋巴细胞白血病的治疗*　儿童初治病例完全缓解（CR）率可达90%～95%；成人达80%～90%。①VP方案：是该病的基本治疗方案。长春新碱（VCR）2mg/m²，静注，第1天，每周1次；泼尼松60mg/m²，每日3次口服，第1～7天；长春新碱主要毒副作用是末梢神经炎和便秘。②DVP方案：柔红霉素（DRN）1mg/kg静注，第1天，每周1次；长春新碱1.5mg/m²静注，第1天，每周1次；泼尼松40mg/m²口服，第1～8天；4～6周为1个疗程。但蒽环类药物有心脏毒性作用，对儿童尤甚。维持治疗：病情完全缓解后，应继续用原方案巩固疗效。

（2）*急性髓细胞白血病的治疗*　DA方案：柔红霉素（DNR）45mg/（m²·d）静注，第1～3天，间隔1～2周重复；阿糖胞苷（Ara–C）100mg/（m²·d），持续静脉滴注，第1～7天。维持治疗：一般以甲氨蝶呤15mg，肌注或口服，六甲蜜胺每日100mg/m²，环磷酰胺200mg/m²，口服，每周1次，长期维持。

二、慢性髓细胞白血病

慢性髓细胞白血病（CML）又称慢粒，是发生在多能造血干细胞上的恶性骨髓增生性疾病，主要涉及髓系，外周血粒细胞显著增生并有不成熟性。临床上发展缓慢，以脾肿大及白细胞计数异常升高多见，其病程演变依次为慢性期、加速期、急变期。本病以30～40岁患者居多，20岁以下罕见，男性略多于女性。

【病因与发病机制】

与急性白血病相同。

【临床表现】

1. 症状　患者有疲倦乏力、低热、多汗、消瘦等。以脾脏肿大为重要特征，可产生上腹部坠胀感。早期少有感染，明显的贫血及出血多在急变期出现。当白细胞极度增生可发生"白细胞淤滞症"，有高黏稠综合征，表现为耳鸣、头昏，甚至中枢神经系统出血或呼吸窘迫综合征。慢粒起病缓慢，慢性期一般持续1~4年，以后进入加速期及急变期。

> **课堂互动**
>
> 慢性髓细胞白血病脾脏肿大的机理是什么？

2. 慢粒分期

（1）**慢性期（CP）**　即稳定期。部分患者病情稳定可持续10年以上，化疗有效；如治疗不当，则死于并发症，如白细胞淤滞症、脾梗死或破裂、血栓或出血等。

（2）**加速期（AP）**　可维持数月或数年，患者有发热、贫血、出血加重；脾脏进行性肿大；血小板进行性降低或升高；外周血嗜碱性粒细胞 >0.2；原始细胞在血中或骨髓中 >0.1。

（3）**急变期（BP/BC）**　即临床终末期。临床表现同急性白血病，预后较差，常在数月内死亡。具备下列之一即可诊断：外周血原粒 +早幼粒细胞 >0.3，骨髓原始细胞或原淋 +幼淋或原单 +幼单≥0.2；骨髓中原始粒细胞 +早幼粒细胞≥0.5；有骨髓外原始细胞浸润。

3. 体征

（1）**肝、脾肿大**　90%患者有脾肿大，甚者平脐，质坚平滑无压痛；发生脾梗死，可有局部压痛和摩擦音。半数患者肝大。淋巴结肿大一般是早期急变的首发表现。

（2）**眼底变化**　眼底镜检可有眼底充血及出血等。

（3）**其他**　压痛多在胸骨体部。皮肤出现浸润性肿块，称为粒细胞肉瘤。

【辅助检查】

1. 血象检查　白细胞计数一般超过 $20 \times 10^9/L$，可高达 $100 \times 10^9/L$。白细胞分类可见各发育阶段的粒系细胞，以中幼、晚幼和杆状粒细胞占优势，原始细胞 <0.1，嗜酸及嗜碱性粒细胞可增多。血小板计数在早期正常或升高，晚期则减少；并有贫血。

2. 中性粒细胞碱性磷酸酶（NAP）检测　活性降低或缺如。治疗获效后可恢复正常，复发后又下降。该检测有助于该病与其他骨髓增殖性疾病相鉴别，也可作为评估预后的指标。

3. 骨髓象检查　骨髓增生显著活跃，以粒细胞为主。其中中、晚幼及杆状核细胞增多明显，原始细胞 <0.1。嗜酸和嗜碱性粒细胞也增多。红细胞相对减少，粒、红比例升高。巨核细胞正常或增多，晚期减少。

4. 细胞遗传学及分子生物学检查 95%以上患者细胞中出现 Ph 染色体，该染色体可见于粒、红、单核、巨核及淋巴细胞中。5%的患者可具有 BCR－ABL 融合基因阳性而 Ph 染色体隐性。

5. 血液生化测定 血清及尿中尿酸浓度均升高，血清乳酸脱氢酶也升高。

【治疗原则与药物治疗要点】

慢粒治疗应重视慢性期早期积极化疗，避免疾病转化，改善预后。

1. 一般治疗 加强营养，病情较重者注意休息。

2. 药物治疗

（1）**羟基脲** 为目前首选化疗药物。羟基脲每日 3g，分 2～3 次口服，待白细胞减至 20×10^9/L 时，剂量减半；减至 10×10^9/L 时，每日 0.5～1g 维持治疗。定期复查血象，以免骨髓抑制。

（2）**白消安（马利兰）** 初始每日 4～6mg，分 2～3 次口服，通过用药使白细胞维持在 $(7～10) \times 10^9$/L。其毒性作用是骨髓抑制、皮肤色素沉着、精液缺乏或停经、肺纤维化，目前已少用。

（3）**干扰素治疗** 干扰素－α，300 万～500 万 U/（$m^2 \cdot d$）皮下注射或肌注，每周 3～7 次，可长期使用，具有抗细胞增殖作用。

3. 造血干细胞移植（ALLo－SCT） 造血干细胞移植是目前治愈慢粒的有效方法。患者年龄以 <45 岁为宜，以诊断后 1 年内的慢性期 CML 移植效果较佳。

知识链接

造血干细胞移植术

造血干细胞移植术是指对患者进行全身照射、化疗和免疫抑制治疗后，将正常供体或自体的造血细胞经血管输注给患者，使其重建正常的造血和免疫功能。造血干细胞移植可分为骨髓移植、外周血干细胞移植和脐血干细胞移植，现在提倡采集外周血造血干细胞。目前广泛应用于恶性血液病、非恶性难治性血液病、遗传性疾病和某些实体瘤的治疗。

同步训练

一、选择题

1. 关于再生障碍性贫血的临床表现，描述错误的是（　　）

A. 好发于 15～29 岁青少年，男性多于女性

B. 急性者以贫血和感染为首发及主要表现

C. 慢性者久治无效可有颅内出血

D. 一般无肝脾肿大

E. 病毒感染可诱发

2. 患者缺铁性贫血时，检查常见（　　）

    A. 膝关节变形　　　　　B. 肢端肥大　　　　　C. 杵状指

    D. 匙状甲　　　　　　　E. 指甲肥厚

3. 缺铁性贫血最常见的发病原因为（　　）

    A. 异食癖　　　　　　　B. 高脂肪饮食　　　　C. 体内铁平衡的异常

    D. 过度劳累　　　　　　E. 细菌感染

4. 再生障碍性贫血的主要诊断依据是（　　）

    A. 全血细胞减少　　　　B. 肝脾肿大　　　　　C. 网织红细胞增多

    D. 骨髓增生活跃　　　　E. 血液淋巴细胞比例降低

5. 缺铁性贫血治疗最重要的措施是（　　）

    A. 输血　　　　　　　　B. 口服铁剂　　　　　C. 补充维生素

    D. 重组人细胞生成素　　E. 司坦唑醇

6. 再生障碍性贫血促造血治疗，应首先考虑用（　　）

    A. 口服铁剂　　　　　　B. 环孢素　　　　　　C. 免疫抑制剂

    D. 雄性激素　　　　　　E. 麦考酚吗乙酯

7. 特发性血小板减少性紫癜发病与下列何项无关（　　）

    A. 感染　　　　　　　　B. 放射线　　　　　　C. 脾脏

    D. 免疫因素　　　　　　E. 女性雌激素

8. 过敏性紫癜与特发性血小板减少性紫癜最主要的区别是（　　）

    A. 病程长短　　　　　　B. 血小板计数

    C. 骨髓幼稚细胞分类及计数

    D. 血红蛋白量　　　　　E. 出血时间延长

9. 特发性血小板减少性紫癜患者在什么情况下，不考虑脾切除（　　）

    A. 正规糖皮质激素治疗无效，病程 3～6 个月

    B. 糖皮质激素治疗量 >30mg/d

    C. 扫描脾区放射指数升高

    D. 妊娠期

    E. 糖皮质激素使用禁忌证

10. 患者陈某，男，13 岁。主诉：皮肤淤点及淤斑、发热、乏力 1 月余，呕血 1 天。查体：患者双下肢及臀部皮肤有淤点、淤斑，腹部压痛明显。血象：BT 延长，余无异常。其诊断是（　　）

    A. 再生障碍性贫血

    B. 原发性血小板减少性紫癜

    C. 过敏性紫癜

    D. 急性白血病

    E. 缺铁性贫血

11. 慢性白血病的发病过程分期为（　　）

    A. 急性期、亚急性期、慢性期

    B. 慢性期、加速期、急变期

    C. 慢性期、急变期

    D. 急性期、慢性期

　　E. 急性期、加速期

12. 急性白血病的治疗，首选何种方案（　）

　　A. VP（长春新碱、泼尼松）方案　　　B. 口服铁剂　　　C. 雄性激素

　　D. 环磷酰胺　　　　　　　　　　　　E. 地塞米松

13. 急性白血病时，下例除哪种表现外均可见（　）

　　A. 贫血　　　　　　　　　　B. 牙龈出血　　　C. 低热、盗汗

　　D. 女性月经量多　　　　　　E. 肺部感染、肛周脓肿

14. 再生障碍性贫血的发病与哪项因素无关（　）

　　A. 脾功能亢进　　　　　　　　B. 造血干祖细胞缺乏

　　C. 免疫异常　　　　　　　　　D. 造血微环境异常　　E. 病毒感染

15. 慢性白血病的治疗首选药物为（　）

　　A. 环磷酰胺　　　　　　　　B. 长春新碱　　　C. 泼尼松

　　D. 羟基脲　　　　　　　　　E. 白消安

参考答案

1. A　2. D　3. C　4. A　5. B　6. D　7. B　8. B　9. D　10. C

11. B　12. A　13. C　14. A　15. D

二、简答题

1. 简述过敏性紫癜的药物治疗要点。

2. 简述急性白血病的治疗原则和用药特点。

3. 简述再生障碍性贫血的临床表现。

4. 试述特发性血小板减少性紫癜的发病原因和机制。

第八章 营养、代谢障碍与内分泌系统疾病

知识要点

掌握甲状腺功能亢进症、糖尿病、肥胖症的治疗原则与药物治疗要点；熟悉甲状腺功能亢进症、糖尿病、肥胖症的临床表现和辅助检查；了解甲状腺功能亢进症、糖尿病、肥胖症的病因及发病机制。

营养、代谢障碍与内分泌系统疾病包括营养（糖摄入过多易引起肥胖症）、代谢（各种原因所致糖尿病及糖耐量减低）与内分泌疾病（甲状腺功能亢进症即甲状腺腺体本身产生过多甲状腺激素而引起的甲状腺毒症）。营养、代谢障碍与内分泌系统疾病的主要临床表现有食欲亢进、多食、多饮、体重改变（增加或减少）等。目前，糖尿病与肥胖症已成为临床的常见病、多发病。据世界卫生组织（WHO）估计，全球目前糖尿病患者已超过 1.5 亿，而我国现有糖尿病患者超过 4 千万，居世界第 2 位。据统计，我国超重人数为 2.0 亿，而肥胖症人数为六千多万。

第一节 甲状腺功能亢进症

病例

病例 8-1 某患者，女性，36 岁，公司职员。主诉：多食、消瘦 1 年余，加重伴高热、心悸 1 天。患者 1 年前始出现多食、消瘦，每天进食 4~5 次，每次食半斤以上食物，但仍感饥饿，体重由原来的 65kg 半年内下降到 45kg，同时伴有烦躁、易怒。1 天前，因外出受凉，上述症状加重，并伴有高热（体温 40℃）、心悸。发病以来无明显多饮、多尿。查体：体温 40℃，脉搏 160 次/分，呼吸 25 次/分，血压 132/82mmHg。神清，全身浅表淋巴结无触及，咽部充血，双侧扁桃体 I 度肿大。双肺呼吸音增粗。心率 160 次/分，律齐，无明显杂音。腹软，无压痛，肝脾无触及，肠鸣音 5 次/分。实验室检查：Hb 136g/L，WBC 12.0×10^9/L，N 0.8，L 0.2。

问题：1. 本病诊断及诊断依据是什么？

2. 进一步确诊应首选何种检查?

3. 该病治疗原则及药物治疗要点是什么?

甲状腺功能亢进症简称甲亢,是指由多种原因引起甲状腺腺体组织增生、功能亢进、产生和分泌过多甲状腺激素所引起的临床综合征。弥漫性毒性甲状腺肿(Graves病)为甲亢中最常见的一类,占全部甲亢的80%~85%,甲亢以女性显著高发,男女之比为1:(4~6),高发年龄在20~50岁之间。临床上常以甲状腺毒症(是指血液循环中甲状腺激素过多,引起以神经、循环、消化等系统兴奋性增强和代谢亢进为主要表现的一组临床综合征)、弥漫性甲状腺肿、突眼征为主要表现。

知识链接

甲状腺解剖与生理

甲状腺位于甲状腺软骨的下方,呈蝶状紧贴于第2~4气管环的两侧,表面光滑,柔软不易触及,可随吞咽动作而上下移动。

甲状腺激素主要有两种:三碘甲状腺原氨酸(T_3)和四碘甲状腺原氨酸(T_4)。甲状腺激素的主要生理作用是促进物质和能量代谢及生长和发育过程。

【病因与发病机制】

目前公认本病的发生与自身免疫有关,属于自身免疫性甲状腺病。多年来研究发现,甲亢的发生,首先与甲亢患者自身存在体内 Ts 细胞的免疫监控和调节功能有遗传缺陷有关,当遇到精神刺激、细菌感染等应激时,机体免疫稳定性被破坏,从而产生针对甲状腺细胞 TSH 受体的特异性自身抗体,称为 TSH 受体抗体(TRAb)。TRAb 具有与甲状腺细胞膜上的 TSH 受体结合的能力,并阻止 TSH 与 TSH 受体相结合,从而激活腺苷酸环化酶,使环磷腺苷(cAMP)增多,导致甲状腺细胞增生和甲状腺激素合成与分泌增加。

知识链接

下丘脑 - 垂体 - 甲状腺系统

下丘脑产生促甲状腺素释放激素(TRH:作用于腺垂体产生促甲状腺激素)

↓

腺垂体产生促甲状腺激素(TSH:作用于甲状腺,调节甲状腺功能,促进甲状腺细胞的增生和甲状腺激素的合成释放)

↓

甲状腺产生甲状腺激素(T_3、T_4:作用是促进机体物质与能量代谢,从而促进机体生长和发育)

【临床表现】

甲亢的临床表现主要是甲状腺毒症、弥漫性甲状腺肿、突眼征三大表现。

1. 甲状腺毒症

（1）**高代谢表现** 甲状腺激素分泌增加导致代谢亢进、加速，患者常有多食、易饥、疲乏无力、怕热多汗、皮肤潮湿，尤以手足掌、脸、颈、腋下等处为多，伴体重显著下降等。

（2）**精神神经系统表现** 甲状腺激素分泌增多导致交感神经兴奋性升高，患者常有神经过敏、烦躁易怒、焦虑不安、失眠多梦、记忆力下降，舌及手细震颤，偶有抑郁寡言、表情淡漠等。

（3）**消化系统表现** 患者食欲亢进，大便多呈糊状，次数明显增多，体重下降。少数患者有厌食、恶心。严重者有肝肿大、肝功能损害。

（4）**心血管系统表现** 心悸、气促，严重者有心律失常、心脏扩大、心力衰竭等。①心动过速：常为窦性心动过速，休息或睡眠时仍快，为本病特征之一；②心律失常：以期前收缩较多，房性者常见；③心脏增大，甚至心衰；④血压改变：收缩压升高，舒张压降低，脉压增大，出现水冲脉、毛细血管搏动征、枪击音等。

（5）**运动系统表现** 多数患者有肌肉软细无力，严重者可发展为甲亢性周期性麻痹、甲亢性重症肌无力、慢性甲亢性肌病等。

（6）**其他表现** 女性患者可有月经减少或闭经；男性患者可有阳痿，偶有乳房增大。部分患者可有脱发、早生白发、皮肤黏液性水肿等。本病患者由于代谢亢进、消耗增加，可以引起各种贫血，白细胞计数降低，淋巴细胞和单核细胞可相对增加，血小板数目减少。

2. 甲状腺肿

多数甲状腺呈弥漫性、对称性肿大，早期表面光滑，质地柔软。久病甲状腺质韧，表面有结节。由于甲状腺内血管扩张，血流增多、加速，故在颈部腺体处常可闻及血管杂音或触及震颤。

> **课堂互动**
>
> 甲状腺肿大的检查方法有哪些？其主要方法是什么？

3. 突眼征

是甲亢特征性表现之一，可分为非浸润性突眼和浸润性突眼两种。

（1）**非浸润性突眼** 又称良性突眼，占患病的大多数。病因与甲状腺毒症所致的交感神经兴奋性升高有关。临床表现为：①轻度突眼；②眼裂增大；③少瞬目；④由于上眼睑后缩，双眼向下看时眼球不能随之下垂；⑤眼球向上看时，前额皮肤不能皱起；⑥双眼球内聚欠佳。

（2）**浸润性突眼** 又称恶性突眼，较少见，但症状较重。病因与眶周组织的自身免疫炎症反应有关。临床表现：①突眼较严重，多在18mm以上；②伴有流泪、怕光、眼部刺痛、异物感，甚至复视、视力减退，严重者可引起角膜炎、失明。

4. 特殊临床表现

（1）**甲亢危象**　是甲状腺毒症恶化的危重症候群。原因可能与交感神经高度兴奋和血液循环中短期内大量甲状腺激素增多有关。主要诱因为细菌感染、精神刺激、手术前不充分准备、创伤等。主要临床表现有高热、大汗、心动过速（120 次/分以上）、烦躁、焦虑、恶心、呕吐，严重时可出现心衰、休克及昏迷等。

（2）**甲亢性心脏病**　目前一般认为，甲亢伴有心脏增大、心力衰竭、心律失常（主要为心房颤动）、二尖瓣脱垂、心绞痛或显著心电图改变，而无其他病因可解释的心脏病时，有以上其中一项者即可诊断为甲亢性心脏病。发生病因：可能与甲状腺激素大量长期分泌，引起交感神经兴奋，导致心动过速和心脏高排出量后而失代偿有关。临床上经治疗控制甲亢后，心脏病变可明显缓解或消失。

课堂互动

黏液性皮肤水肿与心、肾、肝性皮肤水肿有何不同？

【辅助检查】

1. 基础代谢率（BMR）　正常范围为 $-10\% \sim +15\%$。甲亢患者均升高，其升高程度与病情轻重相符。少数甲亢患者 BMR 可在正常范围内。其检查方法是：禁食 12 小时，睡眠 8 小时后清晨空腹静卧测脉率、血压，再用下列公式计算：

基础代谢率（%）=脉率+脉压 -111

基础代谢率（%）=$0.75\times$（脉率 $+0.74\times$脉压）-72

影响 BMR 的因素较多，如发热、妊娠、心或肺功能不全、白血病、恶性肿瘤等，故诊断甲亢时 BMR 仅供参考。

2. 甲状腺激素测定　血清总三碘甲状腺原氨酸（TT_3）、血清总四碘甲状腺原氨酸（TT_4）、血清游离三碘甲状腺原氨酸（FT_3）、血清游离四碘甲状腺原氨酸（FT_4）均升高。此项检查是目前诊断甲亢最敏感的指标。

3. 促甲状腺激素释放激素（TRH）兴奋试验　无 TSH 升高反应。

4. 血清促甲状腺激素（TSH）测定　甲亢患者 TSH 降低。

5. TSH 受体抗体（TRAb）测定　甲亢患者 75% ~96% TRAb 呈阳性。

6. 甲状腺摄^{131}I 率　是诊断甲亢的传统方法。正常值为 3 小时 5% ~25%，24 小时 20% ~45%，高峰在 24 小时出现。甲亢患者为 3 小时 >25%，24 小时 >50%，高峰前移。

7. 其他　白细胞计数正常或稍低，淋巴细胞相对升高。血清胆固醇可低于正常。24 小时尿肌酸排出量增多。甲状腺放射性核素扫描、B 超、CT、MRI 可根据需要选用。

课堂互动

请问目前临床诊断甲亢最敏感的检测方法是什么？

【治疗原则与药物治疗要点】

目前因甲亢病因未完全阐明，故临床上尚无明确的病因治疗措施。现治疗甲亢有以下 3 种方法：抗甲状腺药物、^{131}I 和手术治疗。

1. 一般治疗 首先注意充分休息，保持心情舒畅，避免精神刺激，树立战胜疾病的信心，并给予足够的蛋白质、糖和维生素，以满足机体代谢的需要。如有精神紧张、激动烦躁或伴有失眠者，可给予地西泮、奋乃静等镇静药物。有心动过速者可应用普萘洛尔、利血平等药物，以抗交感神经兴奋，减慢心率，缓解症状。

2. 抗甲状腺药物治疗 抗甲状腺药物（ATD）治疗是甲亢的基础治疗方法。单纯抗甲状腺药物治疗的治愈率为 50% 左右，而复发率为 50%～60%，故目前可作为单独治疗、手术治疗前准备、辅助^{131}I 治疗、甲亢危象治疗及中西医结合治疗等。

（1）**药物** 常用的 ATD 为硫脲类和咪唑类两类。硫脲类包括甲硫氧嘧啶（MTU）和丙硫氧嘧啶（PTU）；咪唑类包括甲巯咪唑（MMI，他巴唑）和卡比马唑（甲亢平）。其作用机制：两类药物作用机制相仿，均是抑制甲状腺内过氧化物酶的活性，以影响酪氨酸碘化，并抑制碘化酪氨酸的耦联以减少甲状腺素的合成，但对已合成的甲状腺素并无作用，故用药后需经 2 周左右方能见效。PTU 与蛋白结合，从而使通过和进入乳汁的量少于 MMI，故在妊娠伴甲亢时优先选用。

课堂互动

妊娠伴甲亢时优先选用以下哪种药物？①MTU，②PTU，③MMI，④甲亢平。

（2）**不良反应** 粒细胞减少或粒细胞缺乏症最严重，故需定期复查血象。皮疹最常见，严重可致剥脱性皮炎，应及时停药。还可有中毒性肝病，致转氨酶升高，肝细胞片状坏死，导致患者死亡，故应定期复查肝功能。

3. ^{131}I 治疗 放射性^{131}I 主要利用其 β 射线来破坏甲状腺滤泡上皮，从而使甲状腺滤泡破坏而萎缩，导致合成和分泌甲状腺素减少，同时还会抑制甲状腺体内淋巴细胞的抗体产生，以增加其治疗效果。

4. 手术治疗 甲状腺次全切除术治疗，优点是奏效快、治愈率高；缺点是可引发多种并发症，如术后出血、感染，诱发甲状腺危象，喉上神经或喉返神经损伤，甲状旁腺或甲状腺功能减退等，故要求严格掌握手术适应证。

课堂互动

目前临床上治疗甲亢的方法有多种，但应用最广泛的属于哪种方法？

5. 甲亢危象防治 甲亢危象属内科急症，一旦发生需紧急抢救。临床上，积极防治呼吸道感染和做好术前充分准备，是预防甲亢危象发生的关键。

6. 浸润性突眼防治　白天外出戴有色眼镜以避免强光及灰尘刺激，晚上睡眠时用眼罩或抗生素眼膏，以防治角膜炎和结膜炎。

7. 甲亢性心脏病治疗　控制体力活动，避免精神刺激，减轻心脏负担，控制钠水摄入。

第二节　糖尿病

病例

　　病例8-2　某患者，女性，46岁，公务员。主诉：多饮、多尿、多食3个月。患者3个月前开始自觉口渴难耐，每日饮水量由过去的800ml增加到5600ml，伴有多尿，每日排尿次数由原来每日4~5次增加到每日15次左右，且每次尿量较大。每日进食5~6次，每次进食量由每日500g增加至每日1000g，但仍感饥饿。同时，近日其朋友发现身体较以往明显消瘦。体格检查：体温36.6℃，脉搏82次/分，呼吸16次/分，血压136/86mmHg。身高158cm，体重45.2kg。神志清楚。全身浅表淋巴结无肿大。颈软，甲状腺无肿大。心肺（-）。腹平软，肝脾未触及。脊柱、四肢无异常，神经系统检查正常。实验室检查：血糖21mmol/L，尿糖（++++），尿酮体（-），血酮体正常。

　　问题：1. 诊断及诊断依据是什么？

　　　　　2. 该病的治疗原则及药物治疗要点是什么？

　　糖尿病目前认为是由遗传和环境因素共同作用引起的以长期慢性血糖升高为主，伴有蛋白质、脂肪、水、电解质代谢紊乱为特征的一种内分泌和代谢疾病。糖尿病系胰岛素分泌相对或绝对不足、胰岛素生物作用障碍导致血糖升高。临床上以多尿、多饮、多食、消瘦（三多一少）为主要表现。严重者可引起急性并发症如糖尿病酮症酸中毒、糖尿病性非酮症性高渗性昏迷、乳酸性酸中毒，长期者可引起心、脑血管并发症，导致全身重要脏器功能衰竭，并致残、致死，严重影响患者身心健康。

知识链接

调解血糖的激素

　　降低血糖的激素：胰岛素。

　　升高血糖的激素：胰高血糖素、生长激素、糖皮质激素、甲状腺激素、肾上腺激素、去甲肾上腺素。

　　根据流行病学调查，全球糖尿病的发病人数在迅速增加，目前全球糖尿病患者约1.32亿，而我国糖尿病患者有2千万~3千万。糖尿病按病因可分为4类：

1. 1 型糖尿病　是指由于胰岛 B 细胞异常导致胰岛素绝对不足所引起的糖尿病。

2. 2 型糖尿病　是指由于胰岛素抵抗或胰岛素分泌不足导致的糖尿病。

3. 其他特殊类型糖尿病　是由于胰岛素 B 细胞基因异常、胰岛素作用基因异常，还有胰腺外分泌疾病、内分泌疾病和药物等导致的糖尿病。

4. 妊娠糖尿病　是指妊娠期间发现的糖耐量减低或糖尿病。

临床上 1 型糖尿病和 2 型糖尿病最多见。

【病因与发病机制】

糖尿病的病因与发病机制至今尚未完全明了，但目前多数学者认同糖尿病的发病主要与遗传因素和环境因素的共同作用有关。

1. 1 型糖尿病　其发病机制主要是遗传因素和胰岛 B 细胞的自身免疫破坏，加上病毒感染促发，随后胰岛 B 细胞减少，胰岛素功能下降。胰岛素分泌绝对减少，血糖逐渐升高，最终发展为糖尿病。

2. 2 型糖尿病　其发病中的遗传因素较 1 型糖尿病尤为突显。2 型糖尿病有明显的家族史，其遗传方式多元化，有隐性遗传、显性遗传、X 染色体性遗传，同时伴有摄食过多、体力活动减少，肥胖是导致发病的主要环境因素。临床上遗传因素和环境因素共同作用，使 2 型糖尿病胰岛素分泌不足或胰岛素抵抗，造成周围组织对葡萄糖利用减少和肝脏葡萄糖产生增加，血糖长久、持续升高，最终引起糖尿病。

知识链接

胰岛素的生物效应
胰岛素的生物效应是促进物质合成，抑制物质分解。

【临床表现】

糖尿病典型临床表现为多尿、多饮、多食、消瘦，即"三多一少"症状。

1. 多尿　由于血糖过高引起渗透性利尿，导致每日小便次数增多和数量增加。每日总量可高达 5～10L，尿量与血糖成正比，重者可引起脱水，危及生命。

2. 多饮　由于多尿，水分大量丢失，造成细胞内脱水及血浆渗透压升高，引起口干舌燥，饮水明显增多。

3. 多食　由于机体摄入的大量葡萄糖随尿液丢失未被利用，导致机体长期处于半饥饿状态，能量缺失，引起食欲亢进，每日进食量明显增加。

4. 消瘦　由于胰岛素不足或胰岛素抵抗，使大量葡萄糖不能充分利用，同时脂肪和蛋白质大量分解，机体消耗增加，能量缺失，引起机体明显消瘦，严重时可伴有水、电解质、酸碱平衡紊乱，而感全身乏力。

5. 其他　皮肤瘙痒、四肢酸麻、月经失调等。

6. 并发症　糖尿病并发症是导致患者病情加剧和死亡的主要原因。

（1）急性并发症

①糖尿病酮症酸中毒（DKA）　是糖尿病最严重的急性并发症。多数患者表现为极度口渴、多饮、尿量显著增多、恶心、呕吐或有腹痛（易误诊为急腹症）等症状，常伴有呼吸深大、呼气中有烂苹果味（气中含有丙酮）及面色潮红、口唇樱红色等。

②糖尿病非酮症性高渗性昏迷　简称高渗性昏迷。临床表现为严重脱水、嗜睡、烦躁、反射亢进或消失、肢体瘫痪及抽搐、严重昏迷。

③乳酸性酸中毒　多见于高龄、肥胖的糖尿病患者。临床上主要有酸中毒表现，如恶心、呕吐、呼吸深快、脱水、低血压、昏迷等。

（2）慢性并发症　主要包括大血管并发症与微血管并发症。

1）大血管并发症　是指糖尿病并发大、中动脉粥样硬化，主要侵犯主动脉、冠状动脉、大脑动脉、肾动脉和肢体外周动脉，引起冠心病、高血压、肾动脉硬化、肢体坏疽（主要表现为下肢疼痛、感觉异常和间歇性跛行，肢体坏死，甚至需手术截肢）。大血管并发症中主要指冠心病和脑血管疾病，是导致 2 型糖尿病患者死亡的主要原因。

2）微血管并发症　是指糖尿病并发微小动脉和微小静脉之间的血管病变。主要侵犯视网膜、肾、神经、心肌组织，其中以糖尿病性视网膜病最为重要。临床主要表现为：①糖尿病性肾脏病变：主要指肾小球硬化症，肾损害晚期可引起肾功能衰竭，是临床上 1 型糖尿病患者死亡的主要原因。②糖尿病性视网膜病变：是最常见的微血管并发症，后期可导致失明。③神经病变：以多发性周围神经病变最常见，主要症状为肢端感觉异常，呈手套或袜子状分布，下肢较上肢严重，呈对称性。

3）眼的其他病变　白内障、青光眼、屈光改变及虹膜睫状体病变等。

4）皮肤、肌肉、关节病变　皮肤小血管扩张、面色红润、皮下出血和淤斑、皮肤发绀或缺血性溃疡、糖尿病性肌萎缩、营养不良性关节炎等。

（3）感染　糖尿病患者易发生疖、痈等皮肤化脓性感染，甚至可引起脓毒血症，还可同时合并手、足或躯体皮肤真菌感染、肺结核、胆囊炎、牙周炎、真菌性阴道炎、尿路感染等。

课堂互动

糖尿病患者出现午后潮热、盗汗、乏力、咳嗽、咯血、胸痛，你认为可能发生了什么？

【辅助检查】

1. 血糖测定　是诊断糖尿病的主要依据。①空腹血糖≥7.0mmol/L；②餐后 2 小时血糖≥11.1mmol/L。

2. 尿糖测定　是诊断糖尿病的重要线索。①早餐前尿糖定性阳性；②24 小时尿糖定量 >0.1g。

3. 葡萄糖耐量试验（OGTT）　用于血糖高于正常范围但又未达到糖尿病诊断标准者，口服葡萄糖糖耐量试验减低。试验方法：被检测者试验前 3 天正常饮食，试验当天清晨取空腹血样后，饮用含有 75g 葡萄糖粉的水溶液 250～300ml，在 5 分钟内饮完后分别在 30、60、120、180 分钟抽取静脉血查血糖。结果：如服糖后 2 小时，血糖 ≥ 11.1mmol/L，即可诊断为糖尿病。如服糖后 2 小时，血糖为 7.8～11.1mmol/L，称为糖耐量降低。

4. 胰岛素测定　是检查胰腺内分泌功能的试验，可作为糖尿病分型的诊断指标。1 型糖尿病患者减少或测不到；2 型糖尿病患者可低、正常或偏高。

5. 血清 C 肽测定　可间接测定胰岛素的量。1 型糖尿病患者减少或测不到，2 型糖尿病患者可正常或偏低。

6. 糖化血红蛋白测定　是血红蛋白与葡萄糖经非酶催化缩合而成的一类血红蛋白，与血糖浓度呈正相关。糖尿病患者升高。此项测定主要用于糖尿病治疗的监测。

7. 自身免疫标记物测定　胰岛细胞抗体、胰岛素自身抗体、谷氨酸脱羧酶抗体、酪氨酸磷酸酶样抗体阳性。

课堂互动

糖尿病辅助检查中最能帮助诊断的是哪一项？

【治疗原则与药物治疗要点】

糖尿病目前强调综合治疗，包括糖尿病教育、控制饮食、适当运动、合理用药和病情监测 5 方面，力争患者的身体健康达到世界卫生组织所提出的"条件健康"标准，有效防止糖尿病急、慢性并发症的发生、发展，并尽可能使其寿命延长。

1. 治疗目标　由于目前缺乏有效的治疗方法，故确立合理的治疗目标尤为重要，具体目标是：①纠正高血糖及其代谢紊乱；②保持正常体力，维持正常体重，保证儿童正常发育；③预防和延缓慢性并发症的发生和发展，降低死亡率。

2. 治疗原则　目前强调早期治疗、长期治疗、综合治疗、措施个体化的基本原则。

3. 控制目标　2 型糖尿病控制指标见表 8-1。

表 8-1　2 型糖尿病控制指标

指标	目标值
血浆空腹血糖（mmol/L）	4.4～6.1
糖化血红蛋白（%）	<6.5
血压（mmHg）	<130/80
三酰甘油（mmol/L）	<1.5
总胆固醇（mmol/L）	<4.5
LDL-C（mmol/L）	<2.5
HDL-C（mmol/L）	<4.5

4. 糖尿病教育 糖尿病是一种需终生性治疗的疾病，患者主动配合医护人员以保证治疗效果尤其重要。糖尿病教育包括对患者及其家属进行的糖尿病基础知识宣传、自我保健技能操作、合理饮食、适当运动等，从而保证糖尿病患者的生活质量基本达到正常。

5. 适当运动 糖尿病患者进行科学合理有规律的运动，对改善血糖、提高胰岛素的敏感性具有重要意义。

6. 饮食治疗 长期坚持饮食治疗有利于减轻患者体重，改善高血糖和代谢紊乱、降低血压、减少降糖药物剂量具有十分重要的作用，是糖尿病治疗的基础，应严格和长期执行。

7. 口服降糖药物治疗

(1) **磺脲类** 其作用机制是刺激胰岛 B 细胞分泌胰岛素，改善胰岛素受体和胰岛素抵抗。主要适应证是 2 型糖尿病、饮食治疗和适当运动均不能理想控制血糖者。应在餐前半小时服用。药物分为第一代磺脲类药物，有甲苯磺丁脲（D860）、氯磺苯脲等；第二代磺脲类药物，有格列苯脲、格列吡嗪、格列苯脲、格列喹酮、格列齐特，其中格列苯脲作用最强。目前临床上主要使用第二代磺脲类药物，主要不良反应是低血糖反应。因此应从小剂量开始，根据血糖调整剂量。

(2) **双胍类** 其作用机制是抑制糖原异生，促进外周组织对糖的作用，延缓葡萄糖在胃肠道的吸收，增加靶细胞胰岛素受体的亲和力。主要适应证是肥胖的 2 型糖尿病、磺脲类药物治疗效果不佳者以及 1 型糖尿病（与胰岛素联合应用可减少胰岛素用量和稳定血糖）。药物有二甲双胍和苯乙双胍（降糖灵）。由于苯乙双胍不良反应大，故目前主要使用二甲双胍。其主要不良反应是胃肠道反应（如口干、口苦、有金属味、厌食、恶心、呕吐、腹泻等），从小剂量开始，可使不良反应减轻。

(3) **葡萄糖苷酶抑制剂** 其作用机制是抑制 α-葡萄糖苷酶，延缓肠道内碳水化合物的吸收，降低餐后高血糖。主要适应证是餐后高血糖的 2 型糖尿病和 1 型糖尿病，同胰岛素联合用药后可以改善血糖，减少胰岛素用量。药物有阿卡波糖、伏格列波糖。应在进食第一口食物后服用，因饮食成分中有一定量的糖类，否则葡萄糖苷酶抑制剂不能发挥作用。主要不良反应是胃肠道反应（腹泻、胃肠痉挛性疼痛、便秘等），时有低血糖，一旦发生必须行静脉注射葡萄糖治疗。

课堂互动

请问阿卡波糖在什么时候服用最好，为什么？

8. 胰岛素治疗 属于糖尿病激素替代疗法。

(1) **适应证** ①1 型糖尿病；②2 型糖尿病经饮食治疗和口服降糖药物治疗无效；③糖尿病各种严重急性或慢性并发症；④糖尿病伴有重度合并症如感染、创伤、大手术、分娩、妊娠期及哺乳期等；⑤同时需用糖皮质激素治疗者（如同时患有肾病综合征）。

（2）**胰岛素制剂** 按作用起效快慢和维持时间长短，可将胰岛素制剂分为短（速）效、中效和长（慢）效 3 类：①短（速）效胰岛素有普通（正规）胰岛素（RI），皮下注射后发生作用快，但维持时间短，是目前唯一可经静脉注射的胰岛素，可用于抢救糖尿病酮症酸中毒；②中效胰岛素有中性鱼精蛋白锌胰岛素；③长（慢）效胰岛素有鱼精蛋白锌胰岛素。

（3）**不良反应** 胰岛素主要不良反应是低血糖反应，多发生于胰岛素过量、活动量过大或注射胰岛素后未按时进餐者。一旦发生低血糖，立即进食或给予相应处理。

9. 其他治疗 胰岛素泵、胰岛和胰腺移植是目前临床上治疗糖尿病较为先进的方法。

课堂互动

糖尿病患者因受凉出现极度口渴、多饮、恶心、呕吐、呼吸深大、呼气中有烂苹果味，请问患者此时发生了什么？应如何处理？

10. 糖尿病酮症酸中毒治疗

（1）**补液** 糖尿病酮症酸中毒时，患者有严重脱水的现象，故迅速补液对于纠正脱水，降低血糖、血酮有重要作用。通常首选补充生理盐水，按照先快后慢的原则，在无心功能不全时，一般开始 2～4 小时输入 2000ml 左右液体，1 日输液总量在 4000～5000ml，具体需根据患者实际情况而定。当血糖下降至 13.9mmol/L 时，可改用 5% 葡萄糖盐水，以兔发生低血糖。

（2）**胰岛素治疗** 目前主要采用的是小剂量胰岛素持续静脉滴注，即胰岛素每小时静脉滴注 0.1U/kg。实验表明：采用小剂量胰岛素持续静脉滴注可迅速抑制脂肪分解及酮体生成，从而极大强度地降低血糖，减少低血钾、低血糖和脑水肿发生的危险。治疗初期，常规使用小剂量普通胰岛素，连续静脉滴注，当血糖降至 13.9mmol/L 时，应将胰岛素用量减至 1.0～2.0U/h 维持，待血糖逐渐下降而不再升高时，可改为皮下常规治疗。

（3）**纠正电解质紊乱** 通过输注生理盐水，低钠、低氯血症一般可以纠正。而在治疗前，由于酸中毒可引起高钾血症，故在胰岛素及补液后可以纠正；如在治疗前已严重高钾，应及时纠止。

（4）**纠正酸中毒** 当血 pH <7.1 时，临床上通过补液和应用胰岛素治疗后，代谢性酸中毒可以得到纠正。如血 pH <7.1 或二氧化碳结合力降至 4.5～6.7mmol/L 时，给予碳酸氢钠 50mmol/L（约 5% 碳酸氢钠 84ml），稀释成 1.25% 等渗溶液静脉滴注。

（5）**其他** 积极防治诱发因素和并发症，如急性感染、脑水肿、休克及心、肾功能衰竭等。

第三节　肥胖症

📚 病例

病例8-3　患者苏某，男，35岁，公务员。主诉：肥胖5年，伴头晕、困倦1年。5年前开始出现肥胖，2年前发现血脂高，甘油三酯3.51mmol/L，服用"水飞蓟实胶囊"后血脂下降，停药后复发。近1年出现头晕、易出汗、困倦，打鼾严重，并有腹胀、便秘。查体：身高171cm，体重97kg，头面部油脂分泌较多。心肺（-），腹软、无压痛，肝脾肋下未及。脊柱、四肢正常。腹部B超：中度脂肪肝。腹壁脐上脂肪厚度约2.93cm。

肥胖症是由于内因（基因）或外因（饮食与行为）等多种因素引起身体内脂肪过度堆积和（或）分布异常，体重增加超过标准体重20%，并有损健康，已形成必须进行医学减肥的病理状态，是常见的慢性代谢性疾病。肥胖症是一种世界性疾病，其患病情况在一些发达国家和地区已达到流行程度。在我国，随着社会经济的发展，人民生活水平和膳食结构有了大幅度改善，肥胖症患者也迅速增多。据2004年调查估算，我国目前拥有肥胖症患者有6000万之多，分布特点是北方高于南方、大城市高于中小城市、中小城市高于农村、经济发达地区高于不发达地区。有大量的证据表明，肥胖症与高血压、糖尿病、冠心病、脑卒中、胆囊炎、胆结石、脂肪肝、血脂异常、某些癌症、骨关节病、睡眠呼吸暂停等的发病密切相关，它不仅严重影响着人群的健康状况，而且因其产生的社会影响，如歧视、自卑导致的自杀等，也屡见不鲜。所以国际肥胖特别工作组（TOTF）预测肥胖将成为新世纪威胁人类健康和生活质量的最大杀手。

目前我国成人超重和肥胖界限判定方法（中国肥胖问题工作组2002年）：成人体重指数（BMI）在18.5~23.9为正常范围，<18.5为体重过低，≥24为超重，≥28为肥胖；男性腰围≥85cm、女性腰围≥80cm为腹部脂肪聚集。

肥胖症常按病因分为单纯性肥胖症（又称原发性肥胖症）和继发性肥胖症（又称症状性肥胖症）两大类。单纯性肥胖症又分为体质性肥胖和营养性肥胖，而继发性肥胖症又分为下丘脑性肥胖、垂体性肥胖、内分泌性肥胖、先天性肥胖、药物性肥胖等类别。另外临床上也有中心性肥胖（脂肪主要分布在内脏和上腹部皮下）、外周性肥胖（脂肪主要分布在下腹部、臀部和股部皮下）与均匀性肥胖之分，或是内脏性肥胖与皮下性肥胖之分。本节主要介绍单纯性肥胖症。

知识链接

世界卫生组织规定，标准体重（kg）＝身高（cm）－105，或标准体重（kg）＝［身高（cm）－100］×0.9（男性）或0.85（女性），理想体重（IBW）应在标准体重的±10%以内。

体重指数（BMI）用于测量身体肥胖的程度，计算公式为：体重指数（kg/m²）＝体重（kg）／［身高（m）］²。

【病因与发病机制】

简单来说，目前引起肥胖症的机制是肥胖遗传基因加环境不良因素所导致。而环境因素主要是人体摄入的能量超过消耗的能量，导致脂肪聚集，但这种平衡紊乱的原因尚未阐述清楚，它被公认是多种因素相互作用的结果。

1. 肥胖遗传基因和基因突变 对肥胖患者家庭调查发现，父母体重正常，其子女肥胖的机会为10%，父母一方肥胖，其子女肥胖的机会增加到40%～50%，父母双方均肥胖，其子女肥胖可高达70%～80%，表现出明确的家族聚集性和遗传性。

单纯性肥胖症属于多基因遗传。脂肪组织中有众多遗传激素因子，其中以脂肪细胞活性素为主，它是脂肪组织内分泌因子的总称。该类激素可调节体重和体脂，使其始终保持生理平衡状态，它受丘脑下部腹正中核摄食中枢的调控。在众多的脂肪细胞活性素中，脂联素和瘦素的研究较多。

近年来研究发现，数种单基因突变也可引起肥胖症，例如瘦素基因、瘦素受体基因、激素原转换酶－1基因、阿片－促黑素细胞皮质素原基因、过氧化物酶增殖因子活化受体基因等的突变，但临床病例极少见。目前还未完全确定肥胖症的遗传方式和分子机制，当然也不能完全排除共同饮食、生活习惯的影响。

2. 环境因素 环境因素导致肥胖症主要体现在饮食和体力活动方面。摄食量过多是导致肥胖症的主要原因，尤其摄入富含高能量的动物性脂肪和蛋白质较多，偏食糖类、油炸类和肉类，饮用大量高热能饮料、酒类等，而谷物、新鲜蔬菜和水果的摄入量较少，从而导致肥胖；长期不合理饮食习惯，如三餐分配不合理、进食过快、暴饮暴食、临睡前进食，也可使热量堆积。同时现代生活工作方式使得人类体力活动大为减少，热量消耗减少，其结果就是热量在体内以脂肪的形式逐渐聚集，最终导致肥胖症。而肥胖者食欲旺盛，肥胖体型又限制了体力活动，从而形成恶性循环。

另外，精神、心理对肥胖症的影响也逐渐引起重视。有研究表明，抑郁、焦虑、睡眠障碍等精神症状与腹部脂肪分布有关，巨大精神压力会造成自主神经功能紊乱，使人不能控制食量成为暴食者，从而导致肥胖。

遗传和环境因素引起脂肪聚集的机制还不十分清楚，但"节俭基因"假说较普遍。

节俭基因假说

Neel 于 1962 年提出节俭基因假说，用以解释北澳大利亚土著居民接受现代生活方式后，出现的体重明显增加、2 型糖尿病和高三酰甘油血症发病率升高的现象。这一假说认为，具有节俭基因的个体，在营养状况差的环境下能更好地适应自然，因而具有生存优势，但在营养状况相对过剩的现代社会，节俭基因却成为肥胖症和 2 型糖尿病的易患基因。也就是说，在现代生活方式下，有这一基因的人群更容易罹患肥胖症及肥胖相关疾病。

【临床表现】

1. 年龄及人群　幼年肥胖多发生在出生半年后，青年肥胖在 20～25 岁起病，中年肥胖多为 40～50 岁女性，老年肥胖见于 60～70 岁之间。

2. 病史　患者多有食量超常，喜食肥肉、甜食、零食、油炸食物，部分患者有夜食习惯。同时，患者多为伏案工作、较少运动者，或曾为运动员，或既往脑外伤、骨折病史者，也容易肥胖。另外患者常有肥胖的家族史。

3. 轻度肥胖　多无症状。

4. 中、重度肥胖　可有体重增加、食欲亢进，引起打鼾、气促、胸闷、心慌、易感疲乏、畏热多汗、关节痛、肌肉酸痛、便秘、体力活动进一步减少，以及焦虑、抑郁等精神心理表现。

5. 并发症　中、重度肥胖症患者可出现代谢综合征，即肥胖与血脂异常、高血压、冠心病、糖耐量降低或糖尿病等同时发生，并伴有高胰岛素血症，被认为均和胰岛素抵抗有关。肥胖症可伴随或并发睡眠呼吸暂停、胆囊疾病、痛风、静脉血栓等疾病，还常常因为皮肤皱褶不易清洁而发生皮肤病，男性并发阳痿不育、前列腺癌、结肠癌和直肠癌，女性并发闭经不孕、乳腺癌、子宫内膜癌等疾病。骨关节炎、扁平足、疝等也较常发生。

课堂互动

请问中心性肥胖与外周性肥胖的不同是什么？

【辅助检查】

1. 肥胖程度和脂肪分布检查　通过检查了解身体皮脂厚度、体脂总量和脂肪分布情况。

（1）**体重指数（BMI）**　是诊断肥胖症最重要的指标。

（2）**体重、身高测量**　用于计算理想体重和体重指数，这是判断肥胖症的最重要的指标。

（3）**腰围或腰/臀比值**　被检查者直立，双足分开 25～30cm，测量过髂前上棘和第 12 肋骨下缘连线中点的水平线即为腰围，测量绕骨盆最突出点的周长即为臀围，其中腰围更加简单可靠，它可反映脂肪分布，是判断腹部脂肪聚集最重要的指标。腰/臀 > 0.72 时为肥胖，当 >1.0（男）或 0.9（女）时，即可有明显的并发症。

（4）**皮褶厚度测定**　使用皮脂厚度计在肱三头肌肌腹、右肩胛角下方或右腹部脐旁 1cm 处进行测量，再根据皮下脂肪厚度推算身体密度，用于评定个体肥瘦程度。

（5）**B 超检查**　可准确直观地分辨脂肪组织的边界并能测量出脂肪厚度，有助于判断肥胖的类型，比较治疗前后的效果，做流行病学调查，简单无创，应用广泛。另外还可测定内脏脂肪化程度。

（6）**CT 检查**　能精确测定脂肪分布和量，用于确定肥胖的类型，预测疾病的发展，是评价体内脂肪分布最准确的方法，但不作为常规检查。扫描腹部第 4～5 腰椎间水平面计算内脏脂肪面积，以腹内脂肪面积 $\geqslant 100 cm^2$ 作为判断腹内脂肪增多的标准。

2. 实验室检查　肥胖症患者随肥胖进展机体脏器和内环境也出现异常，因此进行实验室检查可以帮助发现这些异常、确定疾病性质、了解并发症、监测药物疗效及判断预后。实验室检查包括血常规、尿常规、血糖、血脂、肝功能、血尿酸等指标的检查，以及内分泌系统功能检查，如抗利尿激素测定、性激素测定、甲状腺功能测定和皮质醇水平测定。水代谢检查可除外水潴留性肥胖病。另外，也可采用重组人瘦素为标准品，来对血清瘦素水平进行测定，以了解体内脂肪的存储发生情况。

3. 心血管系统检查　包括血压、眼底、心电图、心功能、血液流变学检查等，以了解心脏受影响程度，及早发现心脏并发症。

4. 头颅影像学检查　用来发现蝶鞍是否扩大、骨质有无明显破坏，以除外继发性肥胖症。

【治疗原则与药物治疗要点】

肥胖症应强调预防重于治疗。治疗关键在减少热量摄取及增加热量消耗。治疗原则是以行为、饮食、运动为主，必要时辅以药物或手术治疗，各种措施综合应用，并及时处理并发及伴发疾病。

1. 制定目标　结合患者实际情况制定合理减肥目标极为重要。目前认为，肥胖患者体重减轻 5%～10%，就能明显改善各种与肥胖相关的心血管病危险因素（如高血压、冠心病、糖尿病等）以及并发症。

2. 主要治疗

（1）**行为治疗**　治疗肥胖症的重要环节是长期坚持，应通过宣传教育使患者及家属正确认识肥胖症及其危害性，从而积极配合治疗，自觉地坚持健康的生活方式和饮食习惯，保持适度的运动。

（2）**医学营养治疗**　应制订能被患者接受、易于长期坚持的个体化营养方案，使体重渐渐降低到适当水平后再继续维持。饮食总摄入量要控制好，采用低热量、低脂肪饮食，不吃甜食、油煎、方便食品及奶油蛋糕和零食等，少吃盐。只有当摄入的能量低于生理需要量并达到一定程度的负平衡时，才能消耗掉体内多余的脂肪。但热量过低的饮食让患者难以坚持，更会引起脱发、抑郁、衰弱，甚至心律失常等危险，临床上极少需要极低热量饮食，且不能超过 12 周。所以，合理的营养构成非常重要。科学平衡的营养应由混合饮食提供，例如糖类提供的能量应占总热量的 60%～65%、蛋白质占15%～20%、脂肪占 25% 左右，还应有微量的营养素、适量的优质蛋白质、复杂糖类（例如谷类）、维生素，以及足够的新鲜蔬菜（400～500g/d）和水果（100～200g/d）。为增加饱腹感，可适当增加膳食纤维、非吸收食物及无热量液体。

（3）**科学适量运动**　运动可以预防肥胖或使肥胖患者体重减轻，从而降低各种并发症的发生几率，缓解患者临床症状。运动应与医学营养治疗相配合，也需要长期坚持，注意循序渐进，有氧运动。应对患者进行科学性运动教育指导，结合患者具体情况制订运动方式和运动量，不可盲目过量运动或是运动不足。但如有并发症，如心脑血管疾病、呼吸功能降低的患者更应慎重运动。

3. 辅助治疗

（1）**药物治疗**　药物治疗会让患者把治疗希望寄托在药物上，产生一定的依赖，容易放弃饮食营养疗法和运动疗法，所以，国际肥胖特别工作组 2000 年在关于亚太地区肥胖症防治指导意见中明确提出：药物治疗不是肥胖症治疗的主要方法，而是辅助治疗。药物并非一线治疗措施，应配合于医学营养和运动治疗之中，对于严重肥胖患者可弥补营养和运动治疗不易持久的缺陷，应用药物减轻体重，然后继续维持。但目前对减重药物治疗的益处和风险的相对关系尚未作出最后评价，临床上长期用药可能产生药物副作用及耐药性，因而药物治疗的适应证必须十分慎重把握，根据患者个体情况权衡利弊，严格在医生指导下应用。

课堂互动

请问药物可作为减肥的主要方法吗？为什么？你认为主要的减肥方法是什么？

目前被国家获准临床应用的药物只有西布曲明和奥利司他，且仍然处于长期追踪和临床评估过程。①西布曲明：特异性抑制中枢对去甲肾上腺素和血清素的再摄取，减少摄食。不良反应有口干、厌食、头痛、失眠、乏力、便秘、月经紊乱、心率加快和血压升高等。老年人及糖尿病患者慎用，高血压、心脑血管并发症患者忌用。血压偏高者应先有效降压后方可使用。该药可产生依赖性。推荐剂量为每天 10～30mg，1 次/日，早餐时服用。②奥利司他：是胃肠道胰脂肪酶、胃脂肪酶抑制剂，减慢胃肠道中食物脂肪水解，减少脂肪的吸收，从而达到减肥的目的。不良反应只出现轻度胃肠胀气、大便次数增多和脂肪便等。奥利司他与食物一起服用才能发挥其效用，故推荐剂量为 120mg，3 次/日，进餐时服用。

（2）**外科治疗**　临床上有吸脂术、切脂术、空肠回肠分流术、迷走神经切断术、胃气囊术、小胃手术或垂直结扎胃成形术等。手术有一定效果，部分患者可获得长期疗效。但也存在风险，如胃肠手术可能并发吸收不良、贫血、消化道狭窄等，故外科手术仅用于重度肥胖、饮食控制与药物治疗无效者。但术前要对患者全身情况作出充分评估，特别是糖尿病、高血压和心肺功能等，对明显高血压、心肺功能不佳的患者，不宜采用外科手术治疗。

(3) 其他治疗　近年来，通过改变肥胖症患者对肥胖不恰当的认知模式，矫正不良的进食方式、活动方式，可使其治疗事半功倍，且心理治疗技术已经在临床应用上取得了一定的经验和效果。

另外，还有中药治疗，如防风通圣丸、荷叶散、大黄片等。也有学者提出以针灸、穴位埋线、推拿、气功、拔罐等方法治疗肥胖症，但疗效还需进一步观察。

同步训练

一、选择题

1. 按甲亢病因分类，临床上最常见（　　）
   A. 甲状腺性甲亢　　　　B. 垂体性甲亢　　　　C. 药源性甲亢
   D. 垂体性甲亢　　　　　E. 暂时性甲亢

2. 不属于甲状腺毒症的表现是（　　）
   A. 多食易饥　　　　　　B. 怕热多汗　　　　　C. 舌、手粗震颤
   D. 心悸、气促　　　　　E. 烦躁易怒

3. 最能帮助甲亢诊断的甲状腺体征是（　　）
   A. 甲状腺对称性肿大
   B. 甲状腺触诊震颤和听诊有血管杂音
   C. 甲状腺表面光滑
   D. 甲状腺质地柔软
   E. 甲状腺表面有结节

4. 目前诊断甲亢最敏感的指标是（　　）
   A. 基础代谢率测定　　　B. 甲状腺摄^{131}I率测定　　C. 甲状腺激素测定
   D. 血清促甲状腺激素测定　　E. 甲状腺放射性核素扫描

5. 不能抑制甲状腺激素合成的药物是（　　）
   A. 甲硫氧嘧啶　　　　　B. 丙硫氧嘧啶　　　　C. 甲巯咪唑
   D. 甲亢平　　　　　　　E. ^{131}I

6. 糖尿病的"三多一少"表现是（　　）
   A. 多尿　　　　　　　　B. 多饮　　　　　　　C. 多食
   D. 消瘦　　　　　　　　E. 以上均有

7. 导致 2 型糖尿病死亡的主要原因是（　　）
   A. 感染　　　　　　　　B. 下肢坏疽　　　　　C. 神经病变
   D. 视网膜病变　　　　　E. 心、脑血管并发症

8. 下列属糖尿病急性并发症的是（　　）

    A. 糖尿病酮症酸中毒　　　B. 感染　　　　　　　C. 冠心病

    D. 脑血管疾病　　　　　　E. 肾功能衰竭

9. 可引起糖尿病患者口中有重金属味的药物是（　　）

    A. 格列苯脲　　　　　　　B. 甲苯磺丁脲　　　　　C. 二甲双胍

    D. 阿卡波糖　　　　　　　E. 胰岛素

10. 胰岛素主要不良反应是（　　）

    A. 低血糖反应　　　　　　B. 过敏反应　　　　　　C. 胰岛素抵抗

    D. 屈光反射　　　　　　　E. 荨麻疹

11. 体重增加超过标准体重多少即为肥胖症（　　）

    A. 10%　　　　　　　　　 B. 20%　　　　　　　　 C. 30%

    D. 40%　　　　　　　　　 E. 50%

12. 引起肥胖症的原因是（　　）

    A. 遗传决定

    B. 爱吃甜食和过度吃盐

    C. 基因和环境共同作用的结果

    D. 不良饮食习惯和不爱运动造成的

    E. 睡觉

13. 下列哪个不是由肥胖引起的（　　）

    A. 冠心病　　　　　　　　B. 胆囊炎　　　　　　　C. 糖尿病

    D. 食道癌　　　　　　　　E. 高血压

14. 肥胖症的治疗主要为（　　）

    A. 控制饮食　　　　　　　B. 增加运动　　　　　　C. 药物治疗

    D. 行为、饮食、运动治疗　E. 心理治疗

15. 奥利司他是通过什么作用来治疗肥胖症的（　　）

    A. 抑制食欲　　　　　　　B. 抑制吸收　　　　　　C. 促进代谢

    D. 增加饱腹感　　　　　　E. 抑制睡眠

参考答案

1. A　2. C　3. B　4. C　5. E　6. E　7. E　8. A　9. C　10. A　11. B　12. C　13. D

14. D　15. B

二、简答题

1. 说出抗甲状腺药物有哪些?

2. 简述甲亢危象治疗的措施有哪些?

3. 简要说出治疗糖尿病的口服药物有哪些?

4. 简述胰岛素制剂有哪些?

5. 简述肥胖症的分类。

6. 肥胖症的治疗原则是什么?

第九章 风湿性疾病

知识要点

掌握类风湿性关节炎、痛风的治疗原则与药物治疗要点；熟悉类风湿性关节炎、痛风的临床表现和辅助检查；了解类风湿性关节炎、痛风的病因与发病机制。

风湿性疾病是泛指主要影响骨、关节、关节周围软组织的一组疾病，属自身免疫病，其发病原因复杂，病程长，病情反复。除关节肿痛及僵硬、活动功能障碍、皮肤受损等表现外，病变还累及多个系统，常有血管、肾脏、肺脏等脏器受累的表现，甚至可出现关节功能丧失和器官功能衰竭。总体来讲，风湿性疾病是一种常见病，但其中有些疾病相对少见。据我国不同地区流行病学调查，类风湿性关节炎的患病率为 0.32% ~ 0.36%。

第一节 类风湿性关节炎

病例

病例 9-1 万女士，50 岁。主诉：早晨手指和腕部僵硬、肿胀，握拳困难，自测体温 38℃~39.4℃，间歇性发热，伴腕、膝关节酸痛 2 月余。查体：体温 38℃，脉搏 80 次/分，呼吸 18 次/分，血压 130/70mmHg。浅表淋巴结无肿大，心肺（-）。一般状态差，左膝及右腕关节局部红肿，压痛明显，但无畸形。实验室检查：类风湿因子（+），红细胞沉降率 90mm/h，血白细胞计数 4×10^9/L。X 线示：关节面出现虫蚀样破坏性改变，双膝关节髁间棘隆起。

问题：1. 诊断及诊断依据是什么？

2. 该病的治疗原则及药物治疗要点是什么？

类风湿性关节炎（RA）是一种慢性、进行性的以累及周围关节为主的多系统性、炎症性自身免疫病。其特征性表现为对称性、多个周围性关节的慢性炎症病变。关节肿痛呈发作与缓解交替进行，早期表现为关节肿痛，当炎症破坏软骨和骨质时，出现关节强直、畸形和功能障碍。本病可伴有关节外的系统性损害。有60%～70%的患者活动期血清中出现类风湿因子。发病年龄多在35～50岁，女性为男性的2～3倍，是造成我国人群丧失劳动力与致残的主要病因之一。

【病因与发病机制】

本病病因和发病机制尚不清楚，可能与感染、遗传等因素有关，是类风湿性关节炎发病及迁延的重要环节。而遗传因素、内分泌及环境因素等则增加了类风湿性关节炎的易感性。

1. 感染 类风湿性关节炎的发病和分布不具有典型的感染性疾病的流行病学特征。但感染因子可能引起携带某种基因的易感个体而患病。变异变形杆菌和结核分枝杆菌可能是与类风湿性关节炎最为相关的两类细菌。在病毒感染与类风湿性关节炎的关系中，以EB病毒的研究最多。侵入机体的感染因子作用于滑膜和淋巴细胞，引发自身免疫反应，产生自身抗体，称类风湿因子（RF）。RF作为一种自身抗原与体内变性的IgG引起免疫反应，形成抗原抗体复合物沉积在滑膜组织上，激活补体，引起关节滑膜炎症，使软骨和骨质破坏加重。

2. 免疫遗传因素 目前有人类白细胞抗原（HLA）系统及共同表位学说、自身抗体T细胞受体学说、细胞凋亡学说等从免疫学角度解释其发病过程。

类风湿性关节炎的主要病理改变是滑膜炎，其次为血管炎，类风湿结节就是血管炎的一种表现。

课堂互动

如何区分风湿和类风湿？

【临床表现】

类风湿性关节炎的起病可急可缓，多数患者起病缓慢而隐匿，临床特征为慢性、多发性、对称性、反复发作的四肢小关节炎。在出现明显的关节症状前可有低热、乏力、全身不适、体重下降、纳差等症状。

1. 关节表现 大多数呈对称性的多关节炎症，受累的关节以双手小关节，尤其近端指间关节及掌指关节、腕和足关节最常见，大关节也常受累。一般大关节受侵犯时无症状期较短，小关节病变的无症状期长。

（1）晨僵 病变关节在静止不动后出现较长时间（至少1小时）僵硬，如胶黏样感觉，活动受限，尤其早晨更为明显，经活动后症状减轻，称为"晨僵"。95%以上患者有晨僵表现，其持续时间与关节炎症的程度成正比，是观察本病活动性的指标之一。

（2）疼痛及压痛 关节痛往往是最早的关节症状，最常出现的部位为腕关节、掌指关节、近端指间关节，其次是趾、膝、踝、肘、肩等关节。多呈对称性、持续性疼痛，并伴压痛。

（3）**关节肿胀**　凡受累关节均可肿胀，常见的部位为腕关节、掌指关节、近端指间关节、膝关节，呈对称性。多由关节腔内积液或关节周围软组织炎症引起。关节炎性肿大而附近肌肉萎缩，关节呈梭形。

（4）**关节畸形**　多见于较晚期患者。由于滑膜炎破坏了软骨和软骨下的骨质结构，造成关节纤维性或骨性强直，又因关节周围的肌腱、韧带损害，使关节不能保持在正常位置，出现手掌指关节的半脱位如尺侧偏斜（图9-1）、屈曲畸形或"天鹅颈"样不同程度的畸形，并伴有关节周围肌肉萎缩、痉挛。骨折可发生于伴有骨质疏松者。

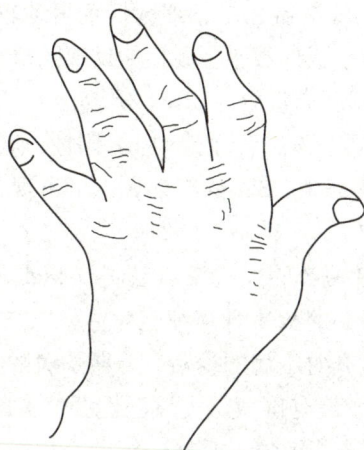

图9-1　手指梭形肿胀

（5）**功能障碍**　关节肿痛和关节结构破坏而引起功能障碍，严重病例可累及颞颌关节。早期表现为讲话或咀嚼时疼痛加重，不能洗漱、进食，严重者有张口受限；当病变侵及脊柱时，最常受累部位为颈椎，小关节及其周围腱鞘受累出现颈痛，严重的患者出现脊髓受压。美国风湿病学会将类风湿性关节炎影响生活程度分为4级，具体表现见表9-1。

表9-1　美国风湿病学会将类风湿性关节炎影响生活程度分为4级

分级	表现
Ⅰ级	能照常进行日常生活和各项工作
Ⅱ级	可进行一般的日常生活和某种职业工作，但参与其他项目活动受限
Ⅲ级	可进行一般的日常生活，但参与某种职业工作或其他项目活动受限
Ⅳ级	日常生活的自理和参与工作的能力均受限

2. 关节外病变

（1）**类风湿结节**　类风湿结节是本病较特异的表现，多位于关节隆突部位及受压部位的皮下，如肘鹰嘴突附近、枕、跟腱等处，其大小不一，直径由数毫米至数厘米，质硬，无压痛，结节成对称分布，其出现提示病情活动。

（2）**类风湿血管炎**　类风湿血管炎可出现在任何系统，表现为甲床或指端小血管炎，少数患者发生缺血性坏死。侵犯肺部表现为胸膜炎、间质性肺炎和肺泡炎、肺间质纤维化；累及心脏常见的是心包炎，也可表现为心肌炎、心内膜炎、冠状动脉炎、心脏瓣膜病等；神经受累表现为周围神经炎；累及眼部造成巩膜炎，严重者因巩膜软化而影响视力。

（3）其他　30%～40%的患者出现口、眼干燥综合征等表现，部分患者出现小细胞低色素性贫血。

【辅助检查】

1. 血液检查　轻度至中度贫血，以正细胞低色素性较常见，病情活动时血小板持续升高超过300×10^9/L，血小板计数水平不仅能反映病情活动，还可作为判断疗效的指标。血沉（ESR）加快，C-反应蛋白（CRP）升高。

2. 类风湿因子（RF）　70%患者血清中 RF 阳性，其滴度与本病的活动性和严重性有关。RF 可出现在多种疾病中，5%的正常人也可出现，因此 RF 阳性必须结合临床表现，才能诊断本病。

3. 关节滑液检查　患者关节腔内滑液常超过3.5ml，滑液中白细胞明显增多，达2000×10^6/L～75000×10^6/L，且以中性粒细胞为主。

4. 影像学检查　X 线检查对本病的诊断、分期及病情监测均很重要。其中以手指和腕关节的 X 线片（图9-2）最有价值，类风湿性关节炎的 X 线分期见表9-2。CT 检查的优点是对关节间隙的分辨能力强，对软组织的分辨能力远高于常规 X 线片。CT 对股骨头塌陷的检查也有 X 光片不能替代的价值。MRI 可用于对脊柱疾病的诊断。

表9-2　类风湿性关节炎的 X 线分期

分期	表现
Ⅰ期	关节周围软组织的肿胀阴影，关节端骨质疏松
Ⅱ期	关节间隙因软骨破坏而变得狭窄
Ⅲ期	关节面出现虫蚀样破坏性改变
Ⅳ期	晚期可见关节半脱位和关节破坏后的纤维性和骨性强直

5. 类风湿结节的活检　其典型的病理改变有助于本病的诊断。

【治疗原则与药物治疗要点】

类风湿性关节炎的治疗原则为控制炎症，缓解症状，恢复关节功能；目的是控制病情进展，保持关节功能和促进已破坏的关节骨的修复。治疗措施包括一般治疗、药物治疗、外科手术治疗。常用药物有两类：①非甾体抗炎药物：控制关节肿痛、改善症状；②慢作用抗风湿药：作用于类风湿性关节炎病程中的不同免疫成分，控

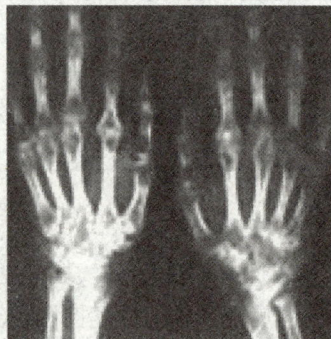

图9-2　类风湿性关节炎

制疾病发展。对上述两类药物无效而关节炎明显或有关节外症状的患者，可选用糖皮质激素。

1. 一般治疗　急性期卧床休息，关节制动（急性期）；功能锻炼（恢复期），防止肌肉萎缩。

2. 药物治疗

（1）**非甾体抗炎药**　有消炎止痛作用，是非特异性的对症治疗药物。常用药物有布洛芬、阿司匹林、吲哚美辛（消炎痛）等。

（2）**慢作用抗风湿药**　起效时间长，有控制病情进展的可能，同时又有抗炎作用，多与非甾体抗炎药联合应用。常用药物有甲氨蝶呤、柳氮磺吡啶、青霉胺、雷公藤总甙、金制剂、环磷酰胺、环孢素等。

（3）**糖皮质激素**　有较强的抗炎作用，能迅速缓解症状，但不能根本控制疾病，停药后症状易复发，长期用药易出现不良反应，不作为首选药。本药适用于有关节外症状或关节炎明显而又不能为非甾体抗炎药所控制或慢作用抗风湿药起效的患者。常用药物有泼尼松，30～40mg/d，口服，症状控制后递减，以10mg/d或低于10mg/d维持。

3. 外科手术治疗　手术治疗包括滑膜切除术和关节置换术，滑膜切除术适用于药物治疗效果不佳的患者，后者针对较晚期有畸形并失去功能的关节。

第二节　痛　风

病例

病例 9-2　中年男性，午夜突发左侧拇指剧痛而惊醒，2小时后出现踝关节红肿热痛、功能障碍。实验室检查：间歇性蛋白尿，血尿酸浓度为416.2μmol/L。

问题：1. 诊断及诊断依据是什么？
　　　2. 该病的药物治疗要点是什么？

痛风是一组由多种病因引起的血嘌呤代谢紊乱和（或）尿酸排泄障碍，以血尿酸升高所致组织损伤为特征的代谢紊乱综合征。其临床特点为高尿酸血症、痛风性关节炎反复发作、痛风石沉积，严重者关节畸形和功能障碍。常累及肾脏引起慢性间质性肾炎和肾尿酸性结石形成。痛风可分为原发性和继发性两类，其中以原发性痛风占绝大多数。多见于中老年男性和绝经后妇女。

【病因与发病机制】

1. 原发性痛风　痛风患者中有80%～90%有尿酸排泄障碍，多数患者有家族史，可能为多基因遗传缺陷。

2. 继发性痛风　某些因素使尿酸生成增多或排出减少，会使尿酸积累出现高尿酸血症。慢性肾病使尿酸排泄减少，血液系统疾病如白血病等使尿酸生成增多。

【临床表现】

原发性痛风多在40岁以上发病，男性占95%，女性多于绝经期后发病，青少年患病的人数较少，且常有家族遗传史。

1. 无症状期　仅有血尿酸持续性或波动性升高，可持续数年至数十年。

2. 急性关节炎期　是原发性痛风最常见的症状及首发症状。常在春秋季发病，也可在酗酒、过度疲劳、关节受伤、寒冷、摄入大量高嘌呤食物等诱因下发作。表现为突然发作的单个关节红肿热痛、功能障碍，可有关节腔积液。常在夜间发作，最易受累部位是足踇趾及第1跖趾关节，其次为足底、踝、足跟、膝、腕、指和肘关节。关节肿痛常持续数小时、数天或数周自然缓解，缓解时局部可有脱屑和瘙痒。

3. 间歇期　多无表现，大多在6个月至2年内会第2次发作。随病程延长，发作次数增多。

4. 痛风石及慢性关节炎期　未经治疗或治疗不规则的患者，痛风石在骨关节周围沉积，引起损伤。此期关节炎发作频繁，间歇期缩短，疼痛日渐加剧，甚至发作之后不能完全缓解。痛风石的出现是尿酸盐沉积在软骨、滑膜、肌腱和软组织的结果，为本期常见的特征性表现。痛风石以耳郭及跖趾、指间、掌指、肘等关节多见，初起为黄白色大小不一的隆起，质软，渐硬如石。随病程的延长和病变的加重，晚期常出现关节僵硬、畸形，关节腔破溃。关节附近及耳郭常见局部皮肤破溃，可排出白色结晶体，瘘管不易愈合。

5. 肾脏病变　尿酸盐结晶沉积在肾间质，患者可出现蛋白尿、血尿、等渗尿，进而发生高血压、氮质血症等，晚期发展为慢性肾功能衰竭；尿酸盐结晶在肾形成结石，可出现肾绞痛、血尿及尿路感染症状；由于大量尿酸盐结晶堵塞在肾小管、肾盂及输尿管内，引起尿路梗阻，患者突然出现少尿，甚至无尿，如不及时处理可迅速发展为急性肾衰竭。

【辅助检查】

1. 血尿酸测定　一般男性 $>420\mu mol/L$、女性 $>350\mu mol/L$ 即可确定为高尿酸血症。

2. 尿液尿酸测定　限制嘌呤饮食5天后，每日尿酸排出量仍大于 3.57mmol/L，可认为尿酸生成过多。

3. 滑囊液检查　急性关节炎期行关节腔穿刺，抽取滑囊液检查，可见针形尿酸盐结晶。

4. X线检查　急性关节炎期可见软组织肿胀。反复发作后，可见软骨缘破坏、关节面不规则，软骨面、骨内、腔内可见痛风石沉积，骨质边缘增生。典型表现为圆形或不整齐的穿凿样透亮缺损。

【治疗原则与药物治疗要点】

目前尚无有效办法根治原发性痛风。临床治疗的重点是迅速终止急性关节炎发作，防止复发，控制高尿酸血症，处理痛风石疾病，提高生活质量。

1. 急性期应终止急性关节炎发作　一般采用：①秋水仙碱：为治疗痛风急性发作的特效药。对制止炎症、止痛有特效，应尽早使用。秋水仙碱常见不良反应有恶心、呕吐、腹泻、肝细胞损害、骨髓抑制、脱发、呼吸抑制等。若患者出现不良反应，应及时停药。有骨髓抑制、肝肾功能不全、白细胞减少者禁用；孕妇及哺乳期间不可使用。治疗无效者，不可再用。若静脉使用秋水仙碱时，切勿外漏，以免造成组织坏死。②非甾体抗炎药（NSAID）：有吲哚美辛、双氯芬酸、布洛芬、美洛昔康、塞来昔布、罗非昔布等，效果不如秋水仙碱，但较温和，发作超过 48 小时也可应用。症状消退后减量。③ACTH 或糖皮质激素，上述两类药无效或禁忌时用，一般尽量不用。

知识链接

痛风患者饮食应注意的问题

避免进食高嘌呤的饮食，如动物内脏及蛤、蟹、鱼虾类等海味、肉类、菠菜、蘑菇、黄豆、扁豆、豌豆、浓茶等。不食用太浓或刺激性调味品，饮食宜清淡，易消化。戒酒。应进食碱性食物，如牛奶、鸡蛋、各类蔬菜、马铃薯、柑橘类水果。

2. 间歇期和慢性期处理　对疑诊患者和家属进行定期检查，早期发现高尿酸血症；减少外源性嘌呤来源；调整饮食，预防肥胖；增加尿酸排泄；避免促进尿酸盐形成结晶的诱因；对于已确认的高尿酸血症而又无痛风者，可根据发生类型，酌情使用尿酸合成抑制药和（或）促进尿酸排泄药：①促进尿酸排泄药：常用有丙磺舒、磺吡酮、苯溴马隆。用药期间要多饮水，服碳酸氢钠，每日 3～6g。②抑制尿酸合成药：目前只有别嘌醇。

3. 继发性痛风的治疗　除治疗原发病外，对痛风的治疗原则同前述。

同步训练

一、选择题

1. 类风湿性关节炎特征性表现是（　　）
   A. 晨僵　　　　　　B. 关节畸形　　　　　　C. 肌肉萎缩
   D. 关节肿痛　　　　E. 活动受限
2. 除何药外均可作为类风湿性关节炎患者的用药（　　）
   A. 肾上腺皮质激素　　B. 青霉胺　　　　　　C. 苯妥英钠

　　D. 阿司匹林　　　　　　　E. 环磷酰胺

3. 类风湿性关节炎最常侵犯的关节是（　　）

　　A. 双手腕关节　　　　　　B. 双腿踝关节　　　　　　C. 双腿膝关节

　　D. 双手掌指关节近端　　　E. 双手掌指关节远端

4. 下列不是类风湿性关节炎活动期表现的是（　　）

　　A. 僵硬　　　　　　　　　B. 淋巴结肿大　　　　　　C. 皮下结节

　　D. 血沉加快　　　　　　　E. 梭形肿胀

5. 痛风的特点是（　　）

　　A. 颊部蝶形皮疹及蛋白尿

　　B. 腕关节受累　　　　　　C. 膝关节受累

　　D. 足蹈趾剧烈疼痛　　　　E. 腺体分泌减少伴龋齿

6. 痛风发作时的血尿酸浓度一般超过（　　）

　　A. 120mmol/L　　　　　　B. 416.2μmol/L　　　　　　C. 140nmol/L

　　D. 160pmol/L　　　　　　E. 180mmol/L

7. 痛风急性关节炎期最常见累及关节为（　　）

　　A. 足蹈趾及第 1 跖趾关节

　　B. 指关节　　　　　　　　C. 腕及肘关节

　　D. 足弓及踝关节　　　　　E. 膝及踝关节

8. 治疗痛风急性发作的特效药是（　　）

　　A. 丙磺舒　　　　　　　　B. 秋水仙碱　　　　　　　C. 布洛芬

　　D. 双氯芬酸　　　　　　　E. 吲哚美辛

9. 血尿酸升高，可诊断以下何种疾病（　　）

　　A. 痛风　　　　　　　　　B. 急性肾炎　　　　　　　C. 慢性肾炎

　　D. 白血病　　　　　　　　E. 多发性骨髓瘤

10. 中年男性，午夜突发左踝关节剧痛而惊醒，考虑痛风的可能，哪项具有特征性诊断价值
　　（　　）

　　A. 吲哚美辛诊断性治疗

　　B. 吗啡类诊断性治疗

　　C. 糖皮质激素诊断性治疗

　　D. 秋水仙碱诊断性治疗

　　E. 硝酸甘油诊断性治疗

参考答案

1. A　2. C　3. D　4. E　5. D　6. B　7. A　8. B　9. A　10. D

二、简答题

1. 简述类风湿性关节炎关节的表现。

2. 简述类风湿性关节炎患者的治疗要点。

3. 痛风患者的临床表现有哪些？

4. 简述痛风患者的饮食指导。

第十章　神经系统疾病

知识要点

掌握脑血栓形成、脑出血的治疗原则与药物治疗要点；熟悉脑血栓形成、脑出血的临床表现和辅助检查；了解脑血栓形成、脑出血的病因与发病机制。

神经系统疾病是由于感染、血管病变、肿瘤、外伤、中毒、变态反应、代谢障碍和遗传等原因引起脑、脊髓和周围神经的疾病。神经系统疾病的主要临床表现有意识障碍、感觉障碍、运动障碍、视觉障碍、听觉障碍等。目前，随着人们生活水平的不断提高，神经系统疾病已成为临床上的常见病、多发病。

知识链接

神经系统的组成

神经系统包括中枢神经系统和周围神经系统，脑和脊髓组成中枢神经系统，脑神经和脊神经组成周围神经系统。

第一节　脑血栓形成

病例

病例10-1　某患者，男性，69岁，农民。主诉：渐进性左侧肢体麻木、无力2天。患者2天前晨起发现左侧肢体麻木、无力，伴头痛、头晕，说话口齿不清，行走步态不稳，且症状逐渐加重。发病以来，神智清楚。患者有高血压病史十余年，未加重视，无系统治疗，偶于头痛、头晕、血压升高时，自行间断服降压片，血压时好时坏。查体：体温36.5℃，脉搏86次/分，呼吸20次/分，血压158/100mmHg。神清，但言语不清。心肺正常。腹软，无压痛，肝脾肋下未触及。左侧上、下肢肌力3级，左侧肢体巴宾斯基征阳性，右侧肢体肌力5级，右侧病理反射阴性。

问题：1. 诊断及诊断依据是什么

2. 进一步确诊应首选何种检查？

3. 该病的治疗原则及药物治疗要点是什么？

脑血栓形成是指在脑动脉粥样硬化的基础上，导致血管管腔狭窄、闭塞，进而发生血栓形成，从而造成相应局部脑供血中断，引起脑组织缺血、缺氧、软化坏死，并出现相应的神经系统症状和体征。脑血栓形成多见于 50～60 岁以上患高血压病的老年人，男性稍多于女性。为脑血管疾病中最常见的类型。

【病因与发病机制】

脑血栓形成最常见的病因是脑动脉粥样硬化，且常伴有高血压。少见的病因有各种动脉炎、先天性动脉狭窄、血液高凝状态、真性红细胞增多症、心脏病等。也可见于脑外伤后引起的脑血管痉挛。少数病例病因不清。

脑动脉壁粥样硬化是脑血栓形成的基础，当血液黏滞性增高、血流速度缓慢、血压下降和心功能不全时，造成血中纤维素、血小板等血中有形成分黏附、沉积形成血栓，阻塞血管，引起相应脑组织缺血、缺氧而发病。如血栓形成缓慢，管腔狭窄未达 80% 以上，且侧支循环代偿建立，则不出现症状，否则可引起脑血栓形成的相应表现。脑血栓形成多发生在颈内动脉系统的动脉分叉部和（或）弯曲部，如颈内动脉、大脑中动脉起始处等。脑血栓形成后的最初 6 小时内，病变区脑组织常无明显改变，故目前普遍把脑血栓形成的治疗时间窗定为 6 小时之内（超早期）。

课堂互动

对于脑血栓形成的患者来说，他的最佳治疗时间是何时？为什么？

【临床表现】

1. 临床特点

（1）本病多见于 50～60 岁以上有高血压、冠心病、高脂血症和糖尿病病史的人。

（2）常于睡眠中或安静状态下发病，起病多缓慢。

（3）一般无意识障碍。

（4）生命体征基本稳定。

（5）有相应神经系统定位症状和体征。

2. 临床类型

（1）完全型　指发病 6 小时内症状即达高峰，常有严重的神经功能缺失症状，甚至昏迷。

（2）进展型　指发病后 48 小时内病情呈阶梯式进展加重。

（3）缓慢进展型　指发病 2 周后病情仍然进展中。此型与脑灌流减少、侧支循环代偿不良、血栓逐渐向近心端逐渐扩展有关。

（4）**可逆性缺血性神经功能缺失**　指脑缺血症状较轻，持续 24 小时以上，但在 3 周内可明显恢复，不留后遗症。

3. 不同动脉闭塞综合临床表现

（1）*颈内动脉*　病变对侧肢体感觉障碍及瘫痪，可伴有运动型失语、一过性失明，还有患侧颈动脉搏动减弱或消失。

（2）*大脑前动脉*　皮层支闭塞时引起病变对侧下肢感觉和运动障碍，伴大小便功能障碍；深穿支闭塞时引起病变对侧中枢性舌、面和上肢瘫痪。

（3）*大脑中动脉*　主干闭塞时引起病变对侧偏瘫、偏身感觉障碍和偏盲（即三偏症）；皮层支闭塞时引起相应部位功能缺陷及偏瘫、偏身感觉障碍；深穿支闭塞时引起病变对侧肢体偏瘫，一般无感觉障碍和偏盲。

（4）*大脑后动脉*　皮层支闭塞后引起病变对侧同向偏盲，还可有失读、失认、失写、失记等；深穿支闭塞后可引起丘脑综合征，病变对侧感觉消失，伴自发性疼痛等。

（5）*椎 - 基底动脉*　主干闭塞后引起四肢瘫痪、眩晕、耳鸣、呕吐、吞咽困难、构音障碍、高热、肺水肿及昏迷，常迅速死亡；基底动脉分支闭塞后引起交叉性瘫痪；脑桥基底部闭塞后引起闭锁综合征；内听动脉闭塞后引起同侧听力减退、耳鸣、耳聋、眩晕等。

（6）*小脑后下动脉*　主干闭塞后引起眩晕、恶心、呕吐、眼球震颤、吞咽困难、声音嘶哑、同侧霍纳（Horner）征。

课堂互动

　　患者，男，62 岁，晨起自行发现左侧肢体瘫痪，且伴有偏身感觉障碍和偏盲；平时有高血压病史。你认为患者可能发生了什么情况？病变的大致部位在哪？

【辅助检查】

1. 一般检查　常规检查血常规、血糖、血脂、血液流变学和心电图等。

2. CT 检查　在 24～48 小时后，可见低密度梗死区。CT 检查是目前临床上明确诊断的最常用无创检查法。

3. MRI 检查　在 24～48 小时后，可见低密度梗死区。MRI 可早期发现梗死灶和微小病灶。

4. 脑脊液检查　大多正常，出血性梗死可有少量红细胞。脑梗死面积较大时，脑脊液压力可升高。

5. 其他　脑血管造影、脑电图、放射性同位素脑扫描、脑血流量测定等。

【治疗原则与药物治疗要点】

1. 急性期　治疗原则为重视超早期治疗，改善脑缺血，终止病情发展；积极防治缺血性脑水肿；防止各种并发症的发生。具体治疗如下：

(1) 一般处理　包括：①卧床休息，注意加强口腔、皮肤、呼吸道及大小便的护理，防治褥疮和呼吸道感染，保持水、电解质平衡。②稳定血压。一般不主张在急性期使用降压药，以免因血压骤降导致脑血流灌注不足而加重脑梗死。③降低颅内压，防治脑水肿。脑水肿有引起脑疝的危险，故应积极防治。脑水肿高峰期一般在发病后48小时～5天，临床上常用20%甘露醇250ml快速静脉滴注，6～8小时1次，连用7～10天，心、肾功能不全者慎用。

(2) 溶栓治疗　适用于超早期及进展期患者。溶解血栓可使栓塞血管再通，改善脑缺血。目前临床上常用的药物与用法为：①尿激酶：25万～100万U，加入5%葡糖糖或生理盐水100～150ml中静脉滴注，30分钟内滴完，每日1次，连续5～10天。②组织型纤溶酶原激活剂（rt－PA）：每次量为0.9mg/kg，总量<90mg。对超早期患者有明显效果，但价钱昂贵，临床上应视患者经济情况选择使用。

(3) 抗凝治疗　适用于进展性非出血性梗死的患者。禁用于有出血倾向、溃疡病史、严重高血压等患者。目前临床上常用肝素、低分子量肝素和华法林等。治疗期间应注意监测凝血时间和凝血酶原时间，并备有维生素K和鱼精蛋白等对抗剂。

(4) 抗血小板聚集治疗　发病后48小时内给予阿司匹林100～300mg/d，可明显降低病死率和复发率。

(5) 脑保护治疗　选用尼莫地平、盐酸氟桂利嗪、三磷酸腺苷、维生素E、细胞色素C、胞二磷胆碱、脑活素等。

(6) 中医治疗　活血化瘀、通经活络。常用丹参、川芎、黄芪、红花等。

(7) 手术治疗　开颅减压术、颈动脉内膜切除术、颅内外动脉吻合术等手术。但临床上要严格掌握手术适应证。

2. 康复期治疗　目的是促进神经功能恢复，降低致残率，提高生活质量。临床上应尽早进行康复治疗，如按摩、针灸、理疗、肢体功能训练等。

第二节　脑　出　血

病例

病例10－2　某患者，男，52岁，公司老总。因突发剧烈头痛、呕吐、昏迷1小时急诊入院。患者1小时前，因同家人生气后，突感头部剧烈疼痛难忍，伴呕吐，随之昏迷，家人急将患者送入院。患者有高血压病史5年余。平日喜抽烟、喝酒，工作繁忙。查体：体温36.8℃，脉搏90次/分，呼吸22次/分，血压180/106mmHg。昏迷。双侧瞳孔不等大。心肺（－）。腹软，肝脾肋下未触及。左侧上、下肢肌力0级，肌张力低，Babinski征阳性。急查头颅CT示：头颅高密度出血影。

问题：1. 诊断及诊断依据是什么？
　　　2. 该病的治疗原则及药物治疗要点是什么？

脑出血是指原发性非外伤性脑实质出血，又称脑溢血，占全部脑血管疾病的20%～30%，多发生在大脑半球，是死亡率最高的脑血管疾病。

【病因与发病机制】

目前认为脑出血的最主要病因是高血压或长期高血压和脑动脉硬化并存，从而引起：①脑血管壁缺氧、纤维样坏死，导致脑微动脉瘤和夹层动脉瘤形成，最后破裂。②高血压后使脑血管痉挛，血管壁因缺氧而坏死出血。引起脑出血的主要诱因是剧烈运动、突然用力、情绪激动等。本病往往是在基本病因（脑动脉硬化）存在的基础上，加上诱因而发生，并造成血液进入脑组织形成血肿，脑血肿压迫及颅内压升高，脑组织移位而脑疝形成，最终危及患者生命。

其他病因：①先天性脑内小动脉畸形或脑动脉瘤；②脑动脉炎；③血液病；④临床抗凝或溶栓治疗；⑤脑肿瘤侵袭血管壁使其破裂出血等。上述原因常引起继发性出血。

脑出血多发生在大脑半球，尤其是基底核的壳核及内囊区，其次是脑叶，少数在脑干和小脑。

课堂互动

导致脑出血患者死亡的最主要原因是什么？

【临床表现】

1. 临床特点

(1) 多有高血压病史。

(2) 发病年龄多在50～65岁。

(3) 常因剧烈运动、突然用力、情绪激动等诱发。

(4) 多发生在冬春季节。

(5) 起病急，病情重，致残率和死亡率高。

(6) 主要症状为剧烈头痛、喷射样呕吐、意识障碍、肢体瘫痪、大小便失禁等。

(7) 主要体征有血压显著升高、双侧瞳孔不等大，多有脑膜刺激征阳性和病理反射阳性。

知识链接

脑出血时的血压改变

脑出血后，因颅内压升高导致脑血管自动调节，引起血压显著升高，随着颅压下降，血压随之降低，一般在发病1周后逐渐正常。

2. 不同部位脑出血的临床表现

（1）基底节区出血　约占全部脑出血的70%，其中壳核出血占60%，丘脑出血占10%。此区出血病情轻重不一，轻者多为少量出血，主要表现为"三偏征"，即有对侧肢体中枢性偏瘫、偏身感觉障碍和偏盲，同时伴有头痛、呕吐、意识障碍轻或无。重者多为大量出血，一旦发生，主要表现为深昏迷、反复呕吐、呼吸鼾声、双侧瞳孔不等大，两眼同向偏斜、凝视出血侧，同时有肢体偏瘫、肌张力降低、病理反射阳性。极重者可出现四肢强直性痉挛，病死率极高。

（2）脑叶出血　约占脑出血的10%，其中顶叶最常见，颞叶、枕叶、额叶次之。主要表现为头痛、呕吐及脑膜刺激征，同时可伴有受损脑叶的局灶定位症状，如额叶出血见偏瘫、运动性失语等；枕叶出血见视野缺损；颞叶出血见感觉性失语等。

（3）脑桥出血　约占脑出血的10%。轻者表现为单侧脑桥损害，引起交叉性瘫痪，双目凝视患侧，无意识障碍。重者表现为双侧脑桥损害，引起患者迅速昏迷、四肢瘫痪、双侧病理反射阳性、双侧瞳孔针尖大小、中枢性高热、去大脑强直等，多数在24～48小时内死亡。

（4）小脑出血　约占脑出血的10%。轻者突然眩晕、频繁呕吐、一侧共济失调、眼球震颤、肢体无明显瘫痪等。重者颅内压迅速升高，进入昏迷，48小时内因枕骨大孔疝导致死亡。

（5）脑室出血　占脑出血的3%～5%。多为脑实质出血破入脑室，称原发性脑室出血。多为少量出血，表现为无意识障碍和神经系统的局部症状，但有头痛、呕吐、脑膜刺激征。大量出血时，表现为突然昏迷、瞳孔针尖大小、四肢瘫痪、中枢性高热，同时可伴有阵发性、强直性痉挛或去大脑强直发作，多迅速死亡，预后极差。

课堂互动

临床上"三偏征"主要指的是哪三偏？

3. 脑出血与其他脑血管疾病的区别　见表10 −1。

表10 −1　常见脑血管疾病的临床特征

临床特征	脑血栓形成	脑出血	脑栓塞	蛛网膜下腔出血
始发年龄	60 岁以上	50～60 岁多见	青壮年	40～60 岁多见
主要病因	脑动脉硬化	高血压病	风心房颤	脑动脉瘤
起病形式	多在安静时缓慢发生	多在活动时突发	不定，急骤	多在活动时突发
头痛	无	清醒时有，明显	无	剧烈
呕吐	少	常呈喷射样	少	明显
昏迷	无	深而持久	少有	少，轻而短暂
血压	正常或偏高	明显升高	正常	正常或升高

续表

临床特征	脑血栓形成	脑出血	脑栓塞	蛛网膜下腔出血
瞳孔	正常	患侧增大	正常	患侧增大或正常
偏瘫	有	有	有	无
颈项强直	无	多有	无	显著
脑脊液	正常	血性	正常	血性
头颅 CT	低密度影	高密度影	低密度影	蛛网膜下腔高密度影

4. 并发症　脑出血可并发应激性溃疡、下肢深静脉血栓形成、肺部感染和泌尿系统感染、癫痫等。

【辅助检查】

1. 头颅 CT　临床首选，是目前迅速无创性诊断脑出血的直接证据。CT 示高密度出血影，并可显示血肿的部位、大小和形态，但随着血肿液化吸收，密度可逐渐减低为低密度影，注意同脑梗死相鉴别。

2. 脑脊液检查　多在不能进行头颅 CT 检查且无颅内压升高时进行。脑出血者表现为压力升高，脑脊液多呈洗肉水样均匀血性。

3. MRI 检查　对病程 4～5 周后的脑出血和脑干出血优于 CT，且主要用于鉴别陈旧性出血和脑梗死。

4. 脑血管造影　主要用于脑血管瘤和脑血管畸形的病因诊断。

5. 其他　血、尿、粪三大常规检查及肝功能、肾功能、凝血功能、心电图等检查。

【治疗原则和药物治疗要点】

脑出血的治疗原则是积极采用综合治疗。治疗目的是挽救生命，减轻脑部损害，最大限度恢复肢体、语言等正常功能，提高生活质量。

1. 急性期治疗　其主要治疗原则是积极降低颅内压，控制脑出血，防治脑疝形成。具体措施如下：

（1）一般治疗　发病后尽量避免搬动，以免加重脑出血。严密监测体温、脉搏、呼吸、血压、神志、瞳孔等变化。加强口腔与皮肤护理，保持呼吸道通畅，给予吸氧。对不能进食者，及时给予鼻饲，保证营养供给。

（2）降低颅内压、减轻脑水肿、防止脑疝形成　宜尽早给予脱水剂治疗，是防止脑出血患者急性期死亡的一个重要环节。临床常用 20% 甘露醇 250ml，30 分钟内快速静脉滴注，每 6～8 小时 1 次；或用 10% 甘油 500ml 静脉滴注，1～2 次/日；或用呋塞米（速尿）20～40mg，2～4 次/日；或用 50% 葡萄糖 40～60ml，静脉注射，6～8 小时重复 1 次。通常临床上可根据病情选用 2～3 种，交替使用 5～10 天。应用脱水剂时须注意水、电解质和酸碱平衡。

（3）调整血压　在急性期通常不用降压治疗。如果收缩压 >200mmHg 或舒张压 >

120mmHg 时，应采取适当降压，以防治进一步脑出血。如需降压治疗，切忌降压过低，以免发生脑供血不足，加重病情。常用药物为 25% 硫酸镁 10ml 深部肌肉注射，每 6 ~ 12 小时 1 次；利舍平 0.5 ~ 1mg，肌肉注射；也可用卡托普利、美托洛尔等降压药物。

(4) 止血治疗　适用于合并消化道出血或有凝血障碍时。常用药物有安络血、6 - 氨基己酸、止血环酸、止血敏、西咪替丁等。

(5) 维持水、电解质平衡　每天补液应控制在 1500 ~ 2000ml，多以 5% 葡萄糖盐水、林格液加等量的 10% 葡萄糖液或生理盐水为佳。

(6) 防治并发症和对症处理　①褥疮：定时翻身，保持皮肤干燥清洁，防治褥疮。②肺部感染和泌尿系统感染：对于已发生感染者，应使用抗生素，可根据痰、尿细菌培养和药敏试验结果，选用敏感抗生素，并加强呼吸道和尿道护理。③应激性溃疡：可选用 H_2 受体阻滞剂，如西咪替丁 0.2 ~ 0.4g/d，静脉滴注。④中枢性高热：可行物理降温，也可行药物降温。⑤下肢深静脉血栓形成：主要是抬高患肢、被动运动等。

(7) 外科治疗　目的是清除血肿，解除脑疝，挽救生命。适用于生命征稳定、心肾功能良好者。方法有血肿穿刺抽液、脑室引流、开颅清除血肿等。

2. 恢复期治疗　目的是促进瘫痪肢体和失语恢复，提高生活质量。最好在生命征正常、病情稳定后进行。方法有理疗、针灸、肢体运动和语言训练等。

同步训练

一、选择题

1. 脑血管疾病中临床上最常见的是（　）
   - A. 脑出血
   - B. 脑血栓形成
   - C. 蛛网膜下腔出血
   - D. 短暂性脑缺血
   - E. 脑栓塞

2. 脑血栓形成多在什么时间发生（　）
   - A. 休息时
   - B. 休息前
   - C. 活动后
   - D. 情绪波动时
   - E. 吃饭时

3. 临床上为明确脑血栓形成，目前诊断最常用的无创检查方法是（　）
   - A. 化验血脂、血糖
   - B. CT 检查
   - C. 脑脊液检查
   - D. 脑血管造影
   - E. 脑电图

4. 目前临床上最常用的溶栓药是（　）
   - A. 尿激酶
   - B. rt - PA
   - C. 阿司匹林
   - D. 肝素
   - E. 华法林

5. 下列不属于脑保护剂的是（　）
   - A. 细胞色素 C
   - B. 脑活素
   - C. 胞二磷胆碱
   - D. 尼莫地平
   - E. 速尿

6. 死亡率最高的脑血管疾病是（　）
   - A. 脑血栓形成
   - B. 脑出血
   - C. 脑栓塞
   - D. 蛛网膜下腔出血
   - E. 出血性脑梗死

7. 不属于脑出血临床特征的是（　）

    A. 多有高血压病史　　　B. 多发生在冬春季节　　　　C. 多在安静时发生

    D. 血压显著升高　　　　E. 意识障碍

8. 脑出血最常见的部位是（　　）

    A. 基底节区　　　　　　B. 脑叶　　　　　　　　　C. 脑桥

    D. 小脑　　　　　　　　E. 脑室

9. 目前迅速无创性诊断脑出血的辅助检查是（　　）

    A. 头颅 CT　　　　　　B. 脑脊液检查　　　　　　C. MRI 检查

    D. 脑血管造影　　　　　E. 凝血功能

10. 防止脑出血急性期死亡的一个重要环节是（　　）

    A. 降低颅内压　　　　　B. 调整血压　　　　　　　C. 吸氧

    D. 防治褥疮　　　　　　E. 抗感染

参考答案

1. B　2. A　3. B　4. A　5. E　6. B　7. C　8. A　9. A　10. A

二、问答题

1. 脑血栓形成后临床特点有哪些？

2. 简述溶栓药物和用法。

3. 脑出血的临床特征有哪些？

4. 脑出血急性期的治疗措施有哪些？

第十一章　中毒性疾病

知识要点

掌握有机磷、一氧化碳、急性乙醇中毒的治疗原则与药物治疗要点；熟悉有机磷、一氧化碳、急性乙醇中毒的临床表现和辅助检查；了解有机磷、一氧化碳、急性乙醇中毒的发病机制。

中毒是指化学物质进入人体，在效应部位达到一定量而引起损害的全身性疾病。根据中毒物质的毒性、剂量和时间把中毒分为急性中毒和慢性中毒。本章主要介绍有机磷、一氧化碳、乙醇的急性中毒。

第一节　有机磷酸酯类农药中毒

病例

病例 11-1　患者王某，女，21岁。因神志不清、流涎、呼吸急促30分钟入院。该患者30分钟前跟人吵架后，自闭房中，家属发现时患者倒地，神志不清，呕吐，大量流涎，身旁发现"对硫磷"农药空瓶子（标签规格100ml），为抢救治疗故送入院。体格检查：体温36.5℃，脉搏60次/分，呼吸32次/分，血压80/50mmHg，意识不清，烦躁，呼吸及呕吐物有大蒜样臭味，皮肤多汗，呼吸浅促，双侧瞳孔等大、等圆，直径1.5mm，对光反射弱，两肺可闻及干湿啰音。心音低，律整，未闻及杂音。腹软，肝脾未及。全身肌肉细颤，生理反射存在，病理反射未引出。
　　问题：1. 诊断及诊断依据是什么？
　　　　　2. 该病的治疗原则及药物治疗要点是什么？

有机磷酸酯类农药是目前应用于生产最好的农药，品种多达百余种，多属剧毒或高毒类。由于生产、运输、使用不当，或误服、自服、污染食物摄入可导致中毒。

【病因与发病机制】

有机磷农药主要是通过亲电子胆磷与胆碱酯酶结合，特别是抑制乙酰胆碱酯酶的活性，使其失去分解乙酰胆碱的能力，乙酰胆碱堆积，产生胆碱能神经过度兴奋的表现，亦可干扰神经轴索的钙离子钙蛋白激酶，致髓鞘病变。

【临床表现】

1. 急性中毒　经口中毒潜伏期为 5～10 分钟，以恶心、呕吐为首发症状，全身中毒症状与摄入量有关，经皮肤、呼吸道接触者，潜伏期为 2～6 小时，中毒症状相对较轻。

（1）胆碱能危象　毒蕈碱样作用：多汗，缩瞳，流涎，恶心，呕吐，腹痛，支气管平滑肌痉挛，支气管分泌物增多，心跳减慢。

（2）烟碱样作用　肌张力增强，肌纤维震颤，肌束颤动，心率加快，全身抽搐，可因呼吸肌麻痹而死亡。

（3）中枢神经系统效应　头昏，眼花，软弱无力，意识模糊，甚至昏迷，抽搐，可因中枢性呼吸衰竭而死亡。

（4）中间综合征　因其发生在急性中毒胆碱能危象控制之后、迟发性神经病变发生前而命名，表现为头面部肌肉、屈颈肌、四肢近端肌肉、呼吸肌麻痹，严重时导致呼吸衰竭。

（5）迟发性多发性周围神经病变　急性中毒患者恢复后 2～4 周出现进行性肢体麻木、刺痛，呈对称性手套、袜套感觉异常，伴肢体瘫痪。

（6）非神经性系统损害　心、肝、肾损害，急性胰腺炎表现。

2. 慢性中毒　有机磷农药长期低浓度接触是否存在慢性中毒，尚无定论，一般认为慢性接触者胆碱酯酶明显抑制，但症状、体征不明显，避免接触后恢复正常。

【辅助检查】

1. 胆碱酯酶活性测定　诊断有机磷农药中毒的标志酶，但其不与病情的轻重完全平行。

2. 血、尿、胃液检查　有机磷农药及其代谢产物检测。

【治疗原则与药物治疗要点】

1. 迅速清除异物　经口中毒者，除常规洗胃外，可用 2%～5% 碳酸氢钠洗胃，继之用甘露醇或硫酸镁导泻。

2. 特效解毒剂

（1）阿托品和莨菪碱类　能有效阻断毒蕈碱样作用，对抗呼吸中枢抑制。阿托品，轻度中毒 2mg，中度中毒 2～4mg，重度中毒 3～10mg 肌注或静脉滴注，必要时 15 分钟 1 次。山莨菪碱在解除平滑肌痉挛、减少分泌物、改善微循环、调节体温方面优于阿托品，且无大脑兴奋作用，推荐应用。

（2）胆碱酯酶剂　脂类剂，包括氯解磷定、碘解磷定，可使抑制的胆碱酯酶解除烟碱样作用，应及早、足量、重复使用，中毒24小时内应用。

3. 血液净化治疗　血液灌注加血液透析早期、反复使用，可有效清除血液、组织中有机磷农药，提高治愈率。

第二节　一氧化碳中毒

在生产和生活中，凡含碳物质燃烧不完全时，均可产生一氧化碳气体，如防护不当，或通风不良可发生急性一氧化碳中毒。家庭煤炉产生的一氧化碳及煤气泄露，则是生活中一氧化碳中毒最常见的原因。

【病因与发病机制】

一氧化碳经呼吸道吸入后，与血红蛋白结合，形成碳氧血红蛋白，一氧化碳与血红蛋白亲和力较氧大200～300倍，且难于解离，碳氧血红蛋白不能携带氧，故导致低氧血症，造成组织缺氧。大脑对缺氧最敏感，故中枢神经系统损害表现最突出。

【临床表现】

急性一氧化碳中毒的症状与空气中一氧化碳的量、血液中碳氧血红蛋白浓度有关，还与持续吸入一氧化碳的时间、人体健康状态及对一氧化碳的敏感性有关。

1. 急性中毒　按中毒程度可分3度：

（1）轻度中毒　血中碳氧血红蛋白浓度为10%～30%。患者出现剧烈头痛、头晕、恶心、呕吐、四肢无力、心悸、口唇黏膜樱桃红色，部分患者可出现意识模糊、嗜睡、谵妄、抽搐等症状。脱离中毒环境，吸入新鲜空气后症状会很快消失。

（2）中度中毒　血中碳氧血红蛋白浓度为30%～50%。患者出现呼吸困难、脉搏加快、颜面潮红、瞳孔对光反射迟钝、嗜睡甚至昏迷。如能及早发现，将患者搬离中毒环境、呼吸新鲜空气或吸氧后可较快苏醒，可无明显并发症和后遗症。

（3）重度中毒　血中碳氧血红蛋白浓度达50%以上。患者出现惊厥、深昏迷、各种反射减弱或消失、瞳孔缩小或散大、大小便失禁，可出现肺水肿、呼吸衰竭、休克、心肌损害、心律失常等，部分患者呈现去大脑强直状态。

2. 急性一氧化碳中毒迟发性脑病　部分一氧化碳中毒患者意识恢复后，经过2～60天的"假愈期"后，出现精神意识障碍、偏头痛、失语等一系列神经精神症状，称为迟发性脑病或神经精神后发症状。

【辅助检查】

1. 碳氧血红蛋白测定　此方法可用于确诊，亦可用于判定愈后。

2. 脑电图测定　可见弥漫性低幅慢波增多，一般以额部及颞部的θ波及δ波多见。

部分急性一氧化碳中毒患者后期出现智能障碍脑电图的异常可长期存在。

3. CT 检查　CT 检查见主要异常为双侧大脑皮质下白质及苍白球或内囊出现大致对称的密度减低区，后期可见脑室扩大或脑沟增宽。脑 CT 无异常者预后较好，有 CT 异常者其昏迷时间大都超过 48 小时。

【治疗原则与药物治疗要点】

1. 急救　立即使中毒者脱离中毒现场，移至空气新鲜处，保持呼吸道通畅。

2. 纠正缺氧　吸氧及高压氧治疗，高压氧可加速碳氧血红蛋白的解离，促进一氧化碳清除，缩短病程，降低死亡率，防止迟发性脑病的发生。

3. 防治脑水肿　急性中毒 2～4 小时出现脑水肿，24～48 小时达到高峰，应及早应用高渗脱水剂、利尿剂和糖皮质激素等。

4. 防止迟发性脑病　抢救苏醒后，应绝对卧床休息，密切观察 2 小时。

第三节　急性乙醇中毒

各种酒类饮料中均含不同浓度酒精，即乙醇。过量饮酒会引起乙醇中毒，乙醇摄入最低致死量为 250～500ml。乙醇中毒分急性和慢性，本节主要介绍急性乙醇中毒。

【病因与发病机制】

乙醇摄入后经胃肠道吸收，主要在肝脏经乙醇脱氧酶、过氧化氢酶、醛脱氧酶氧化，最后形成二氧化碳和水，仅少量乙醇经肺、肾排出。若摄入过量乙醇，超过肝脏代谢能力，在体内蓄积，进入大脑促进阿片样物质生成，使患者先处于兴奋状态，后转入抑制状态，严重的可影响血管运动、呼吸中枢，可发生呼吸、循环衰竭。

【临床表现】

本病临床表现因人而异，与饮酒量、血乙醇浓度、个体敏感性相关，分 3 期：

1. 兴奋期　颜面潮红或苍白，呼气酒味，言语增多，头昏，乏力，血乙醇含量在 200～990mg/L。

2. 共济失调期　动作不协调，步态蹒跚，动作笨拙，语无伦次，眼球震颤，躁动，复视，血乙醇含量达 1000～2990mg/L。

3. 昏迷期　血乙醇含量在 3000mg/L 以上，患者面色苍白，体温降低，皮肤冷，口唇微绀，严重者昏迷，心跳加快，陈-施呼吸，二便失禁，可因呼吸衰竭而死亡，亦可出现因咽部反射减弱、呕吐后吸入性窒息死亡。

【辅助检查】

1. 乙醇含量检查　血及呼出气中乙醇含量明显升高。

2. 血液生化检查　可出现低血糖、低钾血症、低镁血症和低钙血症等。

3. 心电图检查　酒精中毒性心肌病可见心律失常和心肌异常。

【治疗原则与药物治疗要点】

1. 一般治疗　卧床休息，注意保暖，可自行恢复。

2. 中毒可催吐　洗胃治疗（1%碳酸氢钠），需防止吸入性肺炎，过度兴奋、烦躁者可用小剂量地西泮，避免用吗啡、氯丙嗪、苯巴比妥类抑制呼吸药物。

3. 血液透析、灌注　促进乙醇排出体外。

4. 促进乙醇体内转化　50%葡萄糖、维生素 B_1、维生素 B_6、维生素 B_{12}。

5. 催醒药物　纳洛酮拮抗阿片物质，促进乙醇体内转化。

同步训练

一、选择题

1. 有机磷中毒的原理是（　）

　A. 胆碱酯酶失活，乙酰胆碱蓄积

　B. 磷酰化胆碱酯酶减少

　C. 胆碱酯酶活性加强

　D. 交感神经兴奋

　E. 肝功能受损

2. 有机磷中毒引起的毒蕈碱样症状是（　）

　A. 肌束颤动　　　　　　B. 瘫痪　　　　　　C. 血压升高

　D. 瞳孔缩小　　　　　　E. 休克

3. 急性有机磷中毒的烟碱样症状是（　）

　A. 瞳孔缩小　　　　　　B. 呼吸肌麻痹　　　　C. 多汗

　D. 腹泻和呕吐　　　　　E. 肺部啰音

4. 重度有机磷中毒，全血胆碱酯酶活力应为正常值（　）

　A. 30%以下　　　　　　B. 40%以下　　　　　C. 50%以下

　D. 60%以下　　　　　　E. 70%以下

5. 确诊一氧化碳中毒的最主要依据是（　）

　A. 空气中一氧化碳浓度　　B. 与一氧化碳接触的时间

　C. 血液中碳氧血红蛋白的有无

　D. 昏迷的程度　　　　　E. 缺氧的程度

6. 急性一氧化碳中毒时首要的治疗方法是（　）

　A. 20%甘露醇 250ml 静脉快速滴注

　B. ATP 注射　　　　　　C. 冬眠疗法

　D. 血液透析　　　　　　E. 氧气疗法

7. 关于急性一氧化碳中毒的治疗，下述哪项是错误的（　）

　A. 脱离接触，转移到空气清新的地方

　B. 鼻管吸氧，严重者应用高压氧舱

  C. 防止脑水肿

  D. 可用冬眠疗法及补充脑细胞代谢需要的物质

  E. 应首先注射苏醒剂

参考答案

1. A   2. D   3. B   4. A   5. C   6. E   7. E

二、简答题

1. 简要说出有机磷中毒的治疗药物有哪些?

2. 简述一氧化碳中毒治疗原则。

第十二章　传染性疾病

知识要点

　　掌握病毒性肝炎、细菌性痢疾、急性结膜炎的临床表现、治疗原则、药物治疗及流行病学特征要点；熟悉病毒性肝炎、细菌性痢疾、急性结膜炎的辅助检查；了解病毒性肝炎、细菌性痢疾、急性结膜炎的病因与发病机制。

　　传染病是由病原微生物（病毒、细菌、立克次体、螺旋体等）和寄生虫（原虫或蠕虫）感染人体后产生的有传染性的疾病。传染病的基本特征包括病原体、传染性、流行病学特征、感染后免疫等。

第一节　病毒性肝炎

病例

　　病例 12 - 1　某患者，女性，12 岁，小学生。因乏力、恶心、厌油腻 1 周，加重伴尿色加深 2 日，于 2009 年 5 月 6 日入院。既往否认肝炎史，否认输血及手术史，否认用药史。该患者 1 周前无明显诱因出现乏力、厌油腻，伴恶心，无呕吐，未经诊治；2 日前乏力、恶心加重，伴尿色加深，呈豆油色，为进一步诊治故入院。病程中无发热，无咳嗽、咳痰，无腹痛、腹泻，无皮肤瘙痒，无陶土色便，食欲下降。查体：体温 36.3℃，脉搏 88 次/分，呼吸 18 次/分，血压 102/70mmHg。浅表淋巴结无肿大，心肺（-），腹软，无压痛、反跳痛及肌紧张。肝右季肋下 2.0cm、质软，脾左季肋下及边，移动性浊音（-），双下肢无浮肿。实验室检查：ALT（丙氨酸转氨酶）1230IU/L，AST（天冬氨酸转氨酶）820IU/L，TBIL（总胆红素）96μmol/L。

　　问题：1. 诊断及诊断依据是什么？

　　　　　2. 进一步确诊应首选何种检查？

　　　　　3. 该病的治疗原则及药物治疗要点是什么？

病毒性肝炎是由多种肝炎病毒引起的，以肝脏炎症和坏死病变为主的一组传染病。临床以疲乏、食欲减退、肝肿大、肝功能异常为主要表现，可出现黄疸，但无症状感染常见。主要通过粪－口、血液或体液传播。按病源分类，目前已确定的病毒性肝炎有甲型、乙型、丙型、丁型、戊型。最近还发现庚型肝炎病毒和输血传播病毒，但其致病性尚不清楚。

【病因与发病机制】

1. 病原学

(1) 甲型肝炎病毒（HAV） RNA 病毒，只有 1 个血清型和 1 个抗原抗体系统。HAV 抵抗力较强，能耐受室温 1 周。在干粪中 25℃能存活 30 天，在贝壳类、污水、淡水、海水、泥土中能存活数月。煮沸 5 分钟、紫外线 1 分钟、余氯（1.5～2.5mg/L）15 分钟均可灭活。

(2) 乙型肝炎病毒（HBV） DNA 病毒，完整病毒颗粒称丹氏（Dane）颗粒，具有传染性。HBV 抵抗力很强，能耐受一般浓度的消毒剂，煮沸 10 分钟、高压蒸汽消毒可以灭活。血清中 30℃～32℃可保存 6 个月，－20℃可保存 15 年。

(3) 丙型肝炎病毒（HCV） RNA 病毒，用常规试剂盒检出的抗 HCV 并非保护性抗体，它的检出说明血液有传染性。氯仿（10%～20%，V/V）60℃10 小时可使 HCV 灭活。

(4) 丁型肝炎病毒（HDV） HDV 是一种缺陷 RNA 病毒，必须有 HBV 或其他嗜肝 DNA 病毒才能引起肝损害。

(5) 戊型肝炎病毒（HEV） RNA 病毒，不稳定，易裂解，在碱性环境中较稳定。

(6) 庚型肝炎病毒（HGV） RNA 病毒，1992 年命名，肝损害机制尚不明确。

(7) 输血传播病毒（TTV） DNA 病毒，可经血传播，在非甲至庚型肝炎患者中 TTV 感染率达 47%。

2. 流行病学

(1) 传染源 患者和亚临床感染者都可成为 5 型肝炎的传染源。

(2) 传播途径 ①粪－口传播：为甲型和戊型肝炎的主要传播途径。②体液传播：是乙型、丙型、丁型和庚型肝炎的主要传播途径。其中注射的传播方式占主要地位，生活上的密切接触是次要的。③母婴垂直传播：是乙型和丙型肝炎的传播途径。④性接触传播：因唾液、精液、阴道分泌物可检出 HBV 和 HCV，因此性接触传播也是乙型和丙型肝炎的传播途径。

(3) 易感人群 人群对甲型、乙型、丙型、丁型、戊型肝炎普遍易感。

3. 发病机制及病理
甲型、乙型、丙型、丁型、戊型肝炎的肝损害发生机制尚未充分明了，但目前研究认为与免疫应答介导有关。甲、戊型肝炎不转为慢性，以肝细胞变性、坏死，炎细胞浸润为主要病理改变。乙、丙、丁型肝炎的病理改变基本相同，肝细胞变性、坏死，炎细胞浸润，汇管区纤维化，纤维间隔形成。

【临床表现】

1. 潜伏期 甲型肝炎潜伏期平均为 30 天（15～45 天）；乙型肝炎、丁型肝炎潜伏期平均为 70 天（30～160 天）；丙型肝炎潜伏期平均为 50 天（15～150 天）；戊型肝炎潜伏期平均为 40 天（15～75 天）。

2. 急性肝炎 包括急性无黄疸型肝炎和急性黄疸型肝炎。急性无黄疸型肝炎是一种轻型肝炎，不易被发现，是重要的传染源；急性黄疸型肝炎临床表现的阶段性明显，可分 3 期，总病程 2～4 个月。临床表现如下：

（1）黄疸前期 主要表现为乏力和消化道症状，如食欲不振、厌油腻、恶心、呕吐、腹痛、腹泻、肝区痛、尿色逐渐加深等。少数病例有发热、头痛及上呼吸道症状。本期病程 1～21 天，平均 5～7 天。

（2）黄疸期 自觉症状好转，但尿色加深，巩膜、皮肤出现黄染，2 周内可达高峰。可有梗阻性黄疸表现，如大便颜色变浅、皮肤瘙痒等。肝常轻度肿大，有充实感，有压痛及叩击痛，亦可有脾肿大。本期持续 2～6 周。

（3）恢复期 症状减轻直至消失，黄染逐渐消退，肝、脾肿大回缩，肝功能恢复正常。本期持续 2 周～4 个月，平均 1 个月。

3. 慢性肝炎 慢性肝炎仅见于乙型、丙型、丁型肝炎。急性肝炎病程半年以上，或无急性病史但有慢性肝炎的症状、体征、辅助检查表现者。

（1）轻度慢性肝炎 反复出现乏力、头晕、消化道症状、肝区不适、肝肿大及压痛，可有轻度脾肿大。血清转氨酶反复或持续升高。病情发展趋势逐渐好转或痊愈，只有少数发展为中度慢性肝炎。

（2）中度慢性肝炎 各项症状明显，有慢性肝病体征如肝掌、蜘蛛痣或肝病貌，进行性脾肿大，可伴有肝外器官损害。

（3）重度慢性肝炎 除以上症状与体征外，还有代偿期肝硬化的临床表现及早期肝硬化的病理改变。

4. 重型肝炎 本型发病率低，为 0.2%～0.5%，但病死率高。甲、乙、丙、丁、戊型肝炎均可导致重型肝炎。

（1）急性重型肝炎 亦称暴发性肝炎。多有劳累、营养不良、嗜酒、服用肝损害药物、妊娠、感染等诱因。起病 10 天内出现黄疸并迅速加深，肝脏迅速缩小，有出血倾向，中毒性鼓肠，腹水迅速增多，肝臭，肝肾综合征，不同程度的肝性脑病，凝血酶原活动度在 40% 以下。肝性脑病早期表现为嗜睡、性格改变、烦躁，后期为昏迷、抽搐、脑水肿、脑疝等。病程不超过 3 周。

（2）亚急性重型肝炎 亦称亚急性肝坏死。急性黄疸型肝炎起病 10 天以上出现上述症状，肝性脑病多出现于疾病后期。本型病程长，可达数月，易导致坏死后肝硬化。

（3）慢性重型肝炎 在慢性肝炎或肝硬化病史、体征及肝功能损害基础上，出现亚急性重型肝炎表现。

5. 淤胆型肝炎 亦称毛细胆管炎性肝炎，主要表现为黄疸较深（为肝内梗阻性黄疸）而自觉症状较轻，如皮肤瘙痒、大便颜色变浅、肝肿大。病期较长达 2~4 个月或更长，需与其他梗阻性黄疸鉴别。

【辅助检查】

1. 肝炎病毒标记物

（1）**甲型肝炎** 抗 HAV IgM 阳性，提示 HAV 急性感染；抗 HAV IgG 阳性而抗 HAV IgM 阴性，提示既往感染而产生免疫；二者均阳性也提示急性感染。

（2）**乙型肝炎** ①血清标记物主要包括：HBsAg 与抗 HBs，HBeAg 与抗 HBe，HBcAg 与抗 HBc。②病毒学检测：应用 PCR 方法检测 HBV DNA，阳性表明活动性复制，传染性强。

知识链接

乙肝五项（大三阳、小三阳）

临床检测的乙肝五项包括：①表面抗原 HBsAg；②表面抗体 HBsAb；③E 抗原 HBeAg；④E 抗体 HBeAb；⑤核心抗体 HBcAb。大三阳指①、③、⑤阳性，小三阳指①、④、⑤阳性。

（3）**丙型肝炎** 抗 HCV 不是保护性抗体，而是有感染性的标记，感染后 4~8 周才能检出。HCV RNA 需用 RT - PCR 方法检测，感染后 1~2 周即可检出。

（4）**丁型肝炎** 同时感染 HBV，抗 HDV 阳性可诊断，亦可做 HDV RNA 检测。

（5）**戊型肝炎** 因抗 HEV IgG 持续时间不超过 1 年，故抗 HEV IgM、抗 HEV IgG 均可作为近期感染的标志；也可检测粪便中 HEV。

2. 肝功能检查

（1）**血清酶** 血清丙氨酸转氨酶（ALT）最常用，急性肝炎在黄疸出现前 3 周，ALT 开始升高，至黄疸消退后 2~4 周才恢复正常；慢性肝炎可反复升高。

（2）**血清蛋白** 因白蛋白由肝细胞合成，故肝炎时白蛋白下降可反映肝损害程度；慢性活动性肝炎和肝硬化患者白蛋白下降，球蛋白升高，白、球比值下降，甚至倒置。

（3）**胆红素** 血清胆红素升高常与肝细胞坏死程度相关，淤胆型肝炎除外。淤胆型肝炎尿胆红素强阳性，尿胆原可阴性。

（4）**其他** 凝血酶原活动度 <40%，国际标准化比值 INR >1.5 提示重型肝炎。

3. 超声检查

B 型超声动态观察肝、脾的大小、形态、实质回声结构、结节占位、腹水等，对监测肝炎病情发展、评估预后有重要价值。

【治疗原则与药物治疗要点】

病毒性肝炎目前还缺乏特效的治疗方法，应根据不同肝炎病毒区别对待。

1. 急性肝炎

以对症和支持治疗为主。患者卧床休息，进清淡、易消化饮食，给予充足的热量、蛋白质（1~1.5g/d），适当补充维生素。辅以适当的保肝药物治疗。对于急性丙型肝炎，条件具备时，应早期应用抗病毒治疗，长效干扰素或普通干扰素联合利巴韦林治疗。

2. 慢性肝炎 根据患者的病情给予对症治疗与抗病毒治疗相结合的方案，包括休息、饮食、保肝、抗纤维化、免疫调节、抗病毒药物治疗。

（1）**保肝降酶、降黄药物** 复方甘草酸苷、甘草酸二铵、联苯双酯、五味子等有保肝降酶作用；腺苷蛋氨酸、门冬氨酸钾镁、熊去氧胆酸以及中药制剂具有降黄作用。还原型谷胱甘肽、葡醛内酯具有保肝解毒作用。

（2）**促肝细胞再生及抗纤维化药物** 促肝细胞生长素、牛胎肝提取物可促进肝细胞再生，减少纤维化作用；丹参、前列腺素 E1、冬虫夏草菌丝、鳖甲软肝片等可减轻肝纤维化。

（3）**免疫调节剂** 胸腺肽 α1、胸腺五肽、猪苓多糖、白介素等。

（4）**抗病毒药物** 抗乙肝病毒药物干扰素包括长效干扰素和普通干扰素，临床应用有其适应证及禁忌证。核苷（酸）类似物包括拉米夫定、替比夫定、阿德福韦酯、替诺福韦、恩替卡韦。抗丙肝病毒药物包括干扰素（长效干扰素、普通干扰素）和利巴韦林。

3. 重型肝炎 采取综合措施，减少肝细胞坏死，促进肝细胞再生，预防和治疗并发症，维持患者生命以待肝脏功能恢复。

（1）**对症和支持治疗** 绝对卧床休息，饮食以碳水化合物为主，减少蛋白质摄入，可静脉补充葡萄糖以供机体消耗。补充足量 B 族维生素、维生素 C、维生素 K，给予血浆、白蛋白支持治疗。维持水、电解质、酸碱平衡。对症保肝降酶、降黄、促肝细胞再生治疗。

（2）**并发症的防治** ①出血：给予血浆、血小板、凝血酶原复合物、纤维蛋白原，止血药可用奥美拉唑、泮托拉唑防治消化道出血。②肝性脑病：低蛋白饮食，口服乳果糖酸化肠道，保持大便通畅，亦可用食醋灌肠以减少氨的吸收；应用门冬氨酸、鸟氨酸、精氨酸、乙酰谷酰胺降血氨治疗；给予支链氨基酸维持氨基酸平衡；脱水、利尿防止脑水肿，但要注意维持水、电解质平衡。③继发感染：包括呼吸道、消化道、泌尿系统、胆道感染，如自发性腹膜炎、内毒素血症等。依据培养及药敏结果应用敏感抗生素，同时需监测真菌感染，必要时抗真菌治疗。④肝肾综合征：避免使用肾损害药物，防止因血容量不足导致肾灌注不足引起的肝肾综合征。可应用前列腺素 E1 改善肾循环，必要时以血液透析治疗。

（3）**人工肝支持系统** 血浆置换、胆红素吸附、血液滤过、分子吸附再循环（MARS）治疗，清除患者体内代谢毒物，改善肝功能，提高生存率。

4. 淤胆型肝炎 病程较长但多能自愈，给予常规保肝降黄治疗，同时可根据病情应用血浆置换、胆红素吸附、肾上腺皮质激素治疗。

【预防】

1. 控制传染源 急性肝炎隔离期、甲型肝炎至起病后 3 周、乙型肝炎至 HBsAg 阴转、丙型肝炎至 HCV RNA 阴转、戊型肝炎至发病后 2 周、慢性肝炎及携带者禁止献血。

2. 切断传播途径 针对甲型及戊型肝炎，重点在于搞好饮水、食品卫生及粪便管理。乙、丙、丁型肝炎需防止血液、体液传播。严格筛查献血人员，医务人员注意手卫生，严格应用一次性注射用具。

3. 保护易感染群

(1) 主动免疫 甲型肝炎流行期间，易感人群可注射甲型肝炎减毒活疫苗。新生儿的乙肝疫苗接种为我国计划免疫项目，按 0、1、6 个月接种基因重组乙型肝炎疫苗。易感人群也可按以上程序接种，可加大疫苗剂量。

(2) 被动免疫 甲型肝炎的接触者应在 7～14 天内接种人血清或胎盘球蛋白防止发病。暴露于 HBV 的易感者可接种乙肝特异性免疫球蛋白（HBV IgG）。

第二节 细菌性痢疾

病例

病例 12－2 某患者，男性，32 岁。因发热、腹痛、腹泻 2 日入院。该患 2 日前进食不洁食物后出现腹痛，呈阵发性，便后缓解；腹泻，黏液脓血便，7～10 次/天，量中等。伴里急后重，发热，体温最高 39.0℃。自行口服退热药、消炎药（具体不详），未见好转故转入我科。病程中无恶心、呕吐，无头晕、头痛，食欲差，尿少。既往否认腹泻病史，否认高血压、心脏病、糖尿病病史，否认食物、药物过敏史。体格检查：体温 38.5℃，呼吸 20 次/分，血压 120/75mmHg，脉搏 102 次/分。急性病容，意识清，语明，口唇干燥，颈软，心肺无著变。腹软，左下腹压痛（+），无反跳痛，肠鸣音活跃。生理反射存在，病理反射未引出。辅助检查：①便常规：脓血便，镜检为白细胞 30～50 个/HP、红细胞 20～30 个/HP、脓细胞（＋＋＋）。②血常规：白细胞 13.5×10⁹/L，中性粒细胞 0.93。

问题：1. 初步诊断为何种疾病？

2. 本病应与哪些疾病相鉴别？

3. 本病治疗原则及用药是什么？

细菌性痢疾简称菌痢，是志贺菌又称痢疾杆菌引起的常见肠道传染病。临床表现以便次多、量少的黏液血或脓血便、痉挛性腹痛及里急后重为主要特征，可伴有发热及全身中毒症状，严重者有感染性休克和（或）中毒性脑病。本病是夏秋季常见传染病。

【病因与发病机制】

1. 病原学 痢疾杆菌属志贺菌属，分 4 群，包括痢疾志贺菌（A 群）、福氏志贺菌（B 群）、鲍氏志贺菌（C 群）、宋内志贺菌（D 群）。我国以 B 群为主要流行菌群，其次为 D 群。痢疾杆菌在外界生存能力较强，在瓜果、蔬菜及污染物上可生存 1～2 周，对各种化学消毒剂均敏感。

2. 流行病学

（1）传染源　为痢疾患者及带菌者，以非典型患者、慢性患者、带菌者为重要传染源。

（2）传播途径　消化道传播即粪－口传播。患者及带菌者从粪便中排出大量志贺菌，污染食物、水、生活用品、手，经口感染，也可经苍蝇污染食物传播，也可因病菌污染食物、水引起食物型、水型的暴发流行。

（3）人群易感性　人群普遍易感，病后可获一定免疫力，但不稳定，故易复发和重复感染。

（4）流行特征　全年均可发病，但有明显季节性，夏秋季高发；以儿童为主，其次为青年。

3. 发病机制与病理　痢疾杆菌进入机体后是否发病取决于细菌数量、致病力、人体抵抗力。病菌进入肠道繁殖，引起肠黏膜炎症及小血管循环障碍，从而引起肠黏膜炎症、坏死、溃疡，导致腹痛、腹泻及脓血便。痢疾杆菌释放的内毒素可引起发热及毒血症症状，引起感染性休克、脏器功能衰竭等，外毒素可引起水样腹泻及神经系统症状。

【临床表现】

潜伏期 1～2 天（数小时至 7 天），A 群感染较重，D 群较轻，B 群介于其间但易转为慢性。

1. 急性菌痢　包括普通型、轻型、中毒型。

（1）普通型　急性起病，寒战、高热、腹痛、腹泻、里急后重，开始为稀便，每日十余次至数十次、量少，可迅速转变为黏液脓血便，伴左下腹压痛，肠鸣音亢进。1 周可恢复，也可迁延为慢性。

（2）轻型　症状轻，可有低热、腹痛、轻度腹泻，稀便有黏液但无脓血，无里急后重。3～7 天可痊愈，也可转为慢性。

（3）中毒型　儿童多见，起病急骤，高热，体温可达 40℃ 以上，以严重毒血症、休克、中毒性脑病为主要临床表现，肠道症状轻，可分 3 型：①休克型（周围循环衰竭型）：面色苍白、四肢厥冷、紫绀、皮肤花斑、血压下降、脉搏细速、少尿或无尿等感染性休克表现。②脑型（呼吸衰竭型）：主要为脑血管痉挛引起脑组织缺血、缺氧导致脑水肿、颅内压升高、脑疝等，表现为烦躁不安、嗜睡、昏迷、抽搐、瞳孔大小不等、对光反应迟钝或消失，可出现呼吸衰竭。③混合型：具有以上两型表现，病情凶险，病死率高。

2. 慢性菌痢　急性菌痢病程迁延超过 2 个月者，转为慢性菌痢。根据临床表现分为 3 型：

（1）急性发作型　慢性菌痢病史，因饮食不当、劳累或受凉等诱因引起菌痢急性发作，腹痛、腹泻、黏液脓血便，但发热及全身毒血症症状多不明显。

（2）**慢性迁延型** 急性期治疗不当，病情迁延不愈，持续 2 个月以上者。反复出现腹痛、腹泻、黏液脓血便，伴有乏力、营养不良及贫血，亦可腹泻、便秘交替出现。

（3）**慢性隐匿型** 1 年内有急性菌痢病史，无临床症状，粪便培养持续阳性，肠镜检查乙状结肠、直肠黏膜有明显炎症。

【辅助检查】

1. 血常规检查 急性期末梢血白细胞计数和中性粒细胞轻到中度升高，个别有类白血病样反应，慢性患者可有贫血。

2. 粪便检查 粪便外观为黏液脓血便，镜检有大量红、白细胞或脓细胞。粪便培养出痢疾杆菌可确诊，应用抗生素前采样及早期多次送检可提高细菌培养的阳性率。

【治疗原则与药物治疗要点】

1. 急性菌痢

（1）**一般治疗** 消化道隔离至临床症状消失，便培养 2 次阴性。保证充足的水分，维持电解质及酸碱平衡，清淡饮食，少渣饮食。

（2）**病原治疗** ①喹诺酮类：菌痢的首选用药。口服吸收完全，如病情重不能口服的可给予静点治疗。有诺氟沙星、环丙沙星、左旋氧氟沙星、司帕沙星等。因本品影响骨骺发育，故孕妇、儿童、哺乳期妇女禁用。②复方新诺明：成人每次 2 片，每日 2 次，儿童酌减。严重肾病、磺胺过敏及白细胞明显减少者禁用。③其他：如庆大霉素、阿米卡星、阿奇霉素、甲硝唑等亦有效。

2. 慢性菌痢

（1）**一般治疗** 生活规律，避免过劳，进食有营养食物，但要少渣、无刺激性。

（2）**病原治疗** 根据反复便培养结果给予相应敏感抗生素治疗；应用两种不同类型的抗菌药物，疗程长，一般为 1～3 个月；可应用黄连素、卡那霉素或大蒜素保留灌肠治疗。

3. 中毒性菌痢

（1）**一般治疗** 同急性菌痢，严密监测患者生命体征。

（2）**病原治疗** 应用敏感抗生素，如环丙沙星、左氧氟沙星、头孢菌素类等静点治疗。

（3）**降温镇静** 高热患者给予物理降温及退热药治疗，如体温不降，伴有惊厥可给予亚冬眠疗法，反复惊厥者给予安定、水合氯醛、苯巴比妥钠治疗。

（4）**休克型** 积极抗休克治疗，给予扩容纠酸、血管活性药，保护重要脏器功能，可少量应用激素治疗。

（5）**脑型** 脑水肿应用 20% 甘露醇脱水治疗，及时应用血管扩张剂山莨菪碱改善脑血管痉挛，防止呼吸衰竭。

【预防】

应从控制传染源、切断传播途径和增强人体抵抗力 3 方面着手：

1. 早期发现　患者和带菌者及时隔离和彻底治疗是控制菌痢的重要措施。从事饮食业、保育及水厂工作的人员，更需做较长期的追查，必要时暂调离工作岗位。

2. 切断传播途径　搞好"三管一灭"，即管好水、粪和饮食以及消灭苍蝇，养成饭前便后洗手的习惯。对饮食业、儿童机构工作人员定期检查带菌状态。一发现带菌者，应立即予以治疗并调离工作岗位。

3. 保护易感人群　可口服依莲菌株活菌苗，该菌无致病力，但有保护效果，保护率达 85% ~100%。国内已生产多价痢疾活菌苗。

第三节　急性流行性出血性结膜炎

急性流行性出血性结膜炎是一种呈暴发流行的结膜角膜炎症，俗称"红眼病"。临床特点：起病急，刺激症状重，多合并结膜下出血，有流行性。

【病因与发病机制】

该病的病原体常见肠道病毒 70 型，其次为柯萨奇病毒 A 组 24 型和腺病毒 3、7、8、11、19 型，患者为传染源，人群普遍易感染。传播途径为直接或间接接触眼分泌物。

【临床表现】

本病多发生于夏秋季，潜伏期短，接触传染源 24 ~48 小时发病，急性起病。首先觉眼部不适，1 ~2 小时后眼部开始发红，有强烈的异物感，刺痛，流泪及分泌物增多，多双眼同时发病，眼睑红肿，睑、球结膜充血红肿，严重时球结膜明显高于角膜，出现结膜下出血，亦可累及角膜，表现为多发性点状浸润，甚至可发生小片状实质层混浊。依病情轻重及病程长短，分轻、中、重型。

1. 轻型　病程 1 周，无角膜损害。

2. 中型　1 ~2 周，角膜少许浅层点状荧光素染色，1 ~2 周后角膜损害与结膜炎症同时消退。

3. 重型　2 周以上，病情重，角膜损害广泛持久。结膜炎症消退后，角膜损害仍可持续 1 ~2 年，易复发。

【辅助检查】

1. 病毒分离　从患眼分泌物中分离出肠病毒或腺病毒。

2. 血清学检查　起病 3 ~4 周时血清中和抗体较早期升高 4 倍以上。

3. 血常规检查　白细胞计数正常或稍高，淋巴细胞相对增多。

【治疗原则与药物治疗要点】

本病治疗原则为使用抗病毒药物，防止混合感染，炎症期间禁止包扎患眼。

课堂互动

红眼病炎症期间为什么不能包扎患眼?

1. 选用抗病毒滴眼液　日间可用0.1%阿昔洛韦、0.1%碘苷或4%吗啉胍等,每2小时1次,晚间可用0.3%氧氟沙星眼膏涂眼。

2. 防止混合感染　可联合用抗生素滴眼液。

3. 冲洗结膜囊　分泌物较多时可用生理盐水冲洗结膜囊。

【预防】

控制传染源、切断传播途径是预防本病流行的基本措施,早发现、早隔离、早治疗。加强公共场所的卫生管理,禁止患者出入公共浴池、泳池。注意个人卫生、手卫生,不用公用洗脸用具等。

同步训练

一、选择题

1. 对乙型肝炎病毒感染具有保护作用的是 ( )

    A. 抗 HBs　　　　　　B. 抗 HBe　　　　　　C. DNA 聚合酶

    D. 抗核抗体　　　　　E. HBsAg

2. 甲型肝炎病程中哪个阶段传染性最强 ( )

    A. 潜伏期　　　　　　B. 黄疸前期　　　　　C. 黄疸期

    D. 恢复期　　　　　　E. 慢性期

3. 引起重症病毒性肝炎最主要的原因是 ( )

    A. 血小板减少　　　　B. 毛细血管脆性增加　　C. 肝素样物质增多

    D. 凝血因子减少　　　E. 维生素 K 吸收障碍

4. 治疗急性病毒性肝炎的最主要措施是 ( )

    A. 早期卧床休息　　　B. "保肝"药物　　　　C. 肾上腺糖皮质激素

    D. 免疫调节剂　　　　E. 茵陈蒿汤

5. 慢性活动性肝炎的确诊依据是 ( )

    A. 病程超过半年　　　B. 肝功能异常　　　　C. 球蛋白明显增高

    D. 肝穿肝组织可见碎片样坏死

    E. 免疫学检查

6. 菌痢流行间歇期间的重要传染源是 ( )

    A. 急性期患者　　　　B. 轻症患者　　　　　C. 重症患者

    D. 急性恢复期患者　　E. 慢性期患者和带菌者

7. 细菌性痢疾病变最严重的部位是 ( )

    A. 盲肠　　　　　　　B. 回肠下端　　　　　C. 直肠和乙状结肠

    D. 升结肠　　　　　　E. 降结肠

8. 菌痢的病程超过多长时间可称为慢性菌痢（　　）

    A. 1 个月 　　　　　　　B. 2 个月 　　　　　　　C. 3 个月

    D. 半年 　　　　　　　　E. 1 年

9. 中毒性菌痢用山莨菪碱治疗的作用是（　　）

    A. 兴奋呼吸中枢 　　　　B. 抑制频繁腹泻 　　　　C. 解除微循环障碍

    D. 解除肠道痉挛 　　　　E. 抑制抽搐

参考答案

1. A 　2. B 　3. D 　4. A 　5. D 　6. E 　7. C 　8. B 　9. C

二、简答题

1. 简述 5 型肝炎的传播途径。

2. 简述急性细菌性痢疾的临床表现。

第十三章　皮肤疾病

知识要点

掌握湿疹、荨麻疹、浅部真菌感染、疥疮、痤疮的治疗原则与药物治疗要点；熟悉湿疹、荨麻疹、浅部真菌感染、疥疮、痤疮的临床表现和辅助检查；了解湿疹、荨麻疹、浅部真菌感染、疥疮、痤疮的病因与发病机制。

皮肤疾病种类繁多，如细菌性皮肤病、真菌性皮肤病、病毒性皮肤病、皮炎湿疹性皮肤病、风团及红斑性皮肤病、瘙痒性皮肤病、昆虫性皮肤病等。本章主要介绍湿疹、荨麻疹、浅部真菌感染、疥疮、痤疮这5种常见的皮肤病。

第一节　湿　疹

病例

病例13-1　患者，女，34岁。因双小腿起皮疹伴瘙痒反复发作7年而就诊。患者7年前无明显诱因出现双小腿起红色丘疹、瘙痒，搔抓后有少量渗液或出血，自购"皮炎平"、"皮康霜"等外搽后症状可缓解，但7年来反复发作。体格检查：双小腿可见多片皮肤增厚、粗糙，呈苔藓样变；并可见散在暗红色丘疹、抓痕、血痂；皮损上覆有少量鳞屑，皮损基本对称分布，境界不清。

问题：1. 该患者的诊断是什么？

2. 治疗原则及药物治疗要点是什么？（请写出外用药物的治疗原则及剂型）

湿疹是由多种内外因素引起的一种具有明显渗出倾向的皮肤炎症反应。临床特点为皮损呈多形性，常对称发作，有渗出倾向，瘙痒剧烈，易反复发作。

【病因与发病机制】

本病病因复杂，不易确定，一般认为与变态反应有关，常是多种因素相互作用的结果。

1. 内因 过敏性体质是本病的重要因素，常有家族过敏史；神经精神因素如忧虑、紧张、劳累、失眠等，以及饮食因素如鱼、虾、蛋、奶制品等均可诱发或使病情加重；慢性消化系统疾病、感染病灶等与本病也有关系。

课堂互动

请说出哪几类食物可能诱发或加重湿疹？

2. 外因 生活环境、气候条件等均可影响发病。外界刺激如日光、紫外线、寒冷、炎热、干燥、多汗、搔抓、动物皮毛、化学纤维、药物、化妆品、肥皂、染料等均可诱发湿疹。

【临床表现】

湿疹按皮损特点分为急性、亚急性、慢性 3 种（彩图 8 ～彩图 10）。

1. 急性湿疹 多数皮疹为密集的粟粒大的小丘疹、丘疱疹或小水疱，基底潮红。由于搔抓，丘疹、丘疱疹或小水疱顶端被抓破后，呈现明显的点状渗出及小糜烂面，浆液不断渗出，病变中心往往较重，而逐渐向周围蔓延，外围又有散在丘疹、丘疱疹，境界不清。继发感染可形成脓疱、脓液及脓痂，相应淋巴结可肿大。皮疹多呈对称分布，常见于面、耳、手、足、前臂、小腿等外露部位。自觉剧烈瘙痒，尤以晚间为甚。

2. 亚急性湿疹 急性湿疹的红肿、渗出等急性炎症减轻后，皮疹色泽暗红，红肿、糜烂、渗出等症状减轻，出现鳞屑，进入亚急性阶段。皮疹以小丘疹、鳞屑和结痂为主，仅有少量丘疱疹、水疱及糜烂。

3. 慢性湿疹 常由急性及亚急性湿疹反复发作、慢性迁延而来，也可发病时即为慢性表现，表现为局限性皮肤粗糙、抓痕、结痂、浸润肥厚、苔藓样变、色素沉着等。病程慢性迁延不愈，可因刺激而急性发作。

知识链接

苔藓样变

苔藓样变也称苔藓化，即局限性皮肤增厚，常由搔抓、摩擦及皮肤慢性炎症所致。其表现为皮嵴隆起、皮沟加深、皮损界限清楚，见于慢性瘙痒性皮肤病（神经性皮炎、慢性湿疹等）。

4. 其他部位特殊湿疹 临床上还有一些特殊部位或类型的湿疹，如手部湿疹、肛门湿疹、静脉曲张性湿疹、乳房湿疹、阴囊湿疹、钱币状湿疹等。

【辅助检查】

组织病理检查 急性湿疹表现为表皮内海绵形成，真皮浅层毛细血管扩张；慢性湿疹表现为角化过度与角化不全，真皮浅层毛细血管壁增厚，胶原纤维变粗。

【治疗原则与药物治疗要点】

本病治疗原则为去除病因、抗组胺、镇静，依据皮损情况选择适当剂型的药物。

1. 去除病因 尽可能寻找该病发生的原因，以去除各种可疑的致病因素，避免各种有害刺激，积极治疗与湿疹有关的全身性疾病。

2. 内用药物疗法 常用的有抗组胺药和镇静剂，以达到止痒目的，必要时可两种抗组胺药配合或交替使用，或配服镇静药。因湿疹多在晚间剧痒，故最好于晚餐后及睡前各服 1 次。急性或亚急性泛发性湿疹时，可选用钙剂、硫代硫酸钠、维生素 C 等缓慢静脉推注；也可用普鲁卡因缓慢静脉滴注。有继发感染者，需配合使用有效的抗生素。皮质类固醇的口服或注射剂一般不宜使用，此类药虽对止痒及减少渗出的作用较快，但停药后很快复发，长期应用易引起许多不良反应。

3. 外用药物疗法 根据皮损情况，选用适当剂型与药物。急性期红肿明显可外用炉甘石洗剂，渗出多时用 3% 硼酸溶液湿敷。亚急性期有少量渗出时外用糖皮质激素糊剂或氧化锌油，无渗液时用糖皮质激素霜剂；有感染时加用抗生素（如新霉素）。慢性期一般选用具有抗炎作用的软膏如 50% 松馏油软膏或 20% 黑豆油软膏等。

第二节 荨麻疹

荨麻疹俗称"风团块"，是由于皮肤、黏膜小血管扩张及渗透性增加而出现的一种局限性水肿反应。临床表现为大小不一的风团，伴瘙痒，风团消退后不留任何痕迹。

【病因与发病机制】

荨麻疹的病因及发病机制复杂，大部分患者找不到原因，尤其是慢性荨麻疹。常见的有：

1. 食物及食物添加剂 主要是动物蛋白性食物，如鱼、虾、蟹、蛋等。食物中加入的颜料、调味品、防腐剂等也能引起本病。

2. 药物 许多药物常引起本病，如青霉素、呋喃唑酮、磺胺类药等。

3. 吸入物 如花粉、动物皮屑、羽毛、真菌孢子、灰尘、甲醛、化妆品等吸入均可发生荨麻疹。

4. 感染 各种感染因素均可引起本病，如病毒、细菌、真菌、寄生虫等。

5. 物理因素 如冷、热、日光、摩擦及机械性刺激等。

课堂互动

冬天寒冷的气候有可能诱发荨麻疹吗?

6. 昆虫叮咬 如蜜蜂、黄蜂、毛虫等叮咬可引起本病。

7. 精神因素 如精神紧张、情绪波动等。

8. 内脏疾病 如红斑狼疮、癌症、风湿病、代谢障碍、内分泌紊乱等。

9. 遗传因素 少数患者为家族性寒冷性荨麻疹、遗传性家族性荨麻疹综合征等。

【临床表现】

1. 急性荨麻疹 起病急,常先有皮肤瘙痒,随即出现大小不等的鲜红色或苍白风团(彩图11),风团形状不一,可相互融合成片。多数泛发,持续数分钟或数小时即消失,消退后不留痕迹。但新的风团可不断出现,此起彼伏,一日数次不等。主要症状为剧痒难忍,部分患者可伴心慌、恶心、呕吐,甚至血压降低等过敏性休克症状;若累及胃肠道,可出现腹痛、腹泻等症状;若累及喉头黏膜,可出现呼吸困难,甚至窒息;若患者伴有高热、寒战等全身中毒症状,应警惕体内是否存在严重感染性疾病。该病于短期内痊愈者称为急性荨麻疹。

2. 慢性荨麻疹 表现为风团反复发生,时轻时重,有的夜间加重或无规律,病情迁延达数月或数年之久,无或仅有微痒。病程较长,治疗困难。

3. 皮肤划痕症 又称人工荨麻疹(彩图12)。患者对外来较弱的机械性刺激生理反应增强,皮肤上产生风团。患者在搔抓后,或在紧束的腰带、袜带等处起风团伴瘙痒。停止刺激后风团很快消退,不留痕迹。皮肤划痕症可单独发生,也可与其他类型荨麻疹同时存在。

4. 寒冷性荨麻疹 当气温下降或皮肤受到冷风、冷水、冷物品刺激后,局部数分钟内发生大小不一、形状各异的风团,持续30~60分钟后消退,有瘙痒感。寒冷性荨麻疹可分家族性和获得性两类。家族性寒冷性荨麻疹为常染色体显性遗传,自婴儿期发病,可持续终生;发病时除风团外,还可有发热、关节痛及白细胞计数升高等症状。获得性寒冷性荨麻疹童年后发病,发病时除风团外,还可出现胸闷、气喘、腹痛、腹泻,甚至休克等症状。

5. 胆碱能性荨麻疹 因运动、摄入热的食物或饮料、出汗及情绪激动等使胆碱能性神经兴奋而释放乙酰胆碱,使肥大细胞释放组胺而引起直径2~3mm的小风团,互不融合,周围红晕,伴剧烈瘙痒,30分钟后消退。可伴有头痛、流涎、眩晕、腹痛、瞳孔缩小等乙酰胆碱样表现。

此外,临床上还有热荨麻疹、日光性荨麻疹、压迫性荨麻疹等类型。

【辅助检查】

血常规检查 血液中嗜酸性粒细胞增多。

【治疗原则与药物治疗要点】

去除病因是本病的根本治疗原则，否则应减少各种促进发病的因素。

1. 局部治疗 可用复方炉甘石洗剂止痒；局限性皮疹可外用糖皮质激素。

2. 全身治疗 根据不同类型选用适宜的药物：

（1）**急性荨麻疹** 选用抗组胺药物治疗以达到止痒的目的，必要时可两种抗组胺药配合或交替使用；H_1及H_2受体拮抗剂的联合应用对某些荨麻疹来说比单独应用效果好；同时应用葡萄糖酸钙、维生素 C 等。有腹痛者可给予阿托品解痉止痛；有休克症状者，应立即皮下或肌肉注射肾上腺素，并采取其他抗过敏性休克措施；有支气管痉挛者，立即给氧，并静脉注射氨茶碱；出现喉头水肿时，静脉注射氢化可的松，必要时做插管或气管切开；荨麻疹若由感染引起，应给予抗生素控制感染，并处理感染病灶。

（2）**慢性荨麻疹** 以抗组胺药物治疗为主，必要时可两种抗组胺药配合或交替使用，或H_1受体和H_2受体阻滞剂联合使用，病情控制后渐减量至停药；也可选用脑益嗪（桂利嗪）、利舍平、氨茶碱或氯喹等。慎用糖皮质激素。注射胎盘组织液、自体血液、组胺球蛋白及静脉封闭等治疗，也有一定效果。

知识链接

胎盘组织液

胎盘组织液是将健康母体的胎盘经检验检疫后，通过特殊的分离提取手段，将胎盘中的活性有效成分提取后制成的具有医用、保健、美容、养生等功效的注射用制剂。

（3）**其他类型荨麻疹** 在服用抗组胺药物的基础上，根据荨麻疹的类型选择不同的药物。如皮肤划痕症可用安泰乐（羟嗪）、寒冷性荨麻疹可用赛庚啶、胆碱能性荨麻疹可用阿托品或溴丙胺太林、日光性荨麻疹可用氯喹等。

第三节　浅部真菌病

浅部真菌病又称皮肤癣菌病，简称癣，是指因真菌侵犯皮肤、毛发、甲板等而引起的一种传染性皮肤病。根据感染部位的不同，可分为体癣、股癣、手癣、足癣、甲真菌病、花斑癣等。

【病因与发病机制】

病原菌为皮肤癣菌，主要有红色毛癣菌、犬小孢子菌、石膏样小孢子菌、絮状表皮癣菌等。通过直接或间接接触传染，如接触患者的皮损部位或被患者污染的被服、毛巾、浴具、袜子、鞋子等，也可由自身感染。长期应用糖皮质激素或广谱抗生素、患糖尿病或慢性消耗性疾病者易患本病。南方沿海地区气候温暖、环境潮湿，且当地多数居民夏天习惯穿皮鞋，透气、透风性差，更有利于本病的发生。

课堂互动

肥胖多汗者易患体癣吗？

【临床表现】

1. 体癣和股癣 指发生于除头皮、毛发、掌跖、甲板以外皮肤上的皮肤癣菌感染，若体癣发生在外生殖器、肛周、外阴及股部等部位则称为股癣。皮损多为红色丘疹、丘疱疹或小水疱，继之脱屑，再逐渐向四周离心性扩展，形成环形或多环形，边缘微隆起，中央趋于消退，伴色素沉着，境界清楚（彩图13）。自觉瘙痒，搔抓后可引起继发感染或局部苔藓化。

2. 足癣 足癣指发生于趾间、足跟、足侧缘的皮肤癣菌感染，俗称"脚气"。依其皮损表现可分以下3型，可同时或交替出现或以某一型为主，多有明显瘙痒。

（1）**鳞屑水疱型** 较为常见（彩图14）。反复出现针尖大小丘疱疹、小水疱，聚集或散在，壁厚发亮，疱液干涸后有小片脱屑。

（2）**浸渍糜烂型** 趾间皮肤由于潮湿引起浸渍、发白、松软，表皮脱落后露出红色糜烂面，易继发感染而有异臭味，奇痒难忍，可并发急性淋巴管炎和淋巴结炎。

（3）**角化过度型** 角质层增厚、粗糙、脱屑、干燥。冬季易发生皲裂。病程慢性。

3. 手癣 指发生于指尖、手掌、掌侧部位的皮肤癣菌感染，俗称"鹅掌风"（彩图15）。常为单侧性，多由足癣传染而来或继发于甲癣。早期皮损为丘疱疹，然后逐渐蔓延扩大，后期主要以角化过度及鳞屑为主。

4. 甲真菌病 指（趾）甲板或甲下组织的真菌感染，其中的皮肤癣菌感染称为甲癣，俗称"灰指（趾）甲"（彩图16）。可损害一个或多个甲，多为某一个甲起病，渐渐累积其他甲，甚至全部指（趾）甲。多数自指（趾）甲的游离缘或侧缘开始，甲床下角质增生、增厚，甲板呈白色至棕色、灰白色，甲板增厚变脆，表面高低不平，甲下鳞屑沉积，范围逐渐扩大至整个指（趾）甲，呈虫蚀样损害。

5. 花斑癣 所称汗斑，是由马拉色菌引起的一种皮肤浅表角质层慢性轻度炎症，以青壮年男性多见。皮损好发于胸背部，可延及颈项和上肢近端，较少累及面部和头皮，初起为许多细小斑点，邻近皮损可相互融合成片，表面覆有细薄鳞屑，境界清楚。皮疹可呈灰白色、棕色至黄棕色不等，有时多种颜色共存，状如花斑。无炎症反应，自觉症状不明显，偶有轻度瘙痒感。病程较长，冬季消退，但夏天又可复发。本病具有遗传易患性。

【辅助检查】

1. 真菌直接镜检 取鳞屑或甲屑标本置于玻片上，加10%氢氧化钾溶液，直接在显微镜下观察可发现真菌菌丝或孢子。

2. 真菌培养 取鳞屑或甲屑接种于培养基上，可鉴别真菌菌种。

【治疗原则与药物治疗要点】

根据病情，分别采用局部或全身治疗，以消除传染源，抑制或杀灭真菌，促进皮损愈合。

1. 体癣和股癣 以局部外用各种杀真菌剂为主。根据皮损的部位、大小和皮疹特征，可分别选择溶液、酊剂、霜剂、软膏外用。常用药物有复方雷琐辛洗剂、3%克霉唑霜、2%咪康唑霜、酮康唑霜、1%联苯苄脂乳膏、1%特比萘芬霜、苯甲酸软膏等，每日2～3次，疗程在2周以上。皮损广泛者，可服用酮康唑、伊曲康唑或特比萘芬等抗真菌药物，疗程1～2周。

2. 手足癣 ①鳞屑水疱型：用复方苯甲酸搽剂、复方雷琐辛搽剂、咪康唑、克霉唑或酮康唑霜、1%联苯苄脂乳膏、1%特比萘芬霜等外搽，每天2～3次。②浸渍糜烂型：用3%硼酸溶液或0.1%庆大霉素溶液湿敷，待干燥脱屑后，再用上述抗真菌外用制剂。③角化过度型：选用抗真菌软膏、霜剂，如复方苯甲酸软膏、1%联苯苄脂乳膏、1%特比萘芬霜等。不论何种类型、使用何种药物，都需坚持治疗1～2个月。对于较顽固或严重的甲真菌病可服用伊曲康唑、特比萘芬等。

> **知识链接**
>
> ### 皮肤病外用药物剂型选择的原则
>
> 1. 急性炎症渗出期宜选用保护安抚散热止痒剂型如溶液、洗剂、粉剂、乳剂等。
> 2. 亚急性期宜选用保护安抚润滑止痒剂型如油剂、糊剂、乳剂、软膏等。
> 3. 慢性期宜选用剥脱止痒剂型如酊剂、醋剂、硬膏、乳剂等。

3. 甲真菌病 ①外用药物疗法：主要作为甲真菌病系统治疗的辅助用药。常用28%噻康唑溶液、2%环吡酮胺溶液、5%阿莫罗芬甲涂剂，一般仅用于感染部位表浅、单个甲感染面积小于30%以及无甲母质受累的轻度感染。②内用药物疗法：病甲较多或局部治疗困难者可选用口服药物治疗。常用的有特比萘芬250mg/d口服，连续6～12周；伊曲康唑400mg/d，分2次口服，每月服药1周为1个疗程，常需2～4个疗程。

4. 花斑癣 以局部外用药物为主，可外搽40%硫代硫酸钠，稍干后再搽4%盐酸液，也可外搽5%～10%硫黄软膏、10%十一稀酸癣药水、5%水杨酸酊或抗真菌霜剂等，每日2次，连用2～4周。对皮损面积大、外用药物无效者，可口服酮康唑或伊曲康唑等抗真菌药物。

第四节 疥　　疮

疥疮是由疥螨侵入皮肤引起的接触传染性皮肤病，常在集体食宿人群或家庭中流行。

【病因与发病机制】

本病主要由人型疥螨（又称疥虫）引起，虫体为 0.2～0.45mm，肉眼较难发现。雌雄虫夜间在皮肤表面交配，交配后雄虫不久即死亡，雌虫钻入皮肤角质下层，形成隧道，在内产卵 40～50 个后死于隧道，卵变成成虫需 4～14 日。疥螨离开人体后可存活 2～3 日。疥螨的致病性是机械性损伤，以及其排泄物、分泌物刺激皮肤引起的变态反应。疥疮传染性很强，主要是通过直接接触传染，如同卧、握手等肌肤接触；少数为间接传染，如接触患者的被褥、内衣、手巾、浴巾等。

【临床表现】

疥螨常侵犯皮肤薄嫩部位，如手指缝、手腕、肘窝、下腹部、腹股沟、股内侧及外生殖器等部位（彩图 17），特别是手指缝丘疹、丘疱疹最有代表性，成人头、面、掌和跖等处不易受累，但婴幼儿例外。皮损呈多形性，有小丘疹、丘疱疹、小水疱、结节、隧道，常有抓痕、结痂、色素沉着和苔藓样变等继发性损害，皮疹可散在或密集分布。水疱常见于指缝；结节常发于阴囊、阴唇或阴茎；常因搔抓留下线状抓痕、血痂、继发湿疹样变或感染，可引起脓疱疮、毛囊炎、疖病、淋巴结炎等。伴剧烈瘙痒，尤以夜间为甚。

【辅助检查】

皮损处取材镜检发现疥螨或其卵有助于诊断。

【治疗原则与药物治疗要点】

本病治疗原则主要是杀虫、止痒、消炎和防止继发感染。

1. 局部治疗　常用药物为 10%～20% 硫黄软膏（小儿用 5%）、10%～25% 苯甲酸苄酯乳剂、5% 三氯苯醚菊酯霜等。治疗前先用热水洗澡，然后搽药，除头面部外搽遍全身。前两种药物每日早晚各 1 次，连续 3 日，第 4 天洗澡；后两种药物只需外用 1 次即可。换下的衣裤、被褥等煮沸消毒或太阳下曝晒。2 周后发现新皮疹者，再重复 1 个疗程。若家庭或集体宿舍有疥疮患者，其他人必须同时治疗。疥疮结节可用曲安奈德做结节内封闭注射治疗，也可采用冷冻、贴肤疾宁或外用糖皮质激素霜等。

课堂互动

疥疮治疗过程中应注意不洗澡、不更衣对吗？

2. 全身治疗 瘙痒严重者可在睡前服用抗组胺药和镇静剂。有继发感染者可用抗生素治疗。

<h2 style="text-align:center">第五节 痤 疮</h2>

痤疮俗称"青春痘"、"粉刺"，是一种青春期常见的毛囊皮脂腺的慢性炎症性疾病。好发于颜面、胸背部。表现为粉刺、丘疹，严重时形成结节、囊肿、脓疱，可导致瘢痕形成。

【病因与发病机制】

痤疮的病因及发病机制较复杂，主要有以下几个因素：

1. 内分泌因素 青春期以前极少发病，阉割者不发病，说明雄性激素起重要作用。

2. 毛囊皮脂腺导管角化异常 毛囊口径变小，当毛囊壁脱落的上皮细胞与皮脂腺混合则栓塞在毛囊口内，从而形成粉刺。

3. 微生物的感染 以痤疮内酸杆菌为主，其次为卵圆形糠秕孢子菌及白色葡萄球菌。

知识链接

<h3 style="text-align:center">痤疮丙酸杆菌</h3>

痤疮丙酸杆菌为毛囊内正常寄生菌，可水解皮脂中甘油三酯产生游离脂肪酸，并产生一些低分子多肽，从而参与痤疮的发病。

4. 其他因素 饮食如脂肪、糖类、可可等可改变表面脂类成分或增加皮脂的分泌；情绪紧张及某些化学因子如矿物油、碘等，某些药物如异烟肼、皮质类固醇等的内服与外用也可以引起痤疮样皮疹。

【临床表现】

本病好发年龄为 10～19 岁，男性为 14～19 岁，女性为 10～17 岁。根据皮损主要表现，将痤疮分为以下几种类型：

1. 寻常痤疮 损害主要发生于面部的前额、双颊、颏部和鼻颊沟，其次为胸部、背部、肩部，多对称分布，常伴有皮脂溢出。初发损害为与毛囊一致的圆锥形丘疹，即粉刺（彩图18），分白头粉刺和黑头粉刺两种。白头粉刺亦称封闭性粉刺，为针头大小的皮色丘疹，毛囊开口不明显，不易挤出脂栓；黑头粉刺为开放性粉刺，丘疹中央为扩大的毛孔，由于皮脂氧化及黑素沉积使表面呈黑色，较易挤出头部黑色而体部呈现黄白色的脂栓。

课堂互动

痤疮发病过程中最早的表现是什么？

粉刺可因脂栓的去除而消退，亦可发展为炎性丘疹、脓疱、结节及囊肿等（彩图19）。炎性丘疹一般为米粒至绿豆大小，可因炎症或人为抠剥、挤压而继发感染，中心有脓头成为脓丘疹或脓疱。深在性损害形成结节，小的结节往往长期存在，多数被逐渐吸收，亦可化脓破溃后形成瘢痕。而囊肿性损害多经久不愈，继发感染形成脓肿，附近数个脓肿汇聚融合，则发展为聚合性痤疮。因此痤疮损害是多形性的，但临床上患者常以某两种皮损为主。

寻常痤疮病程为慢性，时轻时重，多无明显自觉症状，炎症明显时可有疼痛。女性常在每次月经前呈周期性加重。绝大多数患者青春期后逐渐缓解而自愈。

2. 聚合性痤疮 是痤疮中最严重的一型，多见于青年男性，因愈后留下显著的瘢痕或瘢痕疙瘩，影响外貌而应引起注意。好发于面颊、背、臀部，包括各种类型的损害，其中有粉刺、丘疹、脓疱、囊肿等，逐渐融合，形成以囊肿为主的皮损，囊肿呈长梭形或不规则形，触之有波动感，破溃后形成窦道或瘘管及瘢痕，如发生于面颊则影响容貌。本病病程迁延，常经数年不退。

3. 丘疹性痤疮 皮损以炎性丘疹为主，丘疹中央可有黑头粉刺或半透明的脂栓。

4. 脓疱性痤疮 皮损以脓疱、炎性丘疹为主，脓疱多发生于丘疹顶端，破溃后有黏稠的脓液流出。

5. 囊肿性痤疮 除以上皮疹外，深部的炎症也可形成巨大的脓肿，有的含有较大的黑头粉刺，在囊肿内含有带血的胶冻状脓液，以后形成明显的瘢痕，有的形成瘢痕疙瘩。

6. 萎缩性痤疮 丘疹或脓疱性损害破坏腺体，引起凹坑状萎缩性瘢痕。

此外，尚有其他类型痤疮，如痤疮突然显著加重并出现发热等全身症状的暴发性痤疮；由雄激素、糖皮质激素、卤素等所致的药物性痤疮；接触石油、焦油等所致的职业性痤疮；婴儿期由于母体雄激素引起的新生儿痤疮；与月经密切相关的月经前痤疮等。

【辅助检查】

皮损组织病理检查有助于诊断。

【治疗原则与药物治疗要点】

本病治疗原则是去脂、溶解角质、杀菌及消炎。

1. 外用药物疗法

（1）**抗生素** 如2%～4%红霉素酒精、克林霉素洗剂、1%林可霉素醋或克林霉素霜等。

（2）**维 A 酸类**　如 0.025%～0.05% 的维 A 酸霜、0.1% 阿达帕林凝胶。

（3）**硫化硒**　如 2.5% 硫化硒洗剂。

（4）**过氧化苯酰**　如 5%～10% 过氧化苯甲酰凝胶或霜剂。

2. 内用药物疗法

（1）**抗生素**　常用四环素类，如米诺环素，开始为 100～200mg/d，四环素 2g/d，或多西环素 100～200mg/d，口服，疗程 6～12 周。若四环素类药物有禁忌证或不能耐受时，可选用红霉素。使用抗生素时应注意其副作用。

（2）**抗雄激素药**　常用安体舒通，在靶器官水平上竞争性阻滞二氢睾酮的受体，用于治疗女性痤疮，常用剂量为 20～40mg，每日 2～3 次口服。

（3）**异维 A 酸**　作用于痤疮发病的多个环节，减少皮脂分泌，抑制痤疮丙酸杆菌繁殖，对重型痤疮有较好疗效。口服 0.5mg/（kg·d），连续服用 3～6 个月。本药副作用较多，有致畸作用，育龄期男女服药期间应避孕，停药半年后方可妊娠。

（4）**糖皮质激素**　用于严重的结节性、囊肿性和聚合性痤疮，短期内服泼尼松 30～40mg/d 有一定疗效，且有助于减少瘢痕。皮损内注射糖皮质激素，适用于结节性、囊肿性和聚合性痤疮。囊肿不宜切开引流，而应抽吸其内容物后注入糖皮质激素。常用局部注射的糖皮质激素有曲安西龙混悬液（10mg/ml）、泼尼松龙混悬液（5mg/ml）或长效糖皮质激素制剂，应用时加少量 2% 普鲁卡因，前两者每周 1 次，连续 3～4 次，长效者每月注射 1 次。

（5）**性激素疗法**　拮抗雄激素药物可以减少皮脂分泌，对痤疮有治疗作用，但也可引起内分泌紊乱，故一般不主张常规应用。目前多用于女性中重度痤疮、经前期加剧，且其他方法疗效较差，或不耐受常规长期抗生素治疗的患者。常用的有己烯雌酚 1mg/d，于月经开始后第 14 天开始服用，连服 2 周为 1 个疗程，或雌激素和黄体酮的混合制剂，亦可月经前 1 周肌注黄体酮 10mg。

（6）**光疗法**　蓝光（415nm）、红光（660nm）、蓝光红光混合光（415～660nm）兼有抗菌抗炎作用，治疗轻至中度痤疮患者，特别是丘疹和脓疱较多的患者疗效较好。

（7）**其他治疗**　以粉刺、丘疹为主的寻常痤疮患者，可用粉刺挤压器挤出粉刺脂栓后，进行面部护理以清洁皮肤，促进炎症吸收，并可采用药物面膜及石膏面膜。如为瘢痕体质患者，应慎重选用手术切除、糖皮质激素皮损内注射、皮肤磨削术、激光和强光治疗方法。

同步训练

一、选择题

1. 湿疹的病因不包括（　　）

A. 湿疹体质　　　　　　B. 内脏疾病　　　　　　C. 微生物感染

D. 药物、食物及日光、寒冷　　E. 性接触及药物成瘾

2. 湿疹的主要特点不包括 （ ）

    A. 病因复杂、反复发作   B. 皮损多形性，对称发生   C. 有渗出倾向

    D. 剧烈瘙痒   E. 抗过敏药物无效

3. 急性湿疹的临床特点不包括 （ ）

    A. 起病急，病程短

    B. 可有渗出、糜烂

    C. 可发生于身体任何部位

    D. 无全身症状

    E. 可发展成亚急性和慢性湿疹

4. 软膏常用于 （ ）

    A. 急性湿疹   B. 慢性湿疹   C. 阴囊湿疹

    D. 乳房湿疹   E. 婴儿尿布疹

5. 下列皮疹在湿疹中不常出现的是 （ ）

    A. 水疱   B. 脓疱   C. 囊肿

    D. 糜烂   E. 苔藓样变

6. 抢救荨麻疹过敏性休克下列哪项不正确 （ ）

    A. 0.1% 肾上腺素皮下注射

    B. 皮质类固醇激素静滴

    C. 吸氧，必要时气管切开

    D. 首先使用抗组胺药物

    E. 氨茶碱

7. 胆碱能性荨麻疹的特点是 （ ）

    A. 多于运动、受热、情绪紧张后发作

    B. 风团较小、数目多、消退快

    C. 可有全身症状

    D. 可用 654 -2 治疗

    E. 以上均对

8. 荨麻疹的治疗下列哪项错误 （ ）

    A. 抗组胺药物

    B. 维生素 C、维生素 K、维生素 E、维生素 B_{12}

    C. 慢性荨麻疹一般不用皮质类固醇激素

    D. 组胺球蛋白对寒冷性荨麻疹以及机械性荨麻疹疗效佳

    E. 尽可能不联用 H_1 及 H_2 受体拮抗剂

9. 关于手足癣的治疗，下列哪项不正确 （ ）

    A. 水疱型可外用咪康唑霜

    B. 继发感染者，先治疗感染

    C. 角化过度型伴皲裂者可用复方苯甲酸软膏

    D. 浸渍糜烂型可外用咪康唑溶液或 10% 水杨酸醑剂

    E. 单纯外用药疗效不好时，可口服抗真菌药物

10. 下列哪种疾病不宜全身应用皮质类固醇激素 （ ）

    A. 手足癣   B. 急性荨麻疹   C. 红斑狼疮

D. 药疹　　　　　　　　　E. 天疱疮

11. 最常见的浅部真菌病是（　）
　　A. 花斑癣　　　　　　　B. 手癣　　　　　　C. 足癣
　　D. 体癣　　　　　　　　E. 股癣

12. 关于股癣的治疗，下列哪项不正确（　）
　　A. 以外用抗真菌药物治疗为主
　　B. 皮损广泛者可考虑内用药物治疗
　　C. 因患者瘙痒剧烈，应选用刺激性较强的酒精制剂止痒
　　D. 有手足癣者应积极治疗
　　E. 皮损消退后应继续用药1～2周

13. 疥疮好发于什么部位（　）
　　A. 头皮　　　　　　　　B. 颈部　　　　　　C. 背部
　　D. 皮肤薄嫩部位　　　　E. 四肢伸侧

14. 疥疮的临床特点，下列哪项错误（　）
　　A. 剧痒，夜间为甚
　　B. 典型皮损为密集水疱
　　C. 阴囊处可有结节
　　D. 通过直接或间接接触传染
　　E. 指缝间常见米粒大小丘疹、丘疱疹

15. 疥疮的防治，下列哪项正确（　）
　　A. 治疗过程中应勤洗澡
　　B. 疥疮结节不能外用糖皮质激素
　　C. 污染物品应煮沸消毒
　　D. 婴幼儿可外用10%硫黄软膏
　　E. 治疗以口服止痒药为主

16. 目前认为，痤疮的发病与哪种细菌有关（　）
　　A. 痤疮丙酸杆菌　　　　B. 金黄色葡萄球菌　　C. 白色葡萄球菌
　　D. 白色念珠菌　　　　　E. 链球菌

17. 在痤疮的发病过程中，最早出现的损害为（　）
　　A. 炎性丘疹　　　　　　B. 粉刺　　　　　　C. 结节
　　D. 囊肿　　　　　　　　E. 脓疱

参考答案

1. E　2. E　3. D　4. B　5. C　6. D　7. E　8. E　9. D　10. A　11. C　12. C　13. D
14. B　15. C　16. A　17. B

二、简答题

1. 简要说出急性、亚急性、慢性湿疹的外用药治疗原则及剂型选择。
2. 什么叫风团？
3. 简述体癣的临床特点。
4. 简述疥疮的治疗要点。
5. 叙述痤疮的治疗原则及药物治疗要点。

第十四章 性传播疾病

知识要点

掌握淋病、生殖道衣原体感染、尖锐湿疣、艾滋病的治疗原则与药物治疗要点；熟悉淋病、生殖道衣原体感染、尖锐湿疣、艾滋病的临床表现和辅助检查；了解淋病、生殖道衣原体感染、尖锐湿疣、艾滋病的病因与发病机制。

性传播疾病（STD）指主要通过性接触、类似性行为及间接接触传播的一组传染性疾病。本病不仅在泌尿生殖器官发生病变，还可通过血行播散侵犯全身重要组织和器官。STD 严重危害患者身心健康，被认为是危害人们健康的重要疾病之一。

近年来，性传播疾病扩展包含了至少 50 种致病微生物感染所致的疾病，其中我国规定的性病监测病种包括淋病、梅毒、尖锐湿疣、生殖道衣原体感染、生殖器疱疹、软下疳、艾滋病等。

第一节 淋 病

病例

病例 14-1 患者，男性，34 岁。因尿频、尿急、尿痛、尿道口溢脓 2 天而就诊。患者诉 7 天前有不洁性交史，2 天后出现上述症状。检查：包皮龟头红肿，尿道口肿胀外翻，有大量黄色脓液自尿道口溢出。

问题：1. 该患者最可能的诊断是什么？
2. 该患者最可能的致病原因是什么？
3. 该病的治疗原则和具体措施是什么？

淋病是由淋病奈瑟菌（简称淋球菌）感染引起的泌尿生殖系统的化脓性感染，是常见的性传播疾病之一。淋病潜伏期短，传染性强，可导致多种并发症和后遗症。

【病因与发病机制】

淋球菌呈卵圆形或肾形，无鞭毛、芽孢，革兰染色阴性（彩图 20）。淋球菌的适宜生长条件为温度 35℃～36℃。淋球菌离开人体后不易生长，60℃ 1 分钟内死亡；在完全干燥的环境中 1～2 小时死亡；对一般消毒剂很敏感。

人类是淋球菌的唯一天然宿主。淋病主要通过性接触传染，淋病患者是其传染源。少数情况下也可因接触含淋球菌的分泌物或被污染的用具（如衣裤、被褥、毛巾、浴盆、坐便器等）而被传染；淋球菌感染后侵入男性前尿道、女性尿道及宫颈等处，引起局部急性炎症，出现充血、水肿、化脓和疼痛。

课堂互动

淋球菌最易侵入男性患者的哪部分尿道？

【临床表现】

淋病可发生于任何年龄，但多发于性活跃的中青年。潜伏期一般为 2～10 天，平均 3～5 天，潜伏期患者具有传染性。

1. **男性急性淋病** 早期症状有尿频、尿急、尿痛，很快出现尿道口红肿，有稀薄黏液流出，24 小时后病情加重，分泌物变为黄色脓性，且量增多（彩图 21）。可有尿道刺激症状，有时可伴发腹股沟淋巴结炎。包皮过长者可引起包皮炎、包皮龟头炎或并发嵌顿性包茎；后尿道受累时可出现终末血尿、血精、会阴部轻度坠胀等，夜间常有阴茎痛性勃起。一般全身症状较轻，少数可有发热、全身不适、食欲不振等。

2. **女性急性淋病** 60% 的妇女感染淋病后无症状或症状轻微，好发于宫颈、尿道。淋菌性宫颈炎的分泌物初为黏液性，后转为脓性，体检可见宫颈口红肿、触痛，有脓性分泌物；淋菌性尿道炎、尿道旁腺炎表现为尿道口红肿，有压痛及脓性分泌物，主要症状有尿频、尿急、尿痛，体检可见尿道口潮红，黏膜水肿，尿道口有脓性分泌物，挤压尿道旁腺可有脓液渗出；淋菌性前庭大腺炎表现为单侧前庭大腺红肿、疼痛，严重时形成脓肿，可有全身症状和发热等。

女童淋病多为与患淋病的父母密切接触和共用浴室用具而感染，少数因性虐待所致。常见弥漫性阴道炎继发外阴炎，有时累及肛门和直肠。

3. **其他部位淋病** ①淋菌性肛门直肠炎：主要见于男性同性恋者，女性可由淋菌性宫颈炎的分泌物直接感染肛门直肠所致。②淋菌性咽炎：多见于口交者。③淋菌性结膜炎：成人多因自我接种或接触被分泌物污染的物品所感染，多为单侧；新生儿多为母亲产道传染，多为双侧。

4. **淋病并发症** 男性淋菌性尿道炎患者因治疗不当或酗酒、性交等影响，导致感染进一步发展并蔓延至后尿道，引起后尿道炎、前列腺炎、精囊炎、附睾炎等；炎症反复发作形成瘢痕后可引起尿道狭窄，部分发生输精管狭窄或梗阻，也可继发不育。女性淋病的主要并发症为淋菌性盆腔炎（包括急性输卵管炎、子宫内膜炎、继发性输卵管卵巢脓肿及破裂后所致的盆腔脓肿、腹膜炎等），反复发作可造成输卵管狭窄或闭塞，可引起宫外孕、不孕或慢性下腹痛等。

知识链接

宫外孕

凡孕卵在子宫腔以外的任何部位着床者，统称为异位妊娠，习称为宫外孕。根据着床部位不同，有输卵管妊娠、卵巢妊娠、腹腔妊娠、宫颈妊娠及子宫残角妊娠等。异位妊娠中，以输卵管妊娠最多见。

【辅助检查】

1. 细菌学检查　是最主要的检查方法。尿道或宫颈上皮细胞涂片，可查到革兰染色阴性的双球菌。

2. 细菌培养　淋球菌培养和药物敏感试验不但是确诊依据，还可指导抗菌药物的应用。

【治疗原则与药物治疗要点】

淋病治疗原则为及时、足量、规则应用抗生素，性伴侣必须同时治疗。有条件者根据药物敏感试验结果选用抗生素。

常用药物有头孢曲松、大观霉素、氧氟沙星、环丙沙星、阿奇霉素、多西环素等。淋菌性尿道炎、宫颈炎、直肠炎可选用头孢曲松250mg 1次肌注，或大观霉素2g 1次肌注，或环丙沙星500mg 1次口服，或氧氟沙星400mg 1次口服等。如治疗后症状、体征消失，还应随访至少2周，于治疗结束后第4日及第8日，分别做2次分泌物涂片和淋球菌培养，若结果均为阴性，才算治愈。患淋病母亲生下的新生儿，应在出生后1小时，用1%硝酸银眼药水滴眼，以防淋菌性结膜炎。

第二节　生殖道衣原体感染

生殖道衣原体感染是一种以衣原体为致病菌的泌尿、生殖系统感染，主要通过性接触传染。其临床特点是症状轻微，既往非淋菌性尿道炎因病原学等已经不再沿用。

【病因与发病机制】

本病的病原微生物是沙眼衣原体。衣原体在进入细胞前为具有传染性的小的致密原体，进入宿主细胞后增大繁殖为始体，无感染性，当成熟后又成为原体。衣原体对热敏感，在56℃～60℃环境下仅存活5～10分钟，用消毒剂可将其杀死。

【临床表现】

生殖道衣原体感染多发生在性活跃的人群，主要经性接触感染，男性和女性均可发生，新生儿可经产道分娩时感染，潜伏期为1～3周。

1. 男性尿道炎　临床表现与淋病类似但程度较轻。常见症状为尿道刺痒、刺痛或烧灼感，少数有尿频、尿痛（彩图22）。体检可见尿道口轻度红肿，尿道分泌物多呈浆液性、量少。有些患者晨起时会发现尿道口有少量分泌物结成的脓膜封住了尿道口（"糊口"现象）或内裤被污染，部分患者可无任何症状或症状不典型，有近半数的患者在初诊时易被忽略或误诊。

2. 女性黏液性宫颈炎　表现为白带增多，体检时可见宫颈水肿、糜烂等。近半数患者无症状，上行感染可引起输卵管炎、子宫内膜炎、宫外孕等。有少数表现为尿道炎，有尿道口充血、尿频等症状。

课堂互动

　　男性生殖道衣原体感染与女性生殖道衣原体感染比较，谁的症状更明显？为什么？

3. 新生儿感染　新生儿经母亲产道分娩时可感染沙眼衣原体，引起结膜炎或肺炎。

知识链接

淋病与生殖道衣原体感染主要区别

　　一般来说，淋病的尿道分泌物呈脓性、量多，常伴有明显的尿痛等尿道刺激症状。比较而言，生殖道衣原体感染的症状和体征较轻，尿道分泌物量少，多为浆液性稀薄黏液。淋病最直接的检查是做尿道拭子的革兰染色镜检，寻找革兰阴性双球菌。生殖道衣原体感染则衣原体常阳性。

【辅助检查】

1. 细菌学检查　尿道或宫颈拭子涂片和培养结果为淋球菌阴性。

2. 其他实验室检查　细胞培养、酶免疫检查、衣原体聚合酶链反应（PCR）可检测出衣原体。

【治疗原则与药物治疗要点】

本病原则上应做到早期诊断、早期治疗、规则用药、治疗方案个体化。

1. 常用治疗方案　多西环素200mg/d，分2次口服，连服7天；或阿奇霉素1.0g，饭前1小时或饭后2小时1次顿服；或美满霉素（米诺环素）200mg/d，分2次口服，连服10天；或红霉素2.0g/d，分4次口服，连服7天。

2. 妊娠期　红霉素2.0g/d，分4次口服，连服7天；或红霉素1.0g/d，分4次口服，连服 14 天；或阿奇霉素 1.0g1 次顿服。不宜用四环素类药物。

3. 新生儿衣原体眼结膜炎　红霉素干糖浆粉剂 50mg/（kg·d），分 4 次口服，连服 2 周，如有效再延长 1~2 周。0.5% 红霉素眼膏或 1% 四环素眼膏在新生儿出生后立即滴入眼中，对衣原体感染有一定预防作用。

第三节　尖锐湿疣

尖锐湿疣又称尖圭湿疣、生殖器疣或性病疣，是由人乳头瘤病毒（HPV）感染引起的一种以皮肤黏膜良性增生性病变为特点的性传播疾病。该病是我国常见的性传播疾病之一。

【病因和发病机制】

引起尖锐湿疣的病原体为人乳头瘤病毒，人类是该病毒唯一的宿主，其易在温暖、潮湿环境中繁殖，故主要侵犯外生殖器及肛周部位。主要通过性接触感染，少数可间接接触感染，与尖锐性湿疣患者性接触后是否发病与机体的细胞免疫功能有关。

【临床表现】

本病好发生于性活跃的中青年，潜伏期长短不一，一般为 1~9 个月，平均 3 个月。好发于外生殖器及肛门周围皮肤、黏膜湿润区。男性常见于冠状沟、龟头、包皮系带和尿道口、包皮内侧、阴茎体部及肛周；女性多见于大小阴唇、阴蒂、阴道口、尿道口、肛门和子宫颈等，以及会阴、阴阜、腹股沟、腋窝等生殖器外部位；同性恋者可发生于肛门、直肠；口交者可发生在口腔及咽喉部。

皮损初起时为细小的淡红色丘疹，单个，逐渐增大、增多，融合成乳头状、菜花状或鸡冠状赘生物，根部常有蒂，有的可融合成较大团块，表面可有少许分泌物，有臭味，稍微摩擦即可引起出血。疣体呈白色、粉红色或污灰色（彩图 23）；如继发感染则有脓性分泌物和恶臭。多数患者无明显症状，少数可有瘙痒、灼痛或性交不适等。

课堂互动

尖锐湿疣患者皮损局部一般有明显疼痛吗？

【辅助检查】

1. 醋酸白试验　适用于肉眼检查不易发现明显疣体的患者，在可疑皮损处外涂 3%~5% 冰醋酸 3~5 分钟，肛周皮肤处 15 分钟，若局部变为白色即为阳性（彩图 24）。

2. 组织学检查　取皮损处组织送病理学检查，可见乳头瘤样增生，颗粒层和基层上部细胞有空泡形成，空泡细胞大，核大浓缩或固缩。

【治疗原则与药物治疗要点】

尖锐湿疣以局部去除疣体为主要措施，慎用毒性较大或遗留瘢痕的药物。

1. 局部治疗　外搽各种药物，如20%足叶草脂酊、0.5%足叶草毒素、50%三氯醋酸、5%咪喹莫特软膏、5%5-氟尿嘧啶软膏、3%酞丁胺搽剂等。也可采用冷冻、CO_2激光、电灼治疗。疣体巨大者，可采用手术切除。近年来有报道用光动力疗法治疗有一定疗效。

知识链接

光动力疗法

光动力作用是指在光敏剂参与下，在光的作用下，使有机体细胞或生物分子发生功能或形态变化，严重时可导致细胞损伤和坏死。光动力疗法是以光、光敏剂和氧的相互作用为基础的一种新的疾病治疗手段。

2. 全身治疗　多用于顽固性复发性病例。在局部治疗的基础上可选用各种免疫调节剂，如聚肌胞、胸腺素、干扰素、转移因子等；也可采用抗病毒药物，如阿昔洛韦或泛昔洛韦等。

第四节　艾滋病

艾滋病全称为获得性免疫缺陷综合征，是由人类免疫缺陷病毒（HIV）感染引起的以严重免疫缺陷为主要特征的性传播疾病。临床上以淋巴结肿大、厌食、慢性腹泻、体重减轻、发热、乏力等全身症状起病，逐渐发展至各种机会性感染、继发肿瘤等而死亡。

【病因与发病机制】

艾滋病是由人类免疫缺陷病毒（HIV）感染引起的致命性慢性传染病，HIV可分为1型（HIV-1）和2型（HIV-2），其中HIV-1是艾滋病的主要流行型。HIV可在人体外环境中生存，一般比肝炎病毒对外界抵抗力低。HIV对热很敏感，60℃以上就可被杀死，因此注射器等医疗用具经过高温消毒、煮沸或蒸汽消毒后完全可以达到消毒目的；HIV对化学品也十分敏感，常用的漂白粉、新鲜2%戊二醛溶液、4%甲醛溶液、2%氯胺、6%过氧化氢都能杀死HIV。

HIV病毒侵入人体的T淋巴细胞，并在该细胞内大量繁殖，导致T淋巴细胞溶解、坏死，从而引起细胞免疫功能受损，出现机会性感染和恶性肿瘤。HIV也可侵犯神经系统。

课堂互动

艾滋病患者死亡的主要原因是什么？

艾滋病病毒主要经由性接触传播、血液传播及母婴垂直传播。目前尚未发现通过呼吸道、食物、汗液、泪液、昆虫叮咬、握手、共用游泳池等途径传播的证据。

【临床表现】

从感染 HIV 到发展为艾滋病，可大致分为急性 HIV 感染期、无症状 HIV 感染期和艾滋病期 3 个阶段。

1. 急性 HIV 感染期 通常发生在接触 HIV 后 1~2 周，有 50%~70% 的感染者出现 HIV 病毒血症和免疫系统急性损伤。主要表现为发热、乏力、咽痛及全身不适症状（类似于上呼吸道感染），少数患者可有头痛、皮损、脑膜脑炎或急性多发性神经炎；体检有颈、枕、腋部淋巴结肿大及肝脾肿大。上述表现多在 1 个月内消失。

2. 无症状 HIV 感染期 可由原发 HIV 感染或急性感染症状消失后延伸而来，短至数月，长至 20 年，平均 8~10 年。临床上没有任何表现，部分患者可出现持续性淋巴结肿大并维持相当长的时间，也有些可以发展为艾滋病。此期感染者血清中能检出 HIV 以及 HIV 核心蛋白和包膜蛋白的抗体，具有传染性。

3. 艾滋病期 患者有发热、腹泻、体重下降、全身浅表淋巴结肿大，常合并各种机会性感染（如口腔念珠菌感染、卡氏肺囊虫肺炎、巨细胞病毒感染、疱疹病毒感染、弓形体病、隐球菌脑膜炎、肺结核）和肿瘤（如卡波西肉瘤、淋巴瘤等），部分中青年患者可出现痴呆。卡氏肺囊虫肺炎或中枢神经系统的感染是多数艾滋病患者死亡的直接原因。未经治疗者在进入此期后的平均生存期为 12~18 个月。

知识链接

卡氏肺囊虫肺炎

卡氏肺囊虫肺炎是最常见的艾滋病指征性疾病。主要临床表现为发热、夜间盗汗、乏力、不适和体重减轻，呼吸短促；血氧分压明显降低，胸部 X 光片为弥漫性或对称性肺门周围间质性浸润。

【辅助检查】

1. HIV 检测 包括病毒分离培养、抗体检测、抗原检测、病毒核酸检测等。

2. 免疫缺陷的实验室检查 可选用周围淋巴细胞计数、CD4 细胞计数、CD4/CD8 细胞计数比值，观察总数或比值是否减少和 β2 微球蛋白是否明显增多。

3. 机会性感染的病原微生物检查 几乎每例艾滋病患者都至少有一种机会性感染，

应根据临床表现进行相应的病原微生物检查。

【治疗原则与药物治疗要点】

艾滋病的治疗尚无特效的病因疗法，总的治疗原则为抗感染、抗肿瘤、杀灭或抑制HIV、增强机体免疫功能。

1. 抗 HIV 治疗 阻止 HIV 在体内复制、繁殖，包括：①核苷类逆转录酶抑制剂，如叠氮胸苷、地丹诺辛、扎西他滨等；②蛋白酶抑制剂，如沙奎那韦、英地那韦等；③非核苷类逆转录酶抑制剂，如奈韦拉定、台拉维定等。

2. 免疫调节治疗 可用 α - 干扰素、白细胞介素 - 2、丙种球蛋白、粒细胞 - 巨噬细胞集落刺激因子及粒细胞集落刺激因子等。

3. 机会性感染的治疗 针对病原微生物采用相应敏感药物进行治疗。

4. 卡波西肉瘤的治疗 皮损内注射长春碱、放射治疗和联合化疗。

5. 中医药治疗 近年来发现多种中药对 HIV 有抑制作用，如紫花地丁、甘草、天花粉等；人参、当归、女贞子等能够提高机体的免疫功能，可随症加减，以减轻临床症状，提高患者的生存质量。

同步训练

一、选择题

1. 对淋球菌的描述，下列哪项是错误的 （ ）
   - A. 为革兰阴性双球菌
   - B. 淋球菌不耐热，55℃ 5 分钟立即死亡
   - C. 一般消毒剂易将其杀死
   - D. 附于衣裤和卧具上的淋菌最多只能生存 12 小时
   - E. 生长适宜温度为 37℃ ~38℃

2. 淋病的主要传播途径是 （ ）
   - A. 通过被污染的衣物、器械传染
   - B. 通过性交传染
   - C. 通过在游泳池游泳传染
   - D. 通过输血传染
   - E. 通过患淋病孕妇产道传染

3. 男性淋病患者中下列哪一种类型少见 （ ）
   - A. 淋菌性眼炎　　　　B. 附睾炎　　　　C. 淋菌性咽炎
   - D. 淋菌性尿道炎　　　E. 淋菌性前列腺炎

4. 男性淋病患者，最易被淋球菌感染的部位是 （ ）
   - A. 舟状窝　　　　　　B. 前尿道　　　　C. 后尿道
   - D. 膀胱　　　　　　　E. 前列腺

5. 关于淋菌性尿道炎描述错误的为 （ ）
   - A. 多有尿频、尿急、尿痛等尿路刺激症状

B. 全身症状偶见

C. 潜伏期平均为 3~5 天

D. 尿道分泌物量多，为浆液性稀薄黏液

E. 女性症状较轻

6. 生殖道衣原体感染的临床症状不包括（　　）

    A. 黏液性尿道分泌物　　　B. 尿痛　　　　　　　C. 尿道烧灼感

    D. 分泌物中检查出淋球菌　E. 下腹坠胀

7. 生殖道衣原体感染性宫颈炎不包括（　　）

    A. 宫颈口黏液性分泌物

    B. 宫颈充血、水肿

    C. 宫颈拭子涂片可见多形核白细胞、淋巴细胞等增多

    D. 宫颈肥大性滤泡状外观

    E. 宫颈菜花状赘生物

8. 下列关于尖锐湿疣正确的说法是（　　）

    A. 由于本病是一种皮肤黏膜良性赘生物，可不予治疗

    B. 是我国最常见的性病之一

    C. 和生殖器疱疹等病毒感染性性病一样，难以治愈

    D. 大多数尖锐湿疣患者自觉症状明显，尤以男性为甚

    E. 诊断尖锐湿疣的金标准是醋酸白试验阳性

9. 如孕妇患有尖锐湿疣，最好使用下列哪种治疗方法（　　）

    A. 局部使用足叶草毒素酊

    B. 局部使用氟尿嘧啶

    C. 全身使用干扰素

    D. 全身使用白介素 -2

    E. CO_2 激光治疗

10. 下列各选项中，符合尖锐湿疣皮损的描述是（　　）

    A. 外阴生殖器部位多发性小的红褐色丘疹，可融合成斑块

    B. 发生在女性小阴唇内侧和阴道前庭，对称分布的白色或淡红色小丘疹，表面光滑，个别呈微小息肉状

    C. 损害浸润明显，质坚硬，易出血，常形成溃疡

    D. 发生在外生殖器及肛门附近，初起为小而柔软淡红色顶端稍尖的赘生物，逐渐增多增大而融合成各种不同的形态，表面凹凸不平

    E. 发生在生殖器部位的褐红色蕈样斑块，基底宽而无蒂，表面扁平，糜烂，可有密集颗粒，呈乳头状、菜花状

11. 已感染艾滋病病毒的人平均经过多长时间才发展为艾滋病患者（　　）

    A. 2~4 周　　　　　B. 2~8 周　　　　　C. 3~6 个月

    D. 1~2 年　　　　　E. 8~10 年

12. 艾滋病病毒侵入人体后破坏人体的（　　），使人体发生多种难以治愈的感染和肿瘤，最终导致死亡

    A. 免疫功能　　　　B. 生殖功能　　　　C. 生育功能

    D. 造血功能　　　　E. 神经系统

13. 感染艾滋病病毒的母亲会将病毒传染给胎儿和新生儿吗（　）
    A. 肯定会　　　　　　B. 可能会　　　　　　C. 肯定不会
    C. 不知道　　　　　　E. 会传染给新生儿，但不会传染给胎儿
14. 下列哪个途径不会传播艾滋病（　）
    A. 性接触　　　　　　B. 血和血液制品污染的注射器
    C. 蚊虫叮咬　　　　　D. 母婴传播　　　　　　E. 静脉吸毒
15. 艾滋病患者最常见的恶性肿瘤是（　）
    A. 霍奇金病　　　　　B. 淋巴肉瘤　　　　　　C. 卡波西肉瘤
    D. 非霍奇金淋巴瘤　　E. 皮肤鳞状细胞癌

参考答案

1. D　2. B　3. A　4. B　5. D　6. D　7. E　8. B　9. E　10. D　11. E　12. A　13. B
14. C　15. C

二、简答题

1. 什么叫淋病？
2. 简述淋菌性尿道炎与生殖道衣原体感染的区别。
3. 说出艾滋病的传播途径。

实训指导

实训一　诊断学基础知识实训指导

【目的要求】

1. 通过观看多媒体影像资料，模拟患者及学生相互之间的诊断技术实际操作训练，临床见习等方式、方法，使学生熟练掌握常用的视、触、叩、听等体格检查方法及其适用范围、对象，逐步掌握各种实验室检查及各种影像检查的适应证，学会书写内科病历，确保病例书写的规范性与客观实效性。

2. 在老师的指导下，能够初步运用视、触、叩、听等体格检查方法对患者进行系统的全面检查，结合实验室和影像检查进行相应的临床诊断，逐步培养学生的体格检查和临床诊断能力。

3. 通过诊断学基础知识和技能的实际训练，积极培养学生临床诊断的思维方法和能力，逐步培养学生对患者高度的同情心和任劳任怨的敬业精神，培养学生患者至上、无私奉献的崇高职业道德，培养学生与患者及其家属的沟通交流能力与技巧，从而建立和谐、文明的医患关系。

【实训内容和方法】

1. 通过组织学生观看视、触、叩、听等体格检查和实验室及影像检查等多媒体资料，进一步巩固学生对所学诊断学知识和技能的感性认识，为学生进行实际的诊治操作奠定一定的基础。

2. 通过模拟患者及学生相互之间的诊断技术实际操作训练，组织学生进行必要的实验室和心电图、超声、内窥镜和X光技术等的初步了解或操作，逐步培养学生阅读和判别各类实验室检查单及各种影像资料的能力，使学生在临床上初步形成比较系统的收集体格检查、实验室和影像检查资料的习惯和能力，为临床诊断提供必要的条件。

3. 在临床见习中，通过组织学生对典型病例进行系统的全面体格检查，以及必要的实验室或影像学检查，使学生全面地收集患者的临床资料，进行认真细致的分析、归纳与综合判断，初步形成临床诊断，从而培养学生初步的临床检查和诊断能力，培养学生与患者开展直接沟通与交流的能力。

【实训时间】

1 学时。

实训二　呼吸系统疾病实训指导

【目的要求】

1. 通过采取病例讨论、模拟病房实景训练、观看多媒体影像资料、临床见习等方式、方法，使学生进一步加深对呼吸系统常见病基本概念的理解，更好地掌握本系统疾病的临床特点、治疗原则及药物治疗要点，巩固课堂教学中所学的知识。

2. 通过各种各样的实训见习活动，进一步加强理论与实践的结合，使临床教学与执业资格考试有机地结合起来，锻炼和培养学生临床分析问题、解决问题的能力；逐步增强学生动手操作能力；增强学生与患者的临床交流与沟通能力，建立和谐平等的医患关系。

3. 在实训过程中，必须注意培养学生严肃认真的工作态度和立足岗位、无怨无悔的敬业精神；不断培养学生救死扶伤、无私奉献的崇高医德，使学生具有不怕苦、不怕脏、热心为患者诊治的服务意识。

【实训内容和方法】

1. 利用多媒体、视频等影像资料，进一步加强学生对呼吸系统疾病的理解，不断加深对本系统疾病知识的感性认识，为将来进行实际操作奠定基础。

2. 病例讨论是学生开展医学知识交流，逐步形成临床思维的有效平台。因此，在呼吸系统疾病的实训中，必须结合典型病例讨论，引导学生积极发言，直抒己见，使学生将课堂理论与临床实际结合起来，进一步培养学生的临床观察和思维能力。

3. 积极组织学生到学校附属医院门诊或病房见习，尽快熟悉本系统疾病的诊断和治疗过程，使学生逐步对呼吸系统疾病的诊疗形成一个系统、整体的印象。

4. 通过组织学生进行实景模拟训练，利用医生、护士、药品调剂员、患者等角色的扮演，使学生从疾病诊疗过程了解医患之间的关系，体谅患者的疾苦，增强从事医疗卫生工作的责任心，培养学生的服务意识和敬业精神。

【实训时间】

1 学时。

实训三　循环系统疾病实训指导

【目的要求】

1. 通过典型病例分析讨论、实景模拟训练、播放多媒体课件、临床见习及操作等方法，进一步让学生巩固循环系统常见疾病的知识和理论，认真掌握本系统疾病的临床表现特点、治疗原则及药物治疗要点，以及健康教育。

2. 通过实习实训等训练，使课堂教学与临床实际接轨，与执业资格考试和未来就业接轨；培养和训练学生临床分析问题、解决问题的能力；进一步增强学生动手操作的能力；增强学生和患者的交流沟通能力。

3. 本系统疾病具有起病急骤、病情危重、发展快、变化多，甚至危及生命的特点。在实训过程中，要培养学生救死扶伤的人道主义精神，爱岗敬业、无私奉献的敬业精神，认真负责的工作作风，临证不乱、果断处治的职业能力，积极沟通、无怨无悔的良好服务意识，医师之间、医护之间相互配合、密切合作的团队精神。

【实训内容和方法】

1. 病例讨论　对病例 4 -1 进行分析讨论，鼓励学生积极参与，敢于阐明自己的见解。

2. 模拟训练　可利用门诊、病房模拟实景等教学设施，通过望、触、叩、听等实际操作，全面收集患者的临床资料，进一步加深对本系统疾病的认识，同时培养学生的临床思维和判断能力。

3. 多媒体　可利用多媒体课件、远程教学和会诊系统等手段，进一步加强和丰富实训教学内容，使本系统的实训教学更加系统化、形象化，进一步增强学生的感性认识。

4. 临床见习　积极组织学生到学校附属医院见习，充分利用实际病例进行教学，增强学生对本系统疾病整个诊疗过程的感性认识。

【实训时间】

1 学时。

实训四　消化系统疾病实训指导

【目的要求】

1. 通过病例讨论、模拟训练（如角色扮演）、多媒体、临床见习等方法，来加深学生对消化系统常见疾病的了解、认识，更好地掌握这些疾病的临床特点、治疗原则及药物治疗要点，巩固所学知识。

2. 通过病例讨论、模拟训练（如角色扮演）、教学录像、临床见习等方法，让学生做到理论与实践相结合，锻炼和培养学生分析问题和解决问题的能力，增强其动手能力及交流、沟通能力。

3. 实训过程中要有严肃认真的态度和一丝不苟的精神，培养学生崇高的医德、敬业精神和良好的服务意识。

【实训内容和方法】

1. 病例讨论　对病例 5 –1 进行讨论及分析。

2. 模拟训练　可利用角色扮演的方法，通过扮演医生、患者、药剂员等方法来达到了解、认识本系统疾病的目的。

3. 多媒体　可利用多媒体、VCD 等影像资料来加强对本系统疾病的了解和认识。

4. 临床见习　有条件者可利用到医院门诊或病房见习的方法来熟悉疾病的诊断和治疗过程等。

【实训时间】

1 学时。

实训五　泌尿、生殖系统疾病实训指导

【目的要求】

1. 通过病例讨论、模拟训练（如角色扮演）、多媒体、临床见习等方法，来加深学生对泌尿、生殖系统常见疾病的了解、认识，更好地掌握这些疾病的临床特点、治疗原则及药物治疗要点，巩固所学知识。

2. 通过病例讨论、模拟训练（如角色扮演）、教学录像、临床见习等方法，让学生做到理论与实践相结合，锻炼和培养学生分析问题和解决问题的能力，增强其动手能力及交流、沟通能力。

3. 实训过程中要有严肃认真的态度和一丝不苟的精神，培养学生崇高的医德、敬业精神和良好的服务意识。

【实训内容和方法】

1. 病例讨论　对病例 6 –1 进行讨论及分析。

2. 模拟训练　可利用角色扮演的方法，通过扮演医生、患者、药剂员等方法来达到了解、认识本系统疾病的目的。

3. 多媒体　可利用多媒体、VCD 等影像资料来加强对本系统疾病的了解和认识。

4. 临床见习　有条件者可利用到医院门诊或病房见习的方法来熟悉疾病的诊断和

治疗过程等。

【实训时间】

1 学时。

实训六　血液系统疾病实训指导

【目的要求】

1. 通过典型病例讨论、模拟训练、多媒体课件、临床见习及实际操作等方法，让学生进一步理解和掌握血液系统常见病的临床表现特点、治疗原则及药物治疗要点，能够进行必要的健康教育。

2. 通过实际训练，使课堂教学与临床实践及执业资格考试相结合，培养学生临床分析问题、解决问题的能力，进一步增强学生实际操作能力，增强学生和患者的交流、沟通能力。

3. 血液系统疾病具有发病突然、病程时间长、化学治疗副作用大、患者体力消耗明显且痛苦大的特点。因此，在实训实习中，要培养学生高尚的救死扶伤的人道主义精神，爱岗敬业、无私奉献的职业修养；培养学生同情患者、理解患者的高度同情心，患者至上、精心服务的高尚医德，积极与患者沟通、耐心做好患者的心理疏导工作，帮助患者特别是白血病患者渡过难关。

【实训内容和方法】

1. 病例讨论　对病例 6 - 1 进行分析讨论，鼓励学生积极发言，大胆阐明自己对该病例的诊断和治疗。

2. 模拟训练　充分利用门诊、病房及实训模拟教学设施，通过模拟实际操作，全面收集患者的疾病资料，对本系统病例做出正确的诊断和治疗，同时提高学生的临床思维和判断能力。

3. 多媒体　通过多媒体课件、远程教学和会诊系统等，进一步丰富本系统实训教学内容，使实训教学更加系统化、形象化，进一步增强学生临床实践的感性认识。

4. 临床见习　积极组织学生到学校附属医院或社区医院见习，积极利用实际病例进行临床教学，增强学生对本系统疾病诊疗过程的感性认识，努力提高学生的临床实践能力。

【实训时间】

1 学时。

实训七　营养、代谢障碍与内分泌系统疾病实训指导

【目的要求】

1. 通过常见的病例讨论、医患角色互换扮演等模拟训练及观看多媒体课件、临床见习等方法，进一步加强学生对营养、代谢障碍与内分泌系统常见疾病的认识，尽快掌握这些疾病的临床特点、治疗原则及药物治疗要点，为将来走向临床打下基础。

2. 通过临床实际训练或见习，使课堂教学与临床实践有机地结合起来，进一步激发学生学习本系统知识和理论的兴趣；同时锻炼和培养学生分析问题和解决问题的临床能力；增强其开展"四诊"操作的动手能力；培养学生对各种各类实验室检查或影像检查资料的阅读和判别能力，为学生将来独立开展本系统疾病诊治提供条件。

3. 在实训过程中，要培养学生严肃认真、一丝不苟的工作作风，恪尽职守、任劳任怨的工作态度，爱岗敬业、无私奉献的职业精神，以及救死扶伤、患者至上的崇高医德。

【实训内容和方法】

1. 通过多媒体、VCD 等影像资料的播放，使学生进一步加强对本系统疾病的理解和掌握，巩固课堂理论教学成果。

2. 采取病例讨论等形式，鼓励学生积极发言，创造和谐、民主的课堂教学气氛，激发学生临床思维的积极性，为学生将来的临床工作奠定基础。

3. 利用扮演医生、护士、调剂员、患者等角色的方法，一方面从实践角度进一步加深对本系统疾病的认识，另一方面培养学生与患者及其家属的交流、沟通能力和技巧，逐步建立互谅互信、平等真诚的医患关系。

4. 临床见习是学生走向临床工作的桥梁，要充分利用学校附属医院及条件较好的综合医院，积极组织学生开展门诊或病房见习，通过实际操作使学生进一步熟悉营养、代谢障碍与内分泌系统疾病的诊断和治疗过程；同时，要培养学生对患者的高度同情心和职业责任感，充分展示新时代白衣天使的风采。

【实训时间】

1 学时。

实训八　神经系统疾病实训指导

【目的要求】

1. 神经系统疾病发病急骤、变化多端、病情危重、并发症多、致残率高，严重者

可导致死亡。因此，在实训中，要积极训练学生熟练掌握这些疾病的临床特点、治疗原则及药物治疗要点，不断培养学生快速反应与敏捷果敢的临床处置能力。

2. 通过教学录像、病例讨论、模拟训练、临床见习等方法，使学生尽快地将课堂理论与临床实践相结合；锻炼和培养学生快速收集临床诊断资料，正确分析、综合、归纳、判断的能力，为将来临床工作增加必要的感性认识。

3. 在实训过程中，要根据本系统疾病的特点，在充分培养学生医疗素质的同时，还要培养学生严谨细致、一丝不苟的工作作风，认真负责、精益求精的敬业精神，培养不怕脏、不怕累、一视同仁、救死扶伤的崇高医疗职业道德。

【实训内容和方法】

1. 通过观看多媒体、VCD 等影像资料，进一步加深学生对神经系统疾病的理解，对本系统疾病的诊断和治疗形成初步的感性认识。

2. 积极开展病例讨论，鼓励学生对病例发表见解，使学生之间发生思维火花的碰撞，通过充分讨论甚至是学生之间的争论，最后形成一致的诊治结论，使广大学生在病例讨论中经受锻炼。

3. 利用模拟训练的方法，通过扮演医生、护士、调剂员、患者等形式，使学生逐步从临床角度来理解和认识本系统疾病，进一步增强临床教学的实效性。

4. 积极组织学生到学校附属医院门诊或病房见习，通过直接观察患者的诊治过程，或者在老师指导下参与本病的诊疗，进一步培养学生在神经系统疾病的诊治过程中的医患交流能力，逐渐建立文明健康的医患关系。

【实训时间】

1 学时。

实训九　传染性疾病实训指导

【目的要求】

1. 传染性疾病是严重危害人民群众健康的疾病之一，通过实训实习，积极引导学生认真学习和领会《中华人民共和国传染病防治法》，初步了解传染病报告或转诊工作流程，增强传染病管理法制意识。同时要认真掌握传染病的流行病学特征、临床特点、治疗原则及药物治疗要点，进一步巩固课堂教学内容。

2. 通过观看教学录像、病例讨论、模拟训练、临床见习等方法，积极做到课堂理论与临床实践相结合；锻炼和培养学生分析问题和解决问题的能力；逐步增强学生动手操作能力，增强学生和患者的交流、沟通能力。

3. 传染病的防治对从业人员是一种考验，必须做好职业防护，因此，在实训过程中，一定要培养学生严肃认真的工作态度，一丝不苟的工作作风，无怨无悔的敬业精神，救死扶伤的崇高医德，朝气蓬勃、至真至爱的服务意识，为将来从事医疗卫生工作奠定坚实的基础。

【实训内容和方法】

1. 充分利用多媒体、VCD等影像资料，进一步强化学生对传染性疾病的了解和认识，使其初步掌握传染病的流行性及危害性。

2. 积极组织学生开展病例讨论，鼓励学生畅所欲言，通过病例讨论加深对传染病诊断和治疗的理解和把握。

3. 模拟训练是学生从课堂走向临床的一种尝试，因此，可以充分利用学生角色扮演的方式，身临其境地理解和认识传染性疾病的临床症状、体征，模拟演示传染病的消毒隔离措施，使学生进一步强化对防治传染病的感性认识。

4. 积极带领学生到综合医院传染科或传染病医院门诊或病房见习，使学生初步了解传染性疾病防治的设施和制度，以及传染病诊断和治疗的流程，使学生对传染病知识有更加全面的了解。

【实训时间】

1学时。

实训十　皮肤疾病实训指导

【目的要求】

1. 通过多媒体、看图、临床见习等方法，来加深学生对常见皮肤疾病的了解、认识，更好地掌握这些疾病的临床特点、治疗原则及药物治疗要点，巩固所学知识。

2. 通过病例讨论、模拟训练（如角色扮演）、教学录像、临床见习等方法，让学生做到理论与实践相结合；锻炼和培养学生分析问题和解决问题的能力；增强其动手能力；增强学生交流、沟通能力。

3. 实训过程中要有严肃认真的态度和一丝不苟的精神，培养学生崇高的医德、敬业精神和良好的服务意识。

【实训内容和方法】

1. 病例讨论　对病例13－1进行讨论及分析。

2. 模拟训练　可利用角色扮演的方法，通过扮演医生、患者、药剂员等方法来达到了解、认识本系统疾病的目的。

3. 多媒体　可利用多媒体、VCD、图片等影像资料来加强对本系统疾病的了解和认识。

4. 临床见习　有条件者可通过到医院门诊或病房见习的方法来熟悉疾病的诊断和

治疗过程等。

【实训时间】

1 学时。

实训十一　性传播疾病实训指导

【目的要求】

1. 通过多媒体、看图、临床见习等方法，来加深学生对常见性传播疾病的了解、认识，更好地掌握这些疾病的临床特点、治疗原则及药物治疗要点，巩固所学知识。

2. 通过病例讨论、模拟训练如（角色扮演）、教学录像、临床见习等方法，让学生做到理论与实践相结合；锻炼和培养学生分析问题和解决问题的能力；增强其动手能力；增强学生交流、沟通能力。

3. 实训过程中要有严肃认真的态度和一丝不苟的精神；培养学生崇高的医德、敬业精神和良好的服务意识。

【实训内容和方法】

1. 病例讨论　对病例 14 -1 进行讨论及分析。

2. 模拟训练　可利用角色扮演的方法，通过扮演医生、患者、药剂员等方法来达到了解、认识本系统疾病的目的。

3. 多媒体　可利用多媒体、VCD、图片等影像资料来加强对本系统疾病的了解和认识。

4. 临床见习　有条件者可通过到医院门诊或病房见习的方法来熟悉疾病的诊断和治疗过程等。

【实训时间】

1 学时。

主要参考书目

1. 刘昌权．疾病概要．第 2 版．北京：人民卫生出版社，2008.

2. 陆再英，钟南山．内科学．第 7 版．北京：人民卫生出版社，2008.

3. 陈灏珠．实用内科学．第 13 版．北京：人民卫生出版社，2009.

4. 田勇泉．耳鼻咽喉——头颈外科学．第 6 版．北京：人民卫生出版社，2009.

5. 陈垦．临床医学概论．北京：中国医药科技出版社，2007.

6. 张学军．皮肤性病学．第 7 版．北京：人民卫生出版社，2009.

7. 专家组．中医执业助理医师资格考试应试指南．北京：中国中医药出版社，2011.

8. 徐蓉娟．内科学．第 2 版．北京：中国中医药出版社，2012.

9. 李相中，韦绪性．全科医师中西医备要．郑州：河南人民出版社，2012.

10. 马家骥．内科学．第 5 版．北京：人民卫生出版社，2007.

11. 宋国华．内科学．西安：第四军医大学出版社，2006.

12. 刘世明，罗兴林　内科学（案例版）．北京：科学出版社，2008.

13. 丰有吉，沈铿．妇产科学．第 2 版．北京：人民卫生出版社，2011.

14. 王有吉．内科学．第 2 版．北京：人民卫生出版社，2011.

15. 陈孝年．外科学．第 2 版．北京：人民卫生出版社，2011.

附 彩 图

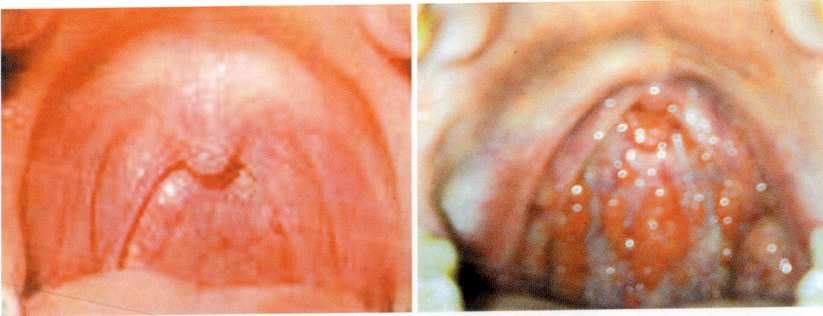

彩图 1 慢性咽炎检查所见

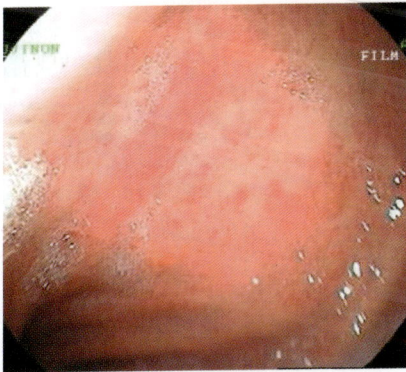

彩图 2 急性糜烂性胃炎

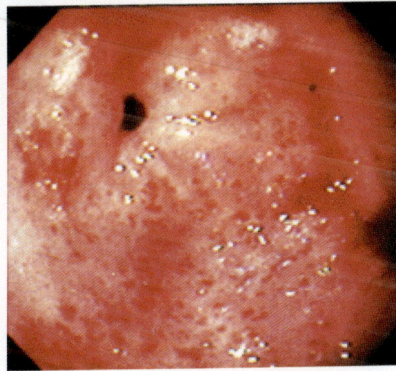

彩图 3 急性出血性胃炎

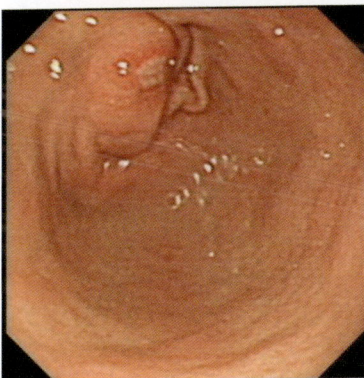

彩图 4 胃溃疡

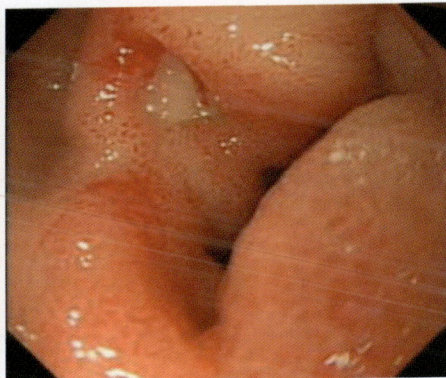

彩图 5 十二指肠溃疡

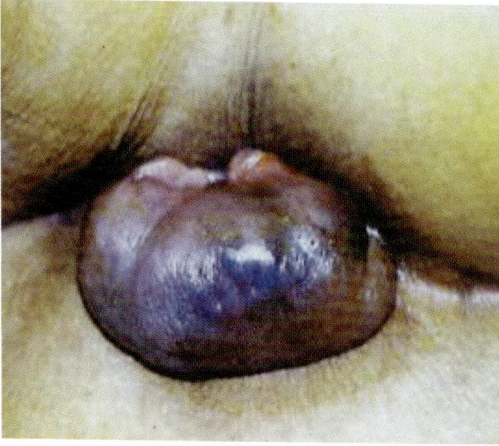

彩图 6 血栓性外痔

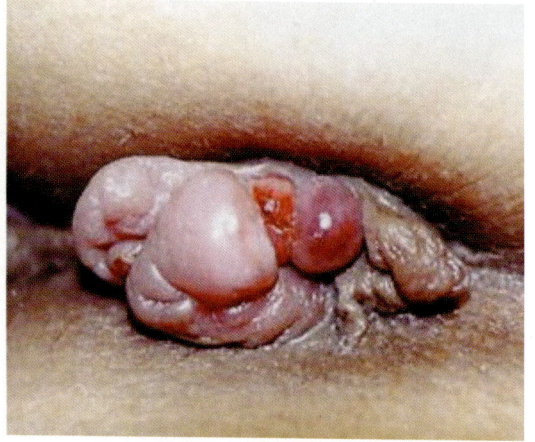

彩图 7 混合痔

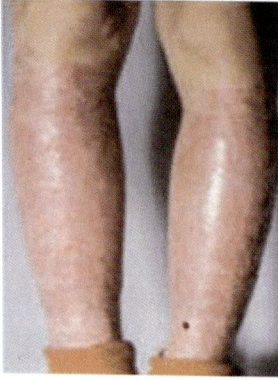

彩图 8 急性湿疹

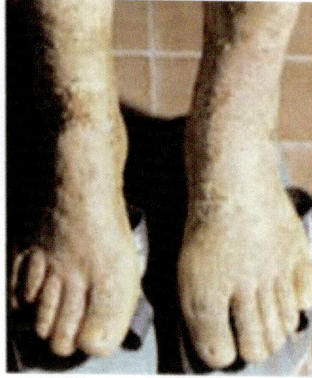

彩图 9 亚急性湿疹

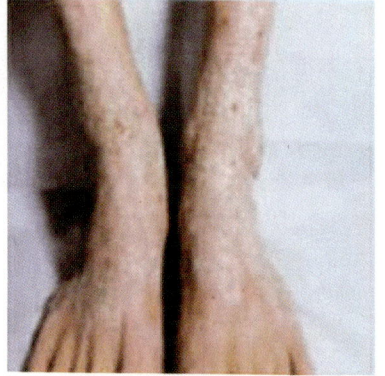

彩图 10 慢性湿疹

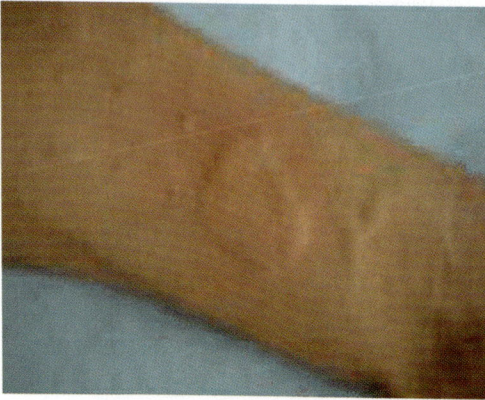

彩图 11 风团

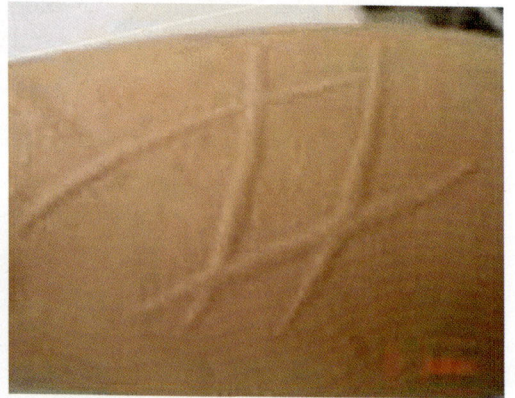

彩图 12 皮肤划痕症

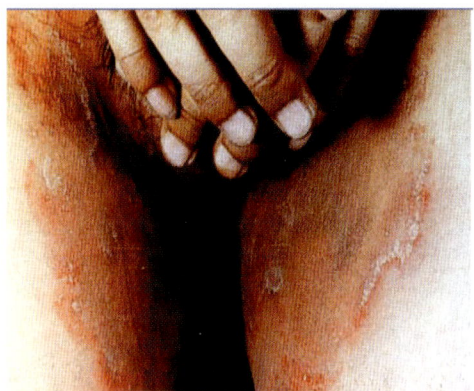
彩图 13　股癣

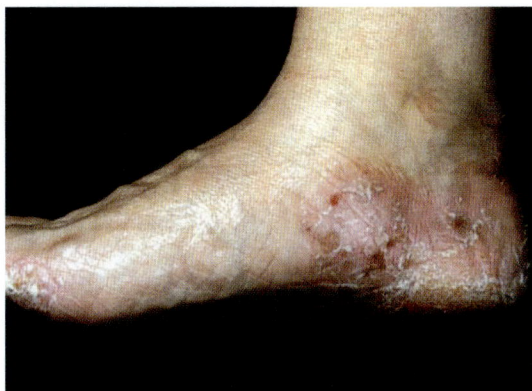
彩图 14　足癣

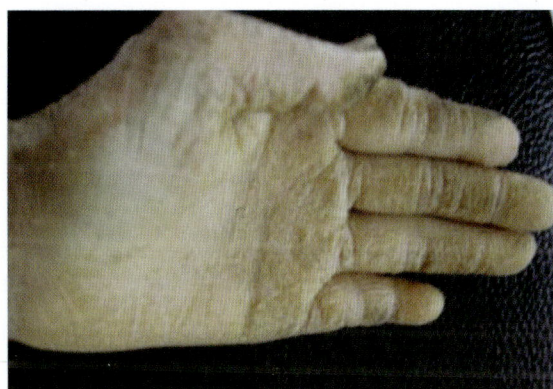
彩图 15　手癣

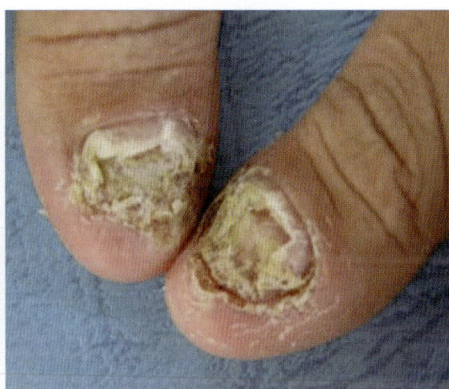
彩图 16　甲癣

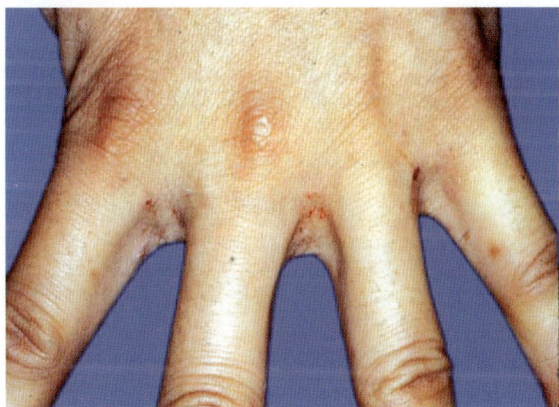
彩图 17　疥疮

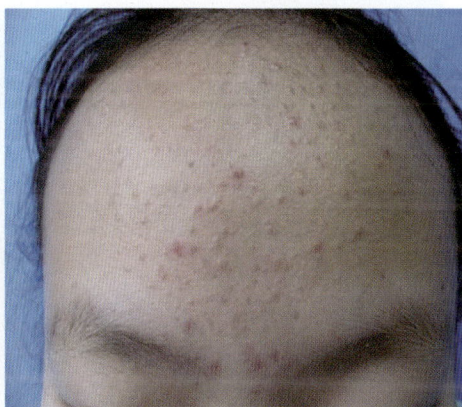
彩图 18　粉刺

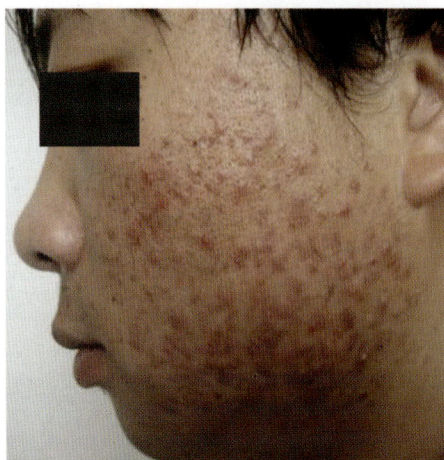

彩图 19 粉刺、丘疹、脓疱

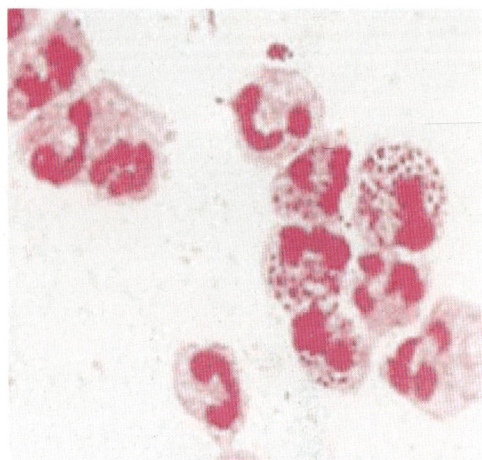

彩图 20 淋球菌

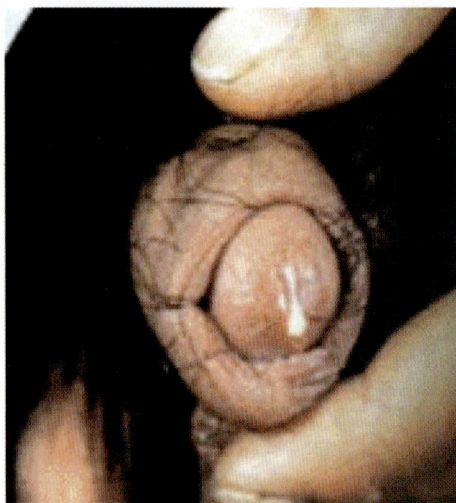

彩图 21 淋菌性尿道炎

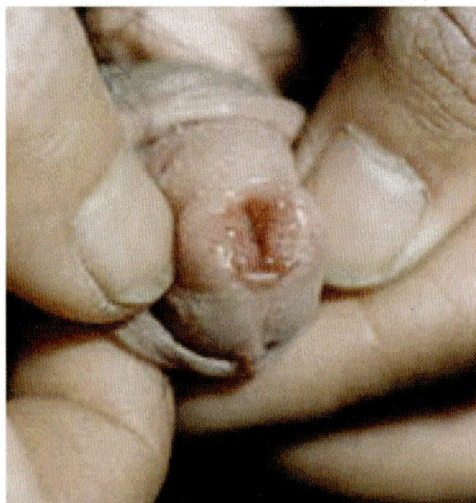

彩图 22 生殖道衣原体感染

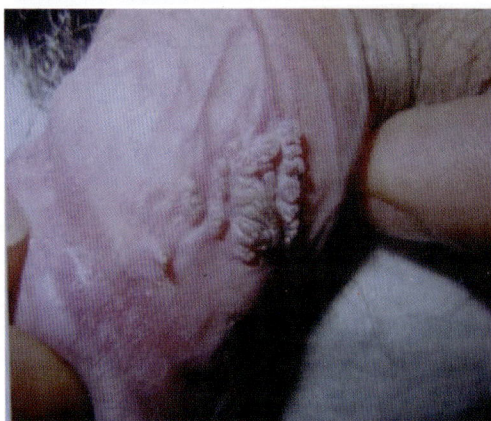

彩图 23 尖锐湿疣

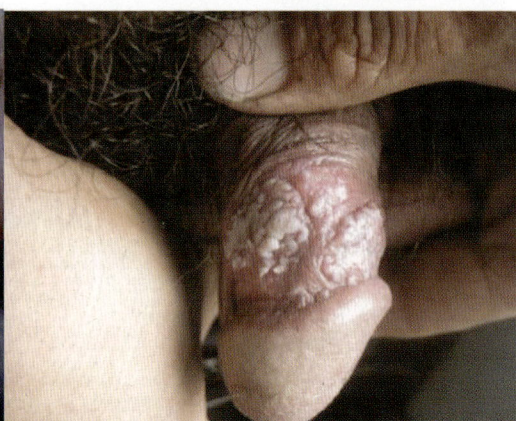

彩图 24 尖锐湿疣醋酸白试验阳性